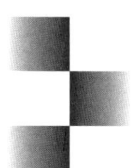

社会福祉士シリーズ

心理学 | **2**

心理学理論と心理的支援

[第3版]

福祉臨床シリーズ編集委員会編

責任編集＝岡田 斉

弘文堂

はじめに

　私が大学の教員となり、心理学関連の授業を担当して29年が過ぎた。授業を担当し始めた頃は、それまで大学・大学院で教育を受けてきたスタイルに沿って、過去の研究をもとに基礎的分野の知見と理論を紹介し、次に障害や臨床といった応用分野に関する話題をまとめて話す形の授業を何ら疑うことなく行っていた。教員を始めて5年ほど経ったあるとき、社会人を対象とした心理学の授業を担当する機会があった。授業が終わって帰ろうとしたところ、1人の受講生に呼び止められた。その方は「失礼を承知で言わせていただけば、先生の話はとても面白いが、聞いていて腹が立つ。それはそこには人間がいないからだ。」と言われた。それまで自信満々だった私にはとてつもない衝撃だった。あたふたしながら「人間がいない」とはどういうことですかと、質問したのだが、その方は微笑みながら「先生はまだ若いからわからないでしょう。もう少したつとわかるようになりますよ」としか答えは返ってこなかった。

　それ以降、私の心からこの言葉は離れなくなってしまった。「人間がいる心理学の授業」とはどういうことだろう。その後、障害者施設での実習の授業も担当することになり、学生の生の声がとても気になった。そこで、事後指導の時間に実習体験について語り合う場を設けてみた。すると、彼らは「障害者」はどのような心理を持つのかを学んできたのではなく、「障害をもった」○○さんとの出会いを語ったのだった。心理学の理論の応用ではなく、問題を抱えた1人の人間との出会いこそが彼らの学びの本質であることに気づいた。しかし、その体験を経ることで学生たちはそれまで当然だと思っていた個々の心的機能の意味についてもう一度考えなおすことになっていた。つまり、学生たちは臨床に接することで、基礎を学ぶことの意味を知ったといえる。理論から始まって、人間の個々の機能の理解に進み、最後に人間を知るという私が受けてきた教育とは逆の方向にこそ「人間のいる心理学の授業」があるということに思い至った。

　本書では「人間のいる心理学」の理解を目指し、そのような視点からの構成を試みることとした。しかし、現実の学問の体系は基礎から臨床へという流れであり、それも無視できない。そこで、臨床から基礎へという観点を最大限生かしつつ、基礎から臨床を学ぶ形を考えた。第1章で高齢者、障害者の例を挙げたことは、臨床から基礎を指し示す意味がある。第2章は精神医学と臨床心理学の関係を学ぶ。第3章から第9章までは基礎的な心理学の諸領域であるが、できる限り臨床とのキャッチボールをしな

がら理解できるように心がけた。第 10 章と第 11 章は、いずれも本書の中核となる臨床心理学にかかわる領域である。臨床心理学では心理査定、心理療法、臨床心理学の基礎理論が 3 つの柱といわれている。臨床心理士認定協会は臨床心理士の職務として、「心理学の高度な知識と技能を用いて臨床心理査定、臨床心理面接、臨床心理的地域援助を行う」と述べている。最後の地域援助の視点は新しいが、それ以外は伝統的な臨床心理学の柱に準拠しているものと考えられる。そこで、本書においても臨床心理学の分野においては大枠としてこの 3 つの柱に基づき、さらに新しい領域である地域援助も取り込む形で構成を行った。加えて心理療法では精神分析、来談者中心療法、認知行動療法の 3 つが大きな流れといわれているが、それぞれについてある程度深く簡潔に解説すると同時に、進境が著しい短期療法と、臨床現場で脚光を浴びている最近の精神分析の動向についてもページを割いたことを特徴として挙げておきたい。12 章は成長目覚ましい健康心理学である。そして、最後の 13 章はもう一度臨床現場にたち返り、これまで学んできた心理学の知識の持つ意味について再考してもらうために用意した。

　心理学はまさに日進月歩である。本書はどの分野においても 2000 年以降の論文や単行本の知識をできるだけとり入れ、最先端の知識をわかりやすい形で読者に提供したいと考えた。また、キーワードは 2000 年以降に出版されたアメリカ、イギリスの心理学のテキスト数冊に準拠して設定したので、ある程度世界的な標準となる知識は身につくものと思われる。

　このシリーズの編集方針として、現場で使える知識を提供すると同時に、社会福祉士や精神保健福祉士の国家試験対策になること、介護福祉士の養成に役立つことがある。そこで、社会福祉士・精神保健福祉士の国家試験の出題範囲を中心とし、介護福祉士や看護士養成も視野に入れ、特に高齢者と障害者の心理学に重点を置いて編集することとした。

　最後に本書の刊行にあたり、不慣れな私の編集に即座に的確に前向きに対応してくださった執筆者の皆様、大所高所から適切かつ暖かいアドバイスをいただいた本シリーズの編集委員の皆様、そして、忘れっぽく、いい加減で、大雑把な仕事しかできないにもかかわらず、きめ細かく前向きにサポートしてくださった弘文堂編集部の世古宏さんに心よりお礼と感謝をいたします。

　2014 年 1 月

責任編集　岡田　斉

第3版の改定にあたって

　この2年間に福祉臨床シリーズの中核であったお2人の先生、本書の執筆を勧めてくださった長年の友人でもあった秋山博介先生、専門学校の授業担当としても大変お世話になった久門道利先生を相次いで亡くしたことは、痛恨の極みでした。ご冥福を心よりお祈り申し上げます。

　本書の前身である『臨床に必要な心理学』は2006（平成18）年に刊行されました。2008（平成20）年に社会福祉士試験に対応すべく『心理学理論と心理的支援』と改名し、2014（平成26）年の改版を経て、今回また改版させていただくことになりました。ここまで続くとは思ってもおりませんでしたので、喜びを感じるとともに関係各位には大変感謝いたしております。

　2015（平成27）年9月に、心理学領域の悲願であった国家資格—公認心理師法が、国会で成立し、2017（平成29）年9月に施行されました。2018年度には国家試験が始まる予定です。2017年6月末にはカリキュラムの内容がほぼ固まりましたが、その内容を見て驚きました。基礎心理と臨床心理を両輪とする本書の「人間のいる心理学」というコンセプトと、公認心理師のカリキュラムで求められる内容とが、瓜二つだったのです。本書は社会福祉士受験に対応した教科書ですが、公認心理師を目指す人にとっても試験の範囲をほぼ網羅した「心理学概論」として役立てることができると思います。本書が社会福祉士、公認心理師の2つの国家資格に対応できることは、本シリーズの初期のコンセプト「臨床に役立つ」が時代を先駆けていた証ではないかと感じております。

　ますます多くの人のお役に立てればと願っております。

　2018年1月

責任編集　岡田　斉

目次

第4章　この方はどのような関係の中でどのように育ってきたか

第5章　この方はどのような社会的影響を受けてきたのか

心理学理論と心理的支援 (30 時間)〈シラバスと本書との対応表〉

<table>
<tr><td colspan="3" style="text-align:center">シラバスの内容　ねらい</td></tr>
</table>

- 心理学理論による人の理解とその技法の基礎について理解する。
- 人の成長・発達と心理との関係について理解する。
- 日常生活と心の健康との関係について理解する。
- 心理的支援の方法と実際について理解する。

※社会福祉士に必要な内容となるよう留意すること。

シラバスの内容 含まれるべき事項	想定される教育内容の例		本書との対応
①人の心理学的理解	○心と脳		第2章
	○情動・情緒		第9章1・2
	○欲求・動機づけと行動		第9章3・第8章
	○感覚・知覚・認知		第7章
	○学習・記憶・思考		第8章・第7章2・第6章
	○知能・創造性		第10章1
	○人格・性格		第3章
	○集団		第5章
	○適応		第1〜5章・第7章・第10〜12章
	○人と環境		第5章3
②人の成長・発達と心理	○発達の概念	● 発達の定義、発達段階、発達課題、生涯発達心理、アタッチメント、アイデンティティ ● 喪失体験 ● その他	第4章
③日常生活と心の健康	○ストレスとストレッサー	● ストレッサー ● コーピング ● ストレス症状（うつ症状、アルコール依存、燃え尽き症候群（バーンアウト）を含む。） ● ストレスマネジメント ● その他	第12章
④心理的支援の方法と実際	○心理検査の概要	● 人格検査、発達検査、知能検査、適性検査 ● その他	第10章2
	○カウンセリングの概念と範囲	● カウンセリングの目的、対象、方法 ● ピアカウンセリングの目的、方法 ● その他	第11章1B
	○カウンセリングとソーシャルワークとの関係		第13章・第11章1コラム
	○心理療法の概要と実際（心理専門職を含む）	● 精神分析、遊戯療法、行動療法、家族療法、ブリーフ・サイコセラピー、心理劇、動作療法、SST（生活技能訓練） ● 臨床心理士 ● その他	第11章

注）この対応表は、厚生労働省が発表したシラバスの内容が、本書のどの章・節で扱われているかを示しています。
　　全体にかかわる項目については、「本書との対応」欄には挙げていません。
　　「想定される教育内容の例」で挙げられていない重要項目については、独自の視点で盛り込んであります。目次や索引でご確認ください。

第1章

この障害を持った方を心理学的に知るためにはどうすればよいか

——臨床から基礎へ——

1

ある具体的な認知症の事例を通して、心理学的な立場から1人の人間として対象者を理解する方法を知る。

2

ある具体的な身体障害者の事例を通して、心理学的な立場から1人の人間として対象者を理解する方法を知る。

3

心理学の定義と歴史を知り、さらに、心理学研究の視点を把握し、科学としての心理学の研究法を学ぶ。

1.1 人の統合された人間としての心理学的な理解とは

A. 認知症高齢者の理解—ここに1人の認知症のお年寄りがおられる—

[1] 事例の展開

「お財布がない！ さっきまでこの机の上に置いてあったのに。どうしたのかしら……。誰か知らない？ また、嫁の好子さん（仮名）が盗んだに違いない！ あの人はいつも私の大事なものを盗んでしまうのよ」「お義母さん、お財布が見つからないんですか？ 困りましたね。一緒に探しましょうね」……これは毎日何度となく繰り返される日課である。認知症の義母は1日中何か探し物をしている。財布、保険証、印鑑、眼鏡、通帳、バッグ、着替え等々。大事なものだからとタンスや机の引き出しにしまい忘れて、見つからないので盗まれたと騒ぐ。しかも盗んだ犯人はいつも親身に世話をしている嫁だと言い張る。

[2] 認知症高齢者の心理

これは認知症高齢者に見られる『妄想』の1つで、「被害妄想—物盗られ妄想」である。妄想は単なる勘違いとは異なり、事実ではないことを事実だと思い込み訂正がきかない状態をいう。

(1) 妄想の原因

妄想は脳の認知機能障害が原因で発生することが多いが、ストレスや生活環境が原因となるもの、不安感や孤独感、疎外感などの心理的な要因から起きることもある。認知症高齢者に見られる被害妄想の中で、この事例のような「物盗られ妄想」は比較的多く見られる。

認知症高齢者は自分でしまった場所を忘れることから問題が発生するが、記憶障害とのマッチングでしまったという体験そのものをも忘れることで、さらに問題は複雑化する。初めの頃は、一生懸命探すが見つからないため本人は困ってしまう。そして、妄想または記憶障害に起因する思考内容の障害が出現する。本人なりの問題解決方法として、犯人を作り誰かのせいにすると、困った状態からは脱出できる。言い換えれば、しまった場所の記憶の再生に失敗しているにもかかわらず、本人に記憶障害の病識がないために他人のせいにするということである。そこで、人間関係の縮小された中で犯人にされるのは、身近な親しい人の場合が多い。なぜな

妄想
認知症高齢者に多く認められる妄想には、「被害妄想」「嫉妬妄想」「見捨てられ妄想」などがある。

認知機能障害
知覚、注意、学習、記憶、思考などに関する広い範囲の障害。

ら、記憶障害が進行する中で、認知症高齢者の心の内に存在する人物は限られるからである。すなわち、常に信頼でき安心できる間柄の人、馴染みの深い人、身近で身の回りの世話をしてもらっている人などである。

しかしながらこのような事態は、認知症高齢者と家族や介護者との関係を難しくすることに結びつく。犯人扱いされた者は、親身になって介護しているのになぜ？　という思いで、やり切れなさを感じるのもまた事実であろう。そこで、家族や介護者はこのような認知症高齢者の心理的背景を理解することが必要となるのである。

(2) 妄想への対応

本事例のように、介護者や家族は高齢者の気持ちに沿った対応が望ましい。高齢者は財布がないので困っているわけであるから、「財布が見つからず困ったね」という言葉をかけて、一緒に探すという行為を提案する。これは妄想を肯定も否定もすることなく、「財布がない」という事実に、しかも犯人扱いされたことに対して感情的にならずに冷静に対応している。このような「物盗られ妄想」は、犯人扱いされたことをきっぱり否定すると、かえって妄想が助長する結果になる場合も少なくない。

認知症高齢者に見られる妄想は精神障害における妄想とは異なり、確固たる妄想体系を構築するまでには至らない場合が多い。そこで、本人が納得して安心できるような対応をとれば改善することもある。また、探しても見つからないときには、「疲れたから休憩してお茶にしよう」などと気をそらすと、探していること自体を忘れてしまうこともある。このように、認知症高齢者に対応するには、冷静に根気強く本人の心に寄り添う気持ちが何よりも大切である。

[3] 認知症高齢者への心理的ケア

(1) 認知症の理解

認知症とは、いったん正常に発達した知能が病的に低下した状態のことをいう。したがって、正常な老化現象とは異なり、脳の器質的変化に起因する多彩な認知機能障害を伴う症候群である。認知症高齢者は、このような状態により回復困難な知能障害のために、社会生活や日常生活の維持ができず、生活障害を抱えている高齢者であるということができる。

要するに、認知症の全体的イメージは、知能、記憶、人格におよぶ全般的な障害であると表現されよう。繰り返しになるが、「認知機能をはじめ他の心理学的な諸機能が広範に障害された状態である」ということから理解する必要がある点を強調しておきたい。

認知症の症状には、タイプ別に相違がみられるが、中核症状と周辺症状

認知症

中核症状

周辺症状
BPSD : Behavioral and Psychological Symptoms of Dementia

失語・言語障害
言葉の想起の低下、無意味な言葉の増加、抽象的な会話の障害。

失行
運動機能が損なわれていないにもかかわらず、動作を遂行する能力の障害。

失認
感覚機能が損なわれていないにもかかわらず、対象を認識または同定できないこと。

実行機能障害
計画を立てる、組織化する、順序立てる、抽象化するための機能の障害。

短期記憶
➡ p.117 参照

エピソード記憶
➡ p.118 参照

見当識
自分の置かれた状況を把握する認識のことで、時間や場所や人の認知などがある。

徘徊
目的もなくさまよい歩くこと。認知症の場合には、本人なりの目的をもっていることも多い。

異食
異常な食行動の一種で、土、花、紙、布、便など食物とは異なるものを食べる行為。

不潔行為
ろう便（便をこねる、塗るなどしてもてあそぶこと）やオムツの中に手を入れたりすること。

せん妄
意識障害の一種で外界に対する意識が混濁し、幻覚、錯覚、不安、不穏、興奮などが表れる状態。夜間に強く出現する。

に分類されることが多い。

(2) 中核症状

　認知機能の障害により現れる症状で、記憶障害を中心に失語・言語障害、失行、失認、実行機能障害などがある。

　記憶障害は、初期段階の認知症においては最も顕著に出現する症状として多くの研究者からも指摘されており、福祉現場では認知症高齢者に最も共通する問題でもある。新しい情報を学習したり、以前に学習した情報を想起する能力に障害が起き、短期記憶とエピソード記憶（長期記憶）の障害が追加される。具体的には、最近のことが思い出せない、簡単な計算さえもできなくなるという状態に陥り、時系列記憶が構成できなくなる。その結果、日時や季節などの時間的、あるいは自分のいる場所的な見当識が失われてしまうことになる。

　このように新しい環境への適応や日々の出来事の記憶をたどることが困難なので、中核症状は認知症高齢者の日常生活への影響が大きい。

(3) 周辺症状（BPSD：認知症の行動・心理症状）

　主に非認知機能障害による症状で、記憶障害や集中力の低下、思考力の低下などにより起こる精神症状や性格変化、幻覚・妄想、行動障害などがある。精神症状には、うつ状態、不安・焦燥感、心気傾向、攻撃性、猜疑感などが見られる。また、行動障害には徘徊、異食、不潔行為、せん妄などがあり、介護者や家族など他者への影響が大きいことから対応が難しい。

　認知症の症状が進行すると周辺症状が目立つようになる。記憶障害の進行とともに家族など身近な人の顔も判別できなくなり、日常生活動作（ADL）も困難になる。末期では生命維持さえ危うい状態で、寝たきりとなって医学的な管理を要する。

(4) その人らしさを保障する生活支援

　認知症への理解が欠けている場合や、家族・介護者が認知症であることを受容できない場合には、適切なケアが行われないという状況が起きる。その結果、残念ながら虐待が起きたり、家族の手に負えなくなり、介護心中など不幸な結果をまねくこともある。認知症の当事者だけでなく、その家族を支援する環境整備が待たれる。

　医療や福祉現場では、専門的な資格制度やチームアプローチなど、認知症ケアの新たな取り組みが研究されている。認知症の当事者は、記憶を失っても過去に生きているわけではなく、現在に生きる1人の個性的な存在である。その人が生き生きと生活できるように、困っている部分を支援することに力を注ぎ、安心してその人らしく生きられるように保障することが何より大切である。

B. 身体障害者の理解—ここに１人の身体障害を持つ方がおられる—

[1] 事例の展開

　それまで大きな病気をしたこともなく、家族にも恵まれ一男一女の父親として仕事も順調にこなしてきた義男さん（仮名）は、45歳のときに脳出血で倒れた。一命は取り留めたものの、意識が戻ると左半身が麻痺していた。学生時代から始めた野球を社会人となってからも趣味で続けてきた義男さんにとっては、身体には自信があっただけに、自分の手足が思い通りに動かないことに苛立ちがつのる。さらに、脳出血の後遺症のために発音が不明瞭となり、自分の思いや気持ちをうまく言葉で伝えられないこともあって、懸命に介護している妻や見舞いに訪れた子どもたちに対しても、不機嫌に対応してしまうことが多くなった。また、身体の麻痺に対してだけではなく、これからの生活や仕事のことを思うと先が見えず、絶望感にさいなまれ抑うつ的になり、「いっそ死んでしまえばよかった」といった考えが頭に浮かぶようにもなって、医師から軽度のうつ病との診断もなされている。

[2] 身体障害者の心理

　義男さんは疾病（脳出血）によって、45歳で身体障害を持つことになった方である。このように、人生の途中で疾病や事故などのために背負った障害を「中途障害」と呼び、生まれたときから障害を持つ先天性障害と区別される。

　中途障害者の心理的特性として、受傷初期にはそれまで持っていた身体像と受傷後の現実の身体機能とのギャップに呆然となるショック段階があり、その後障害自体を認めない否認段階を経て、悲しみと怒りの段階に至り、それを乗り越えたときに適応・再起の段階、つまり障害受容に達するという「段階理論」が障害受容論の中で考えられてきた。

　しかし、身体障害といっても義男さんのように上下肢の麻痺や切断などによる肢体不自由障害の他に、視力の障害である視覚障害、聞こえの障害である聴覚障害、言葉や嚥下障害などの音声・言語・咀嚼機能障害、内臓器官の障害やエイズなどの内部障害などに分類される。また、義男さんには肢体不自由障害に言語障害、それにうつ病といった精神障害もみられる。このような、いくつかの障害が合併した状態を「重複障害」という。

　このように、身体障害にはさまざまな症状や原因があり、他の障害との重複もみられることから、最近では、すべての中途障害者が「段階理論」通りの経過をたどるわけではないと考えられるようになってきている。

適応

段階理論
障害後の心理的回復過程にコーン，N.はステージ理論を提唱し、その段階を①ショック、②回復への期待、③悲哀、④防衛、⑤適用、の５段階とした。

一方、先天性障害の場合は生まれたときから障害を有しているため、障害者にとっては障害を意識していないことのほうが多い場合もある。たとえば、先天性視覚障害者の場合、見えない世界がその方にとっては当たり前の世界であり、見える世界を知っている健常者が考えるほどには、不自由さを感じていないこともある。このため、周囲のかかわり方が性格傾向や心理面に大きく影響を与える。保護者が、障害を持って生まれてきた子どもを不憫に思い、過度に甘やかしてしまい、本人ができることまで保護者が手を出してしまうことによって、依存心が強まったり自立心が育たなかったりする場合もみられる。

また、障害を持って生まれたことが保護者から育てにくいと捉えられて、児童虐待のリスクが高まり、不適切なかかわりのために性格に歪みを生じることもある。

つまり、身体障害者特有の心理が存在するわけではない。その人の生い立ち、障害の種類、受傷後の年月、周囲の人の対応などさまざまな要因が絡み合って、障害者一人ひとり個別の心理があることを、身体障害者の援助を行う者は理解しておくことが必要となる。

［3］ 身体障害者への心理的ケア

（1）心理リハビリテーション

身体障害者への援助として、特に中途障害者の場合に、受傷後早期の身体的リハビリテーションを行うことが、機能回復や残存機能の維持向上にとって大切であることが指摘されてきている。しかし、受傷後初期には身体的リハビリテーションに対する、障害者自身の意欲や動機づけが低いこともよくみられ、身体的リハビリテーションの前に、あるいはそれと並行して、意欲や動機づけを高めるような心理的リハビリテーションを行う必要がある。

以前は、「健常者が障害を持った場合には、誰でもが落ち込むものである」との考え方から、中途障害者が受傷後に抑うつや意欲低下を示したり、訓練に消極的になったりすることを、「健康なる悲嘆」などと呼んでいたこともあった。このため、時間がたてば少しずつやる気も起きるとの見方もあったが、現在ではより積極的に心理的援助を行うことが必要であると考えられている。特に、義男さんのような脳出血などの脳の疾病や外傷による障害の場合には、うつ病の併発が多く報告されており、精神医学的対応とともに臨床心理的な援助は欠かせないものである。

また、身体的リハビリテーションにおいても、機能回復が身体障害者にとっては喜びとなり、それ自体が報酬となってリハビリテーションへの動

動機づけ
人間に行動を生起させ、その行動を方向づけ持続させる一連の力動的な心理過程のこと。

機づけが高まると以前は考えられていたが、現在では身体障害者それぞれに応じた強化スケジュールの作成などの心理学的な援助が求められるようになってきている。

(2) 障害受容と社会受容

これまでの身体障害者への心理的援助では、受容の段階理論が示すように、障害者自身がいかに障害を受容していくかが援助目標とされてきた。このため、障害者本人が積極的にリハビリテーションに取り組まなかったり、保護者が子どもの障害を認めない場合に、「あの人は、まだ障害受容ができていない」とか、「あの保護者は、未だに子どもの障害を受け入れていない」などと非難された。これは、障害者自身や障害者の家族のみに、障害をマイナスなものと捉えるのではなく、プラスに捉えていくように価値の転換を図ることを強いるものであった。そして、このような考え方の背景には、障害者を取り巻く社会の側の、障害は基本的にマイナスなもので、それは受け入れたり乗り越えたりしていくべきものであるとの、障害に対する暗黙の否定的感情が見え隠れしていた。

このような考え方に対して、価値の転換を行うのは障害者やその家族だけではない。つまり、障害者がともに生活する社会の側にも価値の転換が求められるべきであるという「社会受容」の視点の重要性が唱えられてきている（南雲，2002）。つまり、これからの障害者への援助は、障害者と社会との相互関係性という文脈の中で考えていかなければならず、そこに障害者と社会、双方への心理教育的アプローチの必要性が認められるのである。

(3) ナラティブとしての障害者ケア

近年、ナラティブ・アプローチが心理療法の世界だけではなく、ケアの世界でも注目されるようになってきた。ナラティブとは「物語」あるいは「語り」という意味であり、人は客観的な物理的環境に生きているのではなく、言葉によって語られ構成された意味の世界に生きているとの考え方である。

ナラティブ・アプローチでは、相談に訪れた人に対して聞き手であるセラピストが、相談者の語る内容を尊重し、その物語に寄り添う。そして、相談者から「未だ語られなかった物語」が語られ始めたときに、相談者は新たな世界を生きることになる。身体障害者へのケアにおいても、彼らが自ら新たな人生の物語を語れるようにかかわることが、今後ますます求められると思われる。

強化スケジュール
学習理論において、行動形成を行う場合の反応の回数、各反応間の経過時間、刺激の条件などによって強化子の提示法を工夫すること。

心理教育的アプローチ
疾患などについて正確な知識や対処方法を得ることで自責感や孤立感を減少させ、対処能力やコミュニケーション能力が向上することで、家族や本人をエンパワメントする援助法。

ナラティブ・アプローチ
➡ p.184 参照

2. 心理学的研究の概要を知る

A. 科学としての心理学

[1] 心理学とは

　心理学は英語では psychology という。この言葉はギリシャ語の「魂」もしくは「精神」を意味する Psyche と「言葉」を意味する logos が語源である。字義的には psychology とは、心もしくは魂の学問ということになる。この psychology を「心理学」と翻訳したのは西周であった。彼は「心理」の学ではなく「心」の理学と考えて訳語を考案したのだった。

[2] 心理学の簡単な歴史

　記憶に関する実験的研究で有名なエビングハウスが自身で編纂した心理学概論の冒頭で、「心理学の過去は長く、歴史は短い」と記したことは有名である。心理学は 1879 年ブントがドイツでライプチッヒ大学に心理学実験室を創設したときから始まる。心への学問的関心は人類が生まれて以来絶えることなく持たれ続けてきたことであるが、ブント以前にはそれは哲学者が行ってきたのであった。このため、過去はすべての学問の中で最も長いかもしれない。しかし、学としての歴史は約 140 年ほどであるために歴史は短いということになる。

　ブントは「心を科学する」ことを目指した。彼は心の働きは意識であり、その仕組みを明らかにしようと考えた。そこで、自分の意識を記述し、分析することによって科学的研究を目指す内観法を考え出した。しかし科学的な観察は、そもそも客観的な事象について行われることであって、第三者から観察のできない意識を対象とすることは方法論の限界を超えるものであった。このため彼の研究は行き詰まり、それを継ぐものもほとんどなく、その流れはほとんど絶えてしまった。しかし、彼が世界で初めて研究室を創設したことによって、彼のもとへ世界中から研究者が集まり「心を科学する」発想は全世界へ広がった。

　ほぼこれと同時期アメリカでは、ジェームズが心理学を模索していた。彼は「心理学原論」（1890）の中で次のようなことを述べている。「心理学の関心は精神生活の性質を調べることではなく、その目的を研究することである」。彼はブントが意識の性質を心理学の研究の目的として設定した

西　周
1829 ～ 1897
江戸時代後期の幕末から明治初期の啓蒙家、教育者。「哲学」という言葉を創った他、「藝術（芸術）」「理性」「科學（科学）」「技術」などの日本語訳は彼の考案した訳語である。

エビングハウス
Ebbinghaus, Hermann
1850 ～ 1909

ブント
Wundt, Wilhelm
1832 ～ 1920
心理学の父といわれる。哲学、生理学等を専門とし、そこから心理学を創設した。

内観法
自分の思考や感情や感覚を自ら調べる研究法。

ジェームズ
James, William
1842 ～ 1910
アメリカの心理学の祖。ハーバード大学の心理学、生理学、哲学の教授。

のに対して、意識を適応の手段と解し、その生物学的効用、あるいは役割を究明しようとした。そして、心的事象は環境との関係で研究されるべきであると考え、身体と精神との関係性も重視した。この考え方は現在のアメリカの心理学の流れの基礎にあり、臨床心理学の基礎となる思想の一角をなすと考えられる。

その後、同じアメリカで心理学の流れを決定づけるワトソンによる行動主義宣言（1912）がなされる。科学には、客観性、公共的検証、再現可能性の3つの要件を満たすことが求められる。しかし、意識は他人からはわからないのだから、内観の結果はその心理学者の意識だけにとどまることとなり、公共的検証や客観性は保証されない。したがって内観法は科学たり得ない。彼は対象から意識を排除し、内観法を捨て去り、客観的観察の可能な行動をその研究対象としなければならないと考えた。そして、行動は刺激に対する反応であって、これを研究の対象とする点で生理学と本質的に差異はないと主張したのであった。

このように心理学は意識の科学を目指して設立されたが、科学の要件を満たすために行動の科学へと変化していった。しかし、現在では「心を捨てた」行動主義についても限界が指摘されると同時に、間接的にではあるが、意識を科学できる方法も工夫されつつある。したがって、現在では心理学とは意識と行動の科学である定義できよう。

最後に人間性心理学の祖として有名なマズローが、臨床と基礎心理学の研究の関係について次のような感想を述べていることを挙げておこう。

「ワトソンの弟子として大学の心理学科を卒業したばかりの頃、私は心理学はただ1つあるだけだと確信し、行く手はバラ色にみえた。ところが臨床の仕事に就くようになってから物事はそう簡単に運ばないと思われてきて、心理学は2つあると考えるようになった。けれども最近になってからふたたび、心理学はやっぱり1つだという気がしてきた」

［3］科学の方法

心理学は心の科学を目指し、行動の科学へと進んだ。では、科学とはどのようなものだろうか。科学的方法は注意深い証拠の収集、緻密な記述と測定、結果の再現可能性に基づかなければならない。科学には6つの要素があるといわれる（Coon, 2004）。それは、①観察をすること、②問題を定義すること、③仮説を立てること、④証拠を集め、仮説を検証すること、⑤結果を出版すること、⑥理論を構築すること、である。

理論は立てて終わりなのではなく、また、観察に戻り、その妥当性を常に検討していくようにしなければならない。観察し、仮説を立て、仮説を

ワトソン
Watson, John Broadus
1878 〜 1958
アメリカのジョンズホプキンズ大学で行動理論を教授していたが、スキャンダルが元で大学を追われ、後に広告会社の副社長となった。

客観性
第三者からでもそれが確認できること。

公共的検証
誰でもその結果に目を通すことができ、それを確かめることができること。

再現可能性
もとの研究でされている通りの手順で行うと、同じ結果を出すことができること。

マズロー
Maslow, Abraham Harold
1908 〜 1970
人間性心理学の創始者。自己実現をモデル化したことで有名。

仮説
はっきりとした予測ができる言説。

検証する。そして、その結果を公表しなければならない。このプロセスこそが科学的方法論である。

［4］心理学の視点

心理学の研究は現象記述、メカニズムの探求、発達、障害の4つの観点から見ることが可能である。「歳をとると涙もろくなる」という仮説を検討することを例に取りながら、このことの意味を考えてみよう。

（1）現象記述

心に関する事象を研究しようとすれば、まず、それがどういうことなのかを知らなければ始まらない。「涙もろくなる」とはどういう行動であるのかを知るためには、涙もろくなったといわれる高齢者を観察し、現象を記述することが出発点になる。その際、重要なことはできる限り中立的な目で見ることである。観察者が「かわいそうだ」と思って観察すれば、「かわいそうな」ところしか見えなくなってしまい、偏った情報しか得られなくなる。このような偏りを観察者バイアスという。目の前にある対象をあるがままに捉え、文章にしていくことが科学の研究の基本である。

（2）メカニズムの探求

心理学が目指すものは仕組み、メカニズムの解明である。先ほどの例でいえば、どのようなメカニズムで涙もろくなるのかを知ることが目的となる。メカニズムを知ることはいろいろなことに役立つ。単に仕組みがわかった、という知的好奇心を満足させるだけではなく、心の問題を解決したり、心をさらに健康にしていくことを考えるときにも、メカニズムに基づく方法によることで最も無駄を少なくできる。しかし、心理的な問題はそのメカニズムや問題の原因がわかったからといって、その原因を取り除いたり作り変えたりすることが不可能な場合のほうが多いことが心理臨床では多々見られることも頭に置いておく必要がある。

ではメカニズムはどのように調べるのだろうか。たとえば、高齢者が涙もろくなるメカニズムを研究しようとするなら、まず仮説を立てなければならない。その場合、いろいろな仮説を立てることが可能である。涙もろくなることの原因を脳の神経細胞の老化に求める、感情をつかさどる部位の変異に求める考え方がある。一方で高齢者は身近な人の病気や死別を体験することが増え、悲嘆の感情を体験しやすくなるからだという個人のレベルの仮説もある。あるいは周りの人に「歳をとる」と大変でしょうといったように、悲しい感情を喚起されることを言われることが増えたからだというような社会的な影響もあるかもしれない。このように、メカニズムを探求する方法は拠って立つ仮説によって変わってくるのである。

操作的定義
「涙もろくなる」というあやふやな傾向を観察可能な現象に置き換えて定義しなければならない。ここではそれを「涙を流す」という行動に操作的に定義したということになる。

観察者バイアス
観察者の見方によって観察が偏ること。

メカニズム
機制ともいう。仕組みのこと。

（3）発達

　発達のプロセスを知ることは、その時期の人間の心を理解する上でとても大事なことであるが、同時に子どもの発達を知ることは大人を理解するときにも役立つことを知っておく必要がある。たとえば、筆者はニンジンがあまり得意ではない。その原因は、現在の私のニンジンの認知メカニズムを調べてみてもわからない。子どもの頃に無理に食べさせられたことが原因であるからである。物でもそうであるが、でき上がったものを見るとその仕組みはわかりにくいが、作っている過程を見ると簡単に理解できることがしばしばあることを考えるとわかりやすい。臨床においては対象者の発達のプロセス―成育歴が重要になることはこのような理由による。

発達
➡ p.47「第4章 この方はどのような関係の中でどのように育ってきたか」参照

（4）障害

　障害は、先に挙げた発達の逆といってよい側面を持つ。障害を持った人の心を知ることは、そのような人を理解する上でとても重要であると同時に、健常な人の持つそのような機能の意味を明らかにすることにもなる。したがって、心理学者は障害のもたらす心理的影響については強い興味を示すのである。例では、涙もろい高齢者の心理を探求することが、涙もろくない非高齢者の涙のメカニズムを知る上でもとても役に立つことになるのである。

B. 心理学的方法論

　心理学はまず観察から始まる。そして実験、調査、事例研究などの方法が用いられる。

［1］観察

　通常、私たちが観察と呼ぶものは厳密には自然的観察といわれる。観察にはもう1つある。それは実験的観察である。自然的観察は対象に与える影響を最小限にとどめ、なるべく自然な状況で対象を観察することである。これは科学的研究の出発点であるが、いくつかの問題をはらんでいる。その1つに、観察をすることが対象者を変化させてしまう観察者効果がある。たとえば、障害者の施設で利用者の方々が、職員とどのようなかかわりをしているのか研究するために自然的観察をしたとしよう。もし、あなたがこれらの人たちにインタビューをすると、福祉の現場ではいつもの仕事ができなくなる。

　つまり、自然な現場ではなくなってしまう。このような問題を最小化するためには、なるべく距離を置いて観察することが求められる。しかし、

自然的観察
自然な状況で行われる観察。

実験的観察
統制された状況下で行われる観察。

観察者効果
観察者が観察対象に影響を及ぼすこと。

そうしたとしても観察者効果はゼロにはならない。では、どうすれば観察者効果を最小限にして観察ができるのだろうか。むしろ影響を与えることを前提として、対象に積極的にかかわりながら観察する方法が提唱されている。これを参加観察もしくは参与観察という。先ほどの福祉現場での観察なら、実習生として現場の業務に従事すれば現場での「異物」感はより少なくなり、結果的に客観的な観察が可能となるのである。その際、実習生ならば自分の立場がどういうものなのかよく理解しておくことが前提となる。「臨床的」な観察は科学的な行為なのである。

[2] 実験

実験的観察はある出来事の変化を調べるために1つの条件に限って操作し、それによる変化を観察することである。たとえば、「歳をとると涙もろくなる」という仮説を検証するために、いろいろなお年寄りの自然な様子を観察すると、涙する機会が多いことがわかったとしよう。しかし、お年寄りが生きている環境と、若い人のそれは異なる。

したがって、このような観察からはそれが環境の違いによるのか、年齢の違いによるのかが区別できないので、自然的な観察では仮説は検証できない。もし、このような仮説を検証したければ、統制された条件下で観察をすることが求められる。たとえば、お年寄りと若い人に同じテレビ番組を同じ時間見てもらうという条件の統制をし、そのときにどの程度涙が出たのか観察すればよい。これが実験的観察の例である。この場合、年齢の違いは独立変数、観察された涙の量が従属変数と呼ばれる。しかし、同じときにお年寄りと若い人に同じ番組を見てもらうためには、調査対象者は別人でなければならない。そうすると、涙の量に違いが出ても、年齢の差によるのか単なる人柄の違いのためなのか、やはり特定できない。この問題を解決するためには、お年寄りと若者のそれぞれの群に同じ時期に大勢実験に参加してもらって結果を平均化し、人柄の差を相殺する横断法がある。

さらに、若い人に番組を見てもらい、その人が高齢になったときにまた同じ番組を見てもらって、観察するというように1人の発達を調べる縦断法がある。横断法はよく用いられるが、今のお年寄りがそういう反応をしたからといって、この人が若いときにはそうでなかったという保証はないことを考慮する必要がある。したがって本当に発達の結果かどうかを知りたければ、縦断法に頼るしかない。しかし、高齢者になるまで待っていては研究に何十年もかかってしまうため、現在ではこの両者を組み合わせた方法などが工夫されている。

参加観察
観察者が観察する集団に参加して観察する方法。

独立変数
実験者が制御もしくは変化できる要因。

従属変数
実験者がそれがどのような影響を受けたのか測定して決定できる要因。

ランダム化
いろいろな人に大勢実験に参加してもらって結果を得ることを「ランダム化」という。

横断法
同時期にいろいろな年代の人をたくさん調査し、発達的変化を研究する方法。

縦断法
1人の人の発達をずっと追い続ける研究法。

別の例であるが、ある心理療法が不安を軽減させることができるという仮説を、実験的に検証してみることを考えてみよう。そのためには、その療法を受けた人に療法前後で不安が変化したかどうか調べればよい。しかし、もしこの手続きで療法後に不安が減ったからといって、その療法が有効であったとはすぐには結論できない。それは療法を受けなくても単にその時間だけ先生といたことによって、改善されてしまった可能性もあるからである。したがって、この効果を調べるためには療法を受けた人たちと、同じ時間だけ療法は受けないでそこにいた人たちのそれぞれの不安の変化を調べて、両群の結果に差が出なければその療法の効果は判断できない。前者を実験群、後者を統制群という。

また、この研究の際、心理療法を受けなかった人でも、心理療法だと思って心理臨床家と接しただけで改善してしまう可能性もある。このような効果は偽薬効果（プラセボともいう）の一例である。また、研究者がこの心理療法は不安を減らすという仮説を持って対象者に臨むと、その意図が対象者に伝わり、実験者にとって都合のよい結果を出すことが起こる。これを実験者効果という。さらに、実験者が「このようになる可能性がある」と言うと、実際にそのようになってしまうことがある。これを自己充足的予言という。

[3] 調査法

調査法とは、信念や態度や行動を質問に対する回答に基づいて研究する方法である。大勢の人について簡単に調査ができるが、実施する場合には注意が必要である。まず、対象者はランダムにサンプリングされた人でなければならない。さらに、回答者がまじめに答えてくれるかどうか確認する必要がある。調査研究においては、多くの人にあてはまるような一般的なパーソナリティの記述を、自分にあてはまる正確なものとして受容する傾向である、バーナム効果にも注意が必要である。加えて、実験者効果と同様の調査者のバイアスについても細心の注意をはらう必要がある。

[4] 事例研究

たとえば、うつといった精神的な問題について研究する場合、実験的に検討することは非倫理的であり、できない。このような臨床的な事象を研究する場合には、1人の対象者に焦点をあて、調査、面接、テスト、実験、観察などを通した事例研究が行われる。事例研究は科学の基準からすると疑問が持たれることもあるが、幅広い観点から現象を捉えることができるので、実験や調査とは相互補完的な性質を持っているものと考えられよう。

実験群
実験条件を与えられた対象者群。

統制群
実験条件が与えられなかった群。実験の効果の基準となる群。

偽薬効果
実際にはその症状に影響を与える成分が入っていない薬であるにもかかわらず、その症状に効くと聞かされるだけで、症状が改善されること。

実験者効果
実験者が意図せずに被験者の行動に及ぼす実験統制外の影響のこと。

自己充足的予言
人がある状況が本当にあると定義すると、結果としてその状況が現実に存在するものになること。

調査法

サンプリング
母集団から標本を抜き出すこと。

バーナム効果
誰にでもあてはまるような曖昧で一般的な性格を示す記述を、自分の性格にだけに当てはまるととらえる傾向。

事例研究

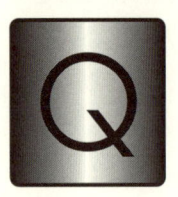

心理学を学ぶと、人の心が手に取るように読めるように
なるのでしょうか。

残念ですが、そうはなりません。この章で示したように
心理学は科学であり、科学の対象は観察可能な現象なの
で、客観的に捉えることのできない他人の心の中身を直
接知ることは現在のところは不可能です。したがって、
心理学者に会ったからといってあなたの心をすべて見透かされることは決
してありません。しかし、心理学者はきめ細かい行動の観察ができ、その
背後にある仕組みについては、脳の仕組みも含めてかなり深い理解ができ
ています。このため、しっかりと心理学を学んだ人は、あたかも対象者の
心の中身を知っているかのような鋭い指摘ができるようになるようです。

演習問題

①あなたの身近もしくは実習等で出会ったお年寄りを理解するときに、ど
ういった視点から把握することが可能か、できるだけいろいろな観点か
ら考えてみよう。
②自らが怪我や、病気などで体の自由がきかなかった体験を思い返してみ
て、身体障害者の心理的な立場というものを考えてみよう。

理解を深めるための参考文献

●小阪憲司『認知症の防ぎ方と介護のコツ』角川グループパブリッシング，2011.
　認知症の見分け方から、予防法、介護の心構えまで、基本をやさしく解説している。
　身近な症状をわかりやすくまとめた実用的な本である。
●平澤秀人『図説 認知症高齢者の心がわかる本』講談社，2010.
　認知症の症状の進行にしたがって変化する心のステージを4段階で説明している。認
　知症高齢者の心理の変化がわかり、対応策をみつけやすく解説している。
●日本老年行動科学会監修『高齢者のこころとからだ事典』中央法規出版，2014.
　高齢者の心と体に関する最新の研究や知識を、広範囲の領域においてカバーしてい
　る。認知症についても多方面から専門的な解説がされている。

第2章 心の不調とは

──精神医学と臨床心理学──

1
精神医学の歴史を知り、
精神障害の定義と分類を知ることで
精神医学の概略を理解する。

2
心の不調は脳の働きと大きくかかわっている。
脳の仕組みを知ることで精神障害の理解を深める。
心と脳の関係について考えてみる。

3
精神医学と臨床心理学は似ているようで違う。
精神医学と臨床心理学の
アプローチの違いについて理解する。

1. 精神障害

A. 精神医学の歴史

[1] 古代より 18 世紀まで

太古の社会ではあらゆる病気はさまざまな自然現象、あるいは神や悪霊など神秘的な力の作用によって起こると考えられていた。精神の病についても同様に、神の祟りや呪いが原因であるとされ、おのずと治療は悪霊を祓うといった呪術が用いられていた。

ところが古代ギリシャ時代になると、狂気一般を体質や身体的原因による病と主張するものが現れた。「医学の父」と呼ばれるヒポクラテスを中心として発展した新しい医学観である。彼らはすでにてんかんを「神聖病」と呼んで記述するなどし、また、現在の病名にあてはめれば、躁病、うつ病、ヒステリーなどを身体 − 体質と結び付けて理解していたという。

中世になると、キリスト教の普及により、精神障害を病気よりは原罪と罰によるものとする考え方も流布した。そこでは宗教的博愛の教えに従い、病者への保護や救済が施されていた。800 年にはダマスカスで世界で最初の精神病院が設立され、精神障害者に対する寛大で温かい治療が行われていた。

しかし 14 世紀になるとヨーロッパ全域でキリスト教会の異端派への弾圧、いわゆる「魔女狩り」が広まっていった。本来は宗教的な意図をもつ社会現象であった魔女狩りは、次第に精神障害者への迫害をも目的とするようになり、多くの精神障害者が犠牲になったといわれている。この悲劇は 17 世紀頃まで、一部は 18 世紀まで続いた。

18 世紀頃よりイギリスを中心として商工業が発展し、大都市が生まれた。経済の目覚しい成長の中では、当然のことながら貧富の差が生じていき、貧民層の中には精神を病んで社会から脱落するものも増えていった。そこで浮浪者法が制定され（1714 年）、浮浪者の中から精神障害者を認定し、保護するための精神病院が次々と設立された。それに伴い、精神障害者は社会から隔離・収容される存在となっていった。そこでは十分な食事は与えられず、劣悪な就寝環境や、ときには不必要に身体を拘束されるという悲惨な処遇であったという。治療に関しても、椅子に座らせて長時間回転させる、水を浴びせるなど拷問に近いものがまかり通っていた。

ヒポクラテス
Hippocrates
前 460 ～前 377

てんかん

魔女狩り

精神障害者を認定

[2] 近代精神医学の発展

そのような劣悪な環境にあった精神病院の改革に初めて着手したのは、近代精神医学の創始者といわれるピネルである。フランス革命の最中、彼が病院の中で拘束鎖につながれた精神障害者を解放したエピソードは有名である。彼とその弟子エスキロールは、精神病院の衛生面や生活環境の改善をはじめ、計画的な薬物投与の提案、職員との信頼や温かい雰囲気の重要性を説き、それらを実践した。さらに、より正確な精神障害の疾病概念の整理がなされ、脳の器質的変化のみならず、心理的要因、社会的要因にも目を向けていくという心因論の流れが作られた。

一方でドイツでは、グリージンガーらによって身体主義が再び強調されるようになった。彼は「精神病は脳の病である」と考え、精神の障害に対して哲学的思弁を行うのではなく、自然科学を基盤とする医学の対象とすることを目指した。このように脳の変化を捉え、実証性を重視する動きの中で、精神症状の精密な記載と分類についての学問研究が全盛となっていった。その中心となったのがドイツ・ミュンヘン大学のクレペリンである。彼は、精神障害の定義と詳細な分類を行い、弱冠 27 歳にして「精神医学教科書」を刊行した（1883 年）。その後、1901 年に精神医学は初めて医学部の必須科目となり、大学を舞台として精神医学は発展のときを迎えた。

また、クレペリンは生涯にわたり精神医学教科書の改訂を続け、その中で「早発性痴呆」という疾病概念を明記している。これは後にブロイラーによって再定義され「精神分裂病」と命名された（1911 年）。現在の統合失調症の疾病概念の誕生である。さらに、シュナイダーによって、精神分裂病と躁うつ病という二大精神病を中心とした疾病分類が整備された。ここに精神病理学の体系が確立され、症状の正確な観察と概念規定、分類、記載を目指す記述精神医学の基礎が誕生した。そして記述精神医学は 20 世紀の精神医学の主流となっていった。

[3] 神経症学の発展から力動的精神医学へ

19 世紀末から 20 世紀初頭にかけて、ドイツの大学を中心に学問としての精神医学が盛隆していく中、他のヨーロッパ各所では、ヒステリー症例に注目が集まっていた。ヒステリーとは無意識のうちに手が動かなくなるといったさまざまな身体症状や夢遊状態を呈する疾患で、このヒステリーの朦朧状態など一次的な意識の変容についての研究や治療が活発になされた。その中で、フランスの精神医学者ジャネは、これらの幻想状態を「解離」という用語を用いて説明した（1889 年）。この「解離（dissociation）」

欄外用語

ピネル
Pinel, Philippe
1745 ～ 1826

エスキロール
Esquirol, J.E.D.
1772 ～ 1840

グリージンガー
Griesinger, Wilhelm
1817 ～ 1868

クレペリン
Kraepelin, Emil
1856 ～ 1926

ブロイラー
Bleuler, Eugen
1857 ～ 1939

精神分裂病
schizophrenie

シュナイダー
Schneider, Kurt
1887 ～ 1967

ジャネ
Janet, Pierre
1859 ～ 1947

解離
dissociation

の概念は、それから1世紀以上を経た現在においても重大な概念的意義をもち、臨床的にも注目に値する疾病概念となっている。

さらに、催眠やヒステリー患者の研究から、ウィーンのフロイトによって精神分析と呼ばれる独自の理論も誕生した（**第11章参照**）。フロイトはさらに生物学的な発達と心理発達の関係など画期的な論考を次々に発表し、人間－心についての新しい理論を提示していった。また、このように精神分析概念をもとに、精神現象を生物・心理・社会的なものの因果関係の結果とし了解する医学は、症状の詳細な記載を目指した記述精神医学に対して力動精神医学と呼ばれている。

[4] 日本での近代精神医学と福祉の発展

日本での近代精神医学の発展は、明治に入ってからのことである。それ以前は他国と同様に、精神の病は憑き物など超自然現象の所産とされることがほとんどであった。

1899（明治32）年、日本人の呉秀三がクレペリンの精神医学の教科書第6版をドイツから日本に持ち帰った。この後、日本ではドイツの記述精神医学を踏襲した精神医学が主流をなしていった。

呉はまた、精神医学の学術的な知識の導入のみならず、精神病院の院長として精神病院医療の基礎作りにも尽力した。そこでは入院患者への人道的待遇が整えられ、治療教育をはじめ、作業療法や看護学の養成なども重視され、実践された。さらに、当時は私宅に監置されることの多かった精神障害者への医療行政に対しても問題提議を行っていった。

第二次世界大戦後には、アメリカで発展した力動精神医学も導入され、伝統的ドイツ学派と他の学派の精神医学が混在して発展することになる。精神福祉に関する法整備も戦後になってようやく着手され、1950（昭和25）年に精神衛生法が制定された。それにより精神障害者の私宅監置が禁止され、近代的な精神衛生対策がようやく実施されることとなった。1965（昭和40）年には精神衛生法が改正され、以後、精神衛生センターの設置や通院医療公費負担制度などが規定されていった。1988（昭和63）年に精神衛生法を一部改正した精神保健法が、1995（平成7）年には精神保健福祉法と改称された。そして2006（平成18）年には障害者自立支援法が制定、2013（平成25）年には「障害者の日常生活及び社会生活を総合的に支援するための法律（障害者総合支援法）」が施行され、精神障害者の支援体制の充実を目指している。

欄外注

フロイト
Freud, Sigmund
1856～1939

精神分析
pychoanalysis

力動精神医学

呉秀三（くれしゅうぞう）
1865～1932

精神衛生法

精神保健法

精神保健福祉法

障害者自立支援法

障害者総合支援法

B. 精神障害とは

　ここまで精神医学の歴史をたどってきたが、それでは、現代社会において「精神障害」とはどのように定義できるのであろうか。まずは、"疾患"という概念と"障害"という考え方の両者を区別しておくことが必要となる。

[1] 精神疾患の定義と分類

　医学の見地から"疾患"を定義する場合、生体になんらかの病変が存在する状態を病気とするという考え方や、統計的に平均値から偏りが大きいものを異常と捉え、医学的価値判断を基準に疾病かどうかを決定する分類方法などが主に用いられている。つまり精神疾患についても、身体の生理的異変をもってして「病気」とするという考え方や、ある精神の状態（たとえば不安）が平均値から大幅にずれているときに「異常」とするといった定義など、さまざまな概念規定が用いられている。加えて、精神の疾患はいまだ病因が不明なものも多く、病因による分類では不十分であるとされる。そのため、ある一定の症状を有することで精神疾患とする症候群的な分類や、心理機制からの分類なども考慮する必要がある。したがって現在の臨床的疾患分類は病因的、症候群的、病理解剖的、心理学的分類などさまざまな観点から分類された便宜的なものであるといえる。

[2] 障害概念の導入

　精神障害（mental disorder）とは、文字通り "disorder" という考え方の導入により、疾病・疾患という概念とは若干異なったものになっている。世界保健機関（WHO）による国際障害分類において、精神障害者を「医療を必要とする病者であると同時に、生活上に困難・不自由・不利益をもつ障害者」とする考え方が導入された（1987 年）。つまり精神障害には、精神医学的に認められる症状や行動、苦痛や機能の乱れに加え、社会適応上の問題も含まれることになった。

世界保健機関
WHO: World Health
Organization

社会適応

　特に精神障害のリハビリテーションの観点から「障害論」という画期的な理論整備がなされている。「障害論」では、精神障害者の障害を、①機能障害（一次的）、②能力障害（二次的）、③社会的不利（三次的）と整理している。この分類の導入は、医療以外の多岐にわたる援助、つまりリハビリテーションや社会福祉などを提供することを可能にした。当然のことながら、障害とは一次的なものから二次的な障害へといった一方向に移行していくものではなく、実際には互いに絡み合う複雑なものである。その

障害論

ため、より多面的に患者とその障害を捉え、治療や援助の方法を組み立てていくことの重要性も忘れてはならないだろう。

　このように精神障害の定義や診断名は時代とともに変遷していく。たとえば「精神分裂病」は疾患概念の変化に加え、社会的スティグマを減少させるべく「統合失調症」へと呼び名を変えた（2002〔平成14〕年）。2014（平成26）年改訂の『DSM-5 精神疾患の診断・統計マニュアル』では「disorder」の訳語を「症」とすることが提案され、一部の疾患は「症」と「障害」とが併記されることとなった。さらに「自閉症スペクトラム症／障害」のように症状を軽度から重度までの連続体（スペクトラム）としてとらえ、社会生活上の不適応や困難がなければ「障害」とは呼ばないという考え方も広まりつつある。

　また、時代的背景の理解が大切なように、その病や障害が形成される文化的要因を考慮することも重要である。たとえば協調や空気を読むことに重きをおく日本社会では、自己主張的なパーソナリティや自閉症的傾向は欧米よりも不適応とされやすいと言われる。このような文化相対性も十分に認識しておく必要があるだろう。

　現在の精神医学の中で用いられている代表的な精神障害分類を以下に挙げておく。

(1) DSM 分類

　「精神疾患の診断・統計マニュアル（Diagnostic and Statistical Manual of Mental disorders）」米国精神医学会による精神疾患の分類。

　1952 年に第 1 版（DSM-I）が作成されて以後、第 5 版（DSM-5、2013）まで改訂されている。日常臨床、研究などの領域で、世界各国で広く用いられている。

(2) ICD 分類

　「国際疾病分類（International Clarification of Disorders）」世界保健機関（WHO）による診断分類。ICD-10（1992）まで改訂されており、ICD-10 では、DSM システムの方法を大幅に取り入れている。また、2018 年には第 11 版（ICD-11）の発表が予定されている。

2. 脳のメカニズムと精神障害

　医学が人の心を取り扱う場合は「脳」を問題にせざるを得ないが、脳はそのあまりの複雑さゆえ、21世紀を目前とするまで科学的な解明が進まなかった領域である。しかし、現代では精神疾患、症状の原因や発生メカニズムが明らかにされ、治療法の洗練が進んでいる。特に薬物の開発は、現代の精神科医療に多大な恩恵をもたらしたといえる。

　ただ、精神活動は脳機能に依存しながら、脳の活動をある程度制御することもできる。また精神的ストレスにより、脳の情報処理様式は長期的な影響を受けるという。脳と精神活動は相互に影響を及ぼしあう、密接な関係にあることを念頭に置いた上で、精神障害を脳機能という科学的側面から理解することを本項のねらいとした。

　このような理解や視点をもつことは、臨床において患者像を総体的に捉え、援助のあり方を検討する上で必要不可欠であろう。

A. 脳の構造と働き

　人間の脳は脊髄（せきずい）、脳幹（のうかん）、小脳（しょうのう）、大脳（だいのう）の4つから成り立っている。進化の歴史を反映するように、大脳が極端に巨大化しているのが特徴的である。

（1）大脳

　左右対称の形をしており、脳梁（のうりょう）と呼ばれる薄い帯で左右が結合されている。「動物の時代からの大脳」と「ヒトになってからの大脳」があり、前者は本能的な活動や行動を司り、大脳辺縁系（だいのうへんえんけい）と呼ばれる。大脳辺縁系は複数の小さな脳の集合体で、喜怒哀楽が生じる場所でもある。後者は大脳新皮質（だいのうしんひしつ）と呼ばれ、辺縁系を覆うように発達し、意識的な経験をもたらし、学習、言語などの知的な働き、言ってみれば「人間らしさ」に関係している。

　まずは大脳辺縁系とその働きについてみてみよう。大脳辺縁系は視床下部とともに本能を調節し、感情と関係する。辺縁系の障害として代表的なものにクリューバー・ビュシー症候群がある。

　手足など身体の末梢からの情報を脳に伝える感覚路、脳の命令を末梢に伝える運動路は視床（ししょう）をその出発点、到着点にしている。視床下部はいわゆる生命維持機能の司令塔であり、パニック障害との関連が指摘されている。扁桃体（へんとうたい）については「自律神経系」の項目を参照されたい。海馬（かいば）は長期

大脳辺縁系

大脳新皮質

クリューバー・ビュシー症候群
Klüver-Bucy syndrome
手当たり次第に物を口に持ってゆく、性欲の過剰亢進などが起こる。

生命維持機能
摂食・睡眠・覚醒・攻撃・逃走・性行動など。

パニック症／パニック障害
Panic Disorder
(DSM-5)

アルツハイマー病による認知症またはアルツハイマー病による軽度認知障害
Major or Mild Neurocognitive Disorder Due to Alzheimer's Disease
（DSM-5）

物質関連障害および嗜癖性障害群
Substance-Related and Addictive Disorders
（DSM-5）

統合失調症
Schizophrenia
（DSM-5）

失認
感覚器官の障害、知的能力の障害がないのに物体が何かわからない、聞いていることが理解できない。

失語
音声言語や文字言語を理解したり、表出する能力の障害。

失行
身体に麻痺があったり、感覚がないわけではないのに従来獲得していた行為ができなくなる。

ウェルニッケ失語
受容型失語、主に話し・書き言葉の理解の障害。

記憶の形成が行われる場所であり、アルツハイマー病の初期から近時記憶障害（新しい学習が困難になる）が目立つのは病変が海馬から出現することと関連がある。側座核は快楽中枢と呼ばれ、薬物依存に関与している。基底核は全身の運動の調整、帯状回は心拍数や血圧のような自律神経機能や認知および注意のプロセスに関与している。

大脳新皮質は、前頭葉、頭頂葉、後頭葉、側頭葉に分けられる。

前頭葉は脳の発生上、最も新しい領域であり、多くの自発的な行為（興味のあるものに注意を向けるなど）、動作の習得（楽器の演奏など）、複雑で知的なプロセスのコントロール（将来の計画を立てるなど）、言語機能などを担っている。障害を受けると自発性の低下、人格変化（情動の制御困難のため、乱費、失職、対人関係問題などが起きる）、抑制欠如（モリア／ふざけ症）、ブローカ失語（表出型失語、主に言語を発生させることの障害）などが現れる。また、病識の欠如はピック病など、前頭葉を侵す疾患の早期症状の１つであり、統合失調症でも高頻度に見られる。発動性欠乏、感情鈍磨といった統合失調症のいわゆる陰性症状も、前頭葉の低活性と関連しているという報告が多い。

頭頂葉は感覚に関する情報を分析、総合して身体の動きをコントロールする、数学的な能力や言語的な能力への影響、方向感覚など空間に関する記憶の保存などを担う。頭頂葉の損傷により失認、失語、失行、運動コントロールの障害などが出現する。

後頭葉は映像を処理・解析して視覚的な記憶を可能にし、頭頂葉から提供される空間についての情報と映像認識を統合する役目を担っている。

側頭葉は記憶と情動を生み出し、最近の記憶を長期の記憶として処理し保存したり、記憶を呼び出したり、音と画像を認識してものを見分けたりする働きがある。障害を受けると、こだわりが強くなったり、衝動的・暴力的になるといった人格変化、記憶障害、ウェルニッケ失語、側頭葉てんかんなどを生じる。

(2) 脳幹

脳幹は大脳の全般的な活動水準を維持したり、意識や注意を維持するなど覚醒水準に重要な役割を果たす。脳幹が損傷を受けると意識障害状態（せん妄など）が生じる。

(3) 脳神経

脳を起点とする末梢神経を脳神経と呼ぶ。呼吸、唾液の分泌、消化管の運動など、生命維持を図るための重要な情報のやりとりをしている。

(4) 小脳

小脳は精神活動とは直接関係しない。姿勢と運動の調節器官である。

(5) 脊髄

　背骨の中にあり、身体の末梢部位からの信号を大脳に伝えたり、大脳から運動命令を伝えたりする神経の伝道路となっている。

B. 自律神経系

　自律神経はホルモンの調節に関係している。視床下部から出た自律神経系は、脳幹を通って脊髄に入り、交感神経と副交感神経の2つに分かれる。交感神経は急激で激しい反応を起こし、副交感神経はリラックスや体力の保存に関連している。

　情動ストレスと脳、身体との関係をひもといてみよう。生体の内外から脳へ送られてくる感覚入力に「好き・嫌い」のような情動的評価を与えるのが扁桃体である。そして自律神経系、視床下部を介して、生まれた情動の表出反応として免疫系を含む生体機能の恒常性に影響が与えられる。つまり、怒りや恐れなど感情的な混乱に襲われた際には交感神経が興奮し、脈拍や呼吸が活発になり、脳や筋肉の血液量が増加する。生き物として外敵から身を守るための闘争や逃走の準備状態を作るのである。しかし、現代においては慢性的な不安や緊張、恐れや怒りといった感情面の高ぶりは、身体の恒常性をかき乱し、自然治癒力に由々しき影響を与えている。

　しかし、副交感神経の興奮の方が生体への影響が相対的に高いと指摘されている。たとえば過剰なストレスが副交感神経の興奮を引き起こすと、心拍数の低下、不整脈が起き、突然死に至る場合も考えられるという。

C. 神経細胞と神経連絡

　神経細胞は樹状突起（じゅじょうとっき）というアンテナで信号や情報を受け、長く伸びる神経線維（軸索）（じくさく）によって次の神経細胞にその信号を伝えていく。しかし神経細胞同士は直接繋がっておらず、その間を結ぶシナプスから神経伝達物質を放出し、他の神経細胞の受容体がその信号を受け取る仕組みになっている。

　セロトニン、ノルアドレナリン、アセチルコリン、ドーパミンをはじめとした多種類の伝達物質が中枢神経系の働きをコントロールしており、その微妙なバランスが崩れるとさまざまな精神障害（症状）が現れる。

　一番最初に構造や機能が解明されたアセチルコリンは、学習・記憶、目覚めにかかわり、過剰になればパーキンソン病、不足すればアルツハイマー病として現れることが知られている。ドーパミンは神経を興奮させ、快

交感神経

副交感神経

ストレス

シナプス

神経伝達物質

受容体

パーキンソン病
Parkinson's disease

心的外傷後ストレス障害
Posttraumatic Stress
Disorder
（DSM-5）

全般不安症／全般性不安
障害
Generalized Anxiety
Disorder
（DSM-5）

うつ病（DSM-5）／大う
つ病性障害
Major Depressive
Disorder
（DSM-5）

不眠障害
Insomnia Disorder
（DSM-5）

てんかん
epilepsy
大脳の一部の神経細胞が
突然過剰に興奮し、発作
が引き起こされる病気。

感と陶酔感を与え、攻撃性、創造性、運動機能などを調節する。過剰になれば統合失調症や不安障害、躁病、不足すればうつ病やパーキンソン病になる。ノルアドレナリンは神経を興奮させ、不安や恐怖を引き起こし、目覚め、集中力、記憶、積極性、痛みを感じなくするなどの働きがある。心的外傷後ストレス障害患者は強い恐怖や不安にさらされた体験がストレスとなり、ノルアドレナリンが過剰に分泌されることがわかっている。セロトニンは行動面は抑制するが気分を興奮させ、体温や血管、筋肉、攻撃性の調節、運動、食欲、睡眠、不安などにかかわる。うつ病に最も関係する神経伝達物質として知られているが、統合失調症者の自殺や衝動行為との関連も指摘されている。ノルアドレナリンやセロトニンが過剰になれば不安障害、不足すればうつ病が引き起こされる。不安や痙攣（けいれん）を鎮め、筋肉の緊張を解き、睡眠などに作用するギャバも、うつ病の病因とされている。睡眠障害に関連する伝達物質としては、ノンレム睡眠にはギャバ、レム睡眠にはアセチルコリンが挙げられる。てんかんは興奮性に働くグルタミン酸と、抑制性に働くギャバのバランスの崩れが発作の引き金となる。

D. 分かちがたい「心と脳」

　以上、精神障害について生物学的・神経心理学的視点からその病因について概観したが、これがすべてではない。薬物療法が脳に作用し、心の安定が得られることはもちろんだが、精神療法的な介入が心理面への効果を現し、脳の神経伝達などに安定をもたらすという研究結果も得られている（G.O.Gabbard, 2000）。つまり、精神活動は脳から生じるが、人間が人間同士のかかわりから得る情緒的経験もまた、脳に影響を与え得るというのである。現代精神医療の現場では、薬物療法などの生物学的な介入、精神療法などの心理的な介入がそれぞれにねらう分野を特定し、併用療法が行われている。

3. 精神障害と臨床心理学

A. 臨床心理学の独自性について

[1] 精神医学と臨床心理学

　精神医学と臨床心理学は似ているようで違う。医学は自然科学に基づいて疾病の原因を探り、治療を行う学問である。一方、臨床心理学は病理の治療を目的とした学問ではなく、広く心理的問題の解決を援助することを目的としている。もちろん、心理的問題の中には精神医学的病理が含まれる場合もあるため、アプローチが類似する場合も存在するが、病理を特定して疾病の診断を行う精神医学に対して、臨床心理学は病理を含むパーソナリティ全体についての心理学的アセスメントを行うものである。また精神医学が症状の除去や管理を行うことが基本であるのに対し、臨床心理学は人生をより自分らしく生きることができるよう心理的な援助を行うものである。その点で精神医学と臨床心理学の違いを明確化しておく必要がある。

　さらに、臨床心理学はバックボーンとして一般健常者を対象にした人格心理学、発達心理学、認知心理学などから得た広大な知見を擁しており、病理に限定されない広い意味での人間理解に対応できる。

[2] 臨床心理士とは

　日本の精神医療の現場で心理的なアプローチ（心理アセスメント、心理療法など）を担う者の多くは臨床心理士であるが、現時点においてその資格は資格法による免許制ではなく、財団法人日本臨床心理士資格認定協会による認定という形をとっている（1988〜）。同協会は臨床心理学専攻の指定大学院の修了を資格の要件としており、医療の補助職としてではなく、医療に限定されない援助の専門職としての法制化を目指している。さらに"援助の実践者"としてだけでなく、実証に基づく実践が可能な"研究者"としての役割も目指している。最近では、スクールカウンセリング、犯罪や虐待などの被害者支援、高齢者やHIV感染者への心理的援助など、さまざまな領域で臨床心理士の専門活動への期待が高まっている。

　このような背景のもと、公認心理師法が第189回国会で議員立法により成立し、2015（平成27）年9月16日に公布された。

> スクールカウンセリング
> school counseling
> 学校における心理学的援助。児童・生徒や保護者に対するガイダンスやカウンセリング、教師に対するコンサルテーションを業務の中心とする。

B. 精神医学的診断と臨床心理学的アセスメント

［1］精神医学的診断

　精神医学的診断では、医学的検査および問診によって精神症状を明らかにし、病理の鑑別を行う。近年は、病因を問わず症候群に基づいて操作的分類を行う操作的症候論的診断基準（DSM、ICD など）が主に利用されている。たとえば DSM−5 により「パニック障害」と診断するには、表 2−1 の基準を満たさなければならない。

操作的症候論的診断基準
（DSM、ICD など）

表 2−1　パニック障害の診断基準（DSM−5）

> A.　繰り返される予期しないパニック発作。パニック発作とは、突然、激しい恐怖または強烈な不快感の高まりが数分以内でピークに達し、その時間内に以下の症状のうち 4 つ以上が起こる。
>
> ①動悸、心悸亢進、心拍数の増加。　　⑨寒気または熱感。
> ②発汗。　　　　　　　　　　　　　⑩異常感覚（感覚麻痺またはうずき感）。
> ③身震いまたは震え。　　　　　　　⑪現実感消失または離人感（自分自身か
> ④息切れ感または息苦しさ。　　　　　　ら離脱している）。
> ⑤窒息感。　　　　　　　　　　　　⑫抑制力を失うまたは「どうかなってし
> ⑥胸痛または胸部不快感。　　　　　　　まう」ことに対する恐怖。
> ⑦嘔気または腹部不快感。　　　　　⑬死ぬことに対する恐怖。
> ⑧めまい感、ふらつく感じ、頭が軽く
> 　なる感じ、気が遠くなる感じ。
>
> B.　発作のうちの少なくとも 1 つは、以下に述べる 1 つまたは両者が 1 ヵ月以上続いている。
> ①さらなるパニック発作、またはその結果について持続的な懸念、または心配。
> ②発作に関連した行動の意味のある不適応的変化（パニック発作を避けるような行動）。
> C.　その障害は、物質の生理学的作用（例：乱用薬物、医薬品）、または他の医学的疾患（例：甲状腺機能亢進症、心肺疾患）によるものではない。
> D.　その障害は、他の精神疾患によってうまく説明されない。

　このように症状や症状を呈する頻度や期間についての厳密な基準が設定されたことにより、診断の客観性が確保され、専門家同士の議論が成立しやすくなったことは大きな利点として挙げられる。一方、病因を想定する必然性が減少したことにより、症状が形成されたプロセスや患者全体への関心が減少するといった懸念も生じている。

［2］臨床心理学的アセスメント

　臨床心理学的アセスメントとは病理の特徴だけでなく、パーソナリティ全体、生活史、家庭・学校・職場を含む生活環境、認知機能の特徴などの情報を総合し、症例を多元的に理解し援助計画を作成する作業である。
　同じ身体疾患を患った人同士でも、同じ性格はあり得ないのと同様に、精神医学的診断が同じでも、臨床心理学的アセスメントが十人十色なのは当然である。精神医療の現場でも、パーソナリティを中心としたその人全

体の特徴を理解することが治療上役立つ。それらをわかりやすく示すため以下に事例を示す。

事例 3名の女性患者がいる。いずれも20代前半で、1ヵ月以上におよぶ発汗(はっかん)、呼吸困難、動悸(どうき)、胸痛(きょうつう)、めまい、手足のしびれ感を伴う反復性、突発性の恐怖が続き、死が切迫している不安に苛まれている。

原因が身体的疾患である可能性が否定された後、DSM-5により全員が「パニック障害」と診断された。3例のおおまかな背景を示す。

- 症例Aさん…発作が起きたのは大学卒業後、新入社員として入社したばかりのときであり、緊張した毎日が続いていた。
- 症例Bさん…会社員。1年前から交際している恋人との間に子どもができた。本人は出産を希望したが、恋人に「結婚する気はない」と言われ中絶し、恋人とは別れることになった。その後パニック発作が始まった。
- 症例Cさん…10代で家出し結婚するが、1年後に離婚。1人で3歳の子どもを育てていたが、勤め先が倒産し失業した。次の仕事がなかなか見つからず焦りがピークに達した際、最初のパニック発作が生じた。

次に臨床心理学的アセスメントから得たおおまかな理解と介入例を記す。

- Aさんは、失敗への不安が高く、不慣れな場面や責任を課せられる場面では緊張しやすかったが、時間をかければ状況に適応していく力はあるようであった。不安について適切に語ることができ、相談できる家族や友人の存在もあったことから、心理療法的な援助の必然性は少ないと判断され、薬物療法が提案された。多少の予期不安が残存したことから、短期の認知行動療法が併用された。
- Bさんは、中絶への罪悪感と別れた恋人への怒りが強く、まずはその感情を整理する必要があった。また昔から他者に対し過度に受身的で相手に都合よく扱われやすく、対等な人間関係が築けないことが明らかになった。自己理解を深め、対人関係のパターンを修正することがBさんにとっての利になると推測され、薬物療法および精神分析的精神療法が提案された。
- Cさんにとっては薬物療法、および経済的な困窮への援助が最優先であると判断された。援助してくれる家族や親戚の存在もなく、ソーシャルワーカーの介入により、母子家庭に対する福祉サービスが導入された。

症状や診断は同じでも、その人全体を知ることで患者に対する理解が深まることを多少なりとも実感していただけただろうか。パニック障害のように生物学的メカニズムの解明が比較的進んでいる疾患に対しても、生物学的および心理学的要素の関与をアセスメントすることは、介入計画を立てる上で役立つことが多い。

なお評価者には精神病理だけでなく数々の人格理論、心理療法に関する知識が求められる。また評価者の独断的な思い込みが先行することなく客観的情報と観察を統合するには高度な技術が要求されるため、専門的な訓練が必要である。また精神医療の現場で実施されている心理検査は臨床心

予期不安
パニック障害に随伴しやすい不安。一度パニック発作を経験すると「また発作が起こるのでは」という不安が生じやすくなる。

認知行動療法
考え方や価値観など認知の修正を目的とする。
➡ p.173「認知行動療法」参照

精神分析的精神療法
精神分析療法を簡略化し、利用しやすく修正した技法。転移・抵抗の分析を通して無意識の意識化をねらう。
➡ p.158「精神分析と分析心理学」参照

理学的アセスメントのツールとして有用である。ただし心理検査は診断補助として利用されることも多いが、診断の絶対的な指標にはなりえないことは念頭におくべきである。

C. 精神障害への臨床心理学的援助

[1] 薬物療法と臨床心理学

非定型抗精神病薬をはじめとした新薬の登場により、薬物療法は飛躍的に発展しているが、そのような優れた薬物であっても薬物療法単独で行うよりも、心理療法との併用が効果的であるとの報告は多い。また服薬アドヒアランスを維持するためには、良好な治療者－患者関係を築くこと、心理教育が重要であるとの指摘がある。

[2] 心理療法と臨床心理学

多くの理論・技法に基づいた心理療法が存在しているが、その代表的なものについては**第11章**「心理療法と福祉臨床」を参照されたい。現在は、さまざまな理論や技法を現場のニーズに合わせて応用できる統合的な方法論を確立すること、個人の経験や勘に頼らず実践効果を実証できる心理療法を確立することなどが、臨床心理学の発展に向けての課題といわれている。

また、心理的要因が大きいとされる精神障害のみならず、生物学的要因の関与が大きい精神障害への心理療法的介入も発展している。たとえば、慢性的な経過をたどる統合失調症の症状再燃を防止し、QOL を向上させるため、SST が多くの精神科臨床で実施されている。さらに、脳の変性疾患である認知症患者の心理を理解し、日常の介護に生かす試みや、初期の認知症患者に病名を告知し、その後の自己決定を援助するといった試みが行われている。

以上、精神医療の中の臨床心理学的立場、および精神障害に対する臨床心理学的アプローチの基本について概観した。現在の精神医学は生物学的研究が主流である一方、社会的には心の援助に対する関心は高まっており、精神保健活動全体としては生物－心理－社会的統合モデルを重要視している。患者を1人の人間として理解するというスタンスは、精神医療のみならず、医療全体に求められる姿勢である。したがって、チーム医療へ臨床心理学視点を提供することは、医療サービスの充実に大きく貢献するものと思われる。

非定型抗精神病薬
1994年からアメリカで発売された新規抗精神病薬。統合失調症の陽性症状・陰性症状の両方に効果的で副作用が少ない。

服薬アドヒアランス
Adherence
患者が積極的に治療方針の決定に参加し、その決定に従って治療を受けること。

QOL：
Quality of Life
生活の質。人びとの生活における満足度や幸福度と関連する。

SST：
Social Skills Training
認知行動療法の1つ。社会的スキルの習得により患者の適応範囲の拡大をねらう。

生物－心理－社会的統合モデル
医師や看護職、心理職、福祉職がそれぞれ役割分担をしつつ、協働して精神保健の援助システムを構成していくことを目指すモデル。

ジェネリックポイント

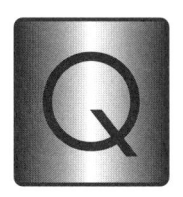

精神科医と臨床心理士の仕事はよく似ているようにも見えるのですが、どこが違うのでしょうか。

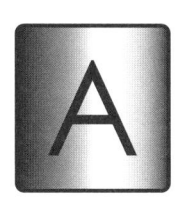

第３節で「病理を特定して疾病の診断を行う精神医学に対して、臨床心理学は病理を含むパーソナリティ全体についての心理学的アセスメントを行うものである。また精神医学が症状の除去や管理を行うことが基本であるのに対し、臨床心理学は人生をより自分らしく生きることができるよう心理的な援助を行う」とあります。より具体的には精神科医は薬物を処方できますが、臨床心理士にはできません。したがって、精神科医のアプローチには薬物療法が重要な位置を占めることになります。一方で臨床心理士は療法を行う際に必要となるアセスメントや、種々の心理療法の中核に位置することになります。とても大雑把な捉え方ですが、「もの」のレベルで扱うことが得意な医師と、「こと」のレベルでかかわることが得意な臨床心理士といえるかもしれません。

演習問題

①近代精神医学の発展は人類に何をもたらしたか考えてみよう。

②あなたの身近で脳に障害を負ってしまったお年寄りなどを探してみよう。その方の脳の障害の部位と行動の障害の関係を考えてみよう。

③精神医学と臨床心理学はどのように異なるのだろうか。その違いを説明してみよう。

理解を深めるための参考文献

● Kaplan,H.L.,Sadock,B.J.,& Grebb,J.A., *Kaplan and Sadock's synopsis of psychiatry: Behavioral science, clinical psychiatry*, 10th ed. Williams & Wilkins. （井上令一監修／四宮滋子・田宮聡監訳『カプラン臨床精神医学テキスト―DSM-5 診断基準の臨床への展開（第3版）』メディカル・サイエンス・インターナショナル，2016)

精神疾患の疫学、病因、臨床像とその治療について系統的に学べる臨床精神医学の"バイブル"である。発達、ライフサイクルなど、心理社会的な視点についても詳説され、その守備範囲は広い。精神保健に関係する職種、学生にも推薦されるべき1冊である。

● 小此木啓吾・深津千賀子・大野裕編『改訂 心の臨床家のための精神医学ハンドブック』創元社，2004.

熟練の臨床家によって、精神医学の基礎知識がわかりやすく解説されている。病院臨床のみならず、さまざまな分野での実践に役立つ理論、技法、情報が網羅されている。

● 下山晴彦・丹野義彦編『講座 臨床心理学 1 ～ 6』東京大学出版，2001-2004.

学派の違いを超えた臨床心理学の基本的な方法論と専門性を提示している。また、最新の知見を盛り込みながら、学問としての臨床心理学の全体像、および社会における機能を明らかにしている。

第3章 その人らしさとはどういうことなのか——人格心理学——

1

心理学では「人格」をどのような意味で使うのか。
性格や気質とどのように使い分けるのか。
研究の課題は何であり、臨床の現場にどのように役立つのか。
これらを明確にする。

2

人格をどのようにみるのか。
類型、特性、無意識、学習、動機、
自己概念、認知の仕方などから、多面的にみるように学ぶ。
臨床での応用についても考える。

3

人格はどのような要因で形成されるのか。
どのようなことから人格の変化が起きるのか。
これらについて理解する。

●補足

人格の発達については第4章1節と第11章1節Aを参照。
人格の理解の方法については第10章を参照。
人格理論と関連する心理療法については
第11章1節A〜Eを参照。
人格の障害や病理については第11章1節Aを参照。
人格と健康の関連については第12章を参照。

1. 人格の定義と研究の課題

A. 人格の定義

　Aさんは、趣味の会でも、通所施設でも、困った人を見ると助けてあげたいと思い、手を貸す。このように、一貫性と持続性をもったその人らしい思考や行動の特徴的傾向の体系を「人格」という。また、オルポート（1961）は、「人格とは個人のなかにあって、その人の特徴的な行動と考えとを決定するところの、精神身体的体系の力動的組織である」と定義した。決定には環境への適応と探究が、体系には相互作用と活動のための潜在力が、力動的組織には発達と構造が含意されている。

　なお、「人格」は日常では価値を含んで使われることも多いので、「パーソナリティ」や「性格」という表記もみられる。

B. 人格・性格・気質の違い

　「人格」と「性格」はほぼ同義であるが、区別するときは、「人格」は知性、態度、興味、価値などを含む心の全体的特徴を指し、「性格」は主として感情や意志の側面の特徴を指す。また、「気質」は、生得的な性質で、情動反応の基本的特徴（情緒的刺激への感受性、反応の強さや速さ、根本気分など）を指し、体質的構造に依存すると考えられている。

C. 研究の課題と応用

　研究の課題は、①個人の独自性、②個人差、③人格の発達・形成、④人格の変化を明らかにすることである。臨床現場での応用としては、その人を理解し、行動を予測し、適応を援助し、成長を支援することにある。

　なお、援助者自身の自己理解や成長のための課題を知ることにも応用できる。ソクラテスは「汝自身を知れ」といったが、自分を知ることは容易ではない。その理由には防衛機制と自我関与がある（加藤，2001）。そこで、自分を知るには、本章を活用してさまざまな視点から自分を理解するとともに、そのときの自分の気持ち（葛藤する感情や隠れた動機など）をみつめ、そして相手の気持ちについても考えることがコツになる。

2. 人格の諸理論

A. 心理学以前の見方

[1] ギリシャ・ローマ時代

　哲学者のテオフラストスは、30 の性格特徴を挙げ、記述した。医者のガレノスは、体液説により多血質・胆汁質・憂うつ質・粘液質の気質説を唱えた。特性論と類型論の先駆けといえる。

[2] 古代インド

　『バガヴァッド・ギーター』は、執着に関する 3 成分の度合いによって純 質・激質・翳質の類型を挙げ、行動と動機の特徴を記述した。感覚中心の意識・カルマの層（潜在意識）・ブッティ（内在の智慧）、自己実現者の特徴も示した（堀田，1997）。類型論、構造論、自己実現がみられる。

[3] 18 世紀の骨相学

　医者のガルは、頭部の各部位と心理特性の関連を思いついた。その後、否定されたが、脳の機能局在説の脳地図に通じる考え方である。

B. 類型からみる

[1] 類型論（タイプ論）とは

- ●考え方　人間はユニークな全体であり、部分や要素に分解しては理解できないと考える。典型的な事例による個性記述的研究を重視する。
- ●利点　典型が示されるので、全体像を把握しやすく、わかりやすい。
- ●欠点　実際には混合型や中間型が多い。また、一面的な見方や静的・固定的な見方になりがちで、特に発達や変化の面を見落としがちである。

個性記述的
その人独自の固有のまとまりを記述と了解によって捉えようとする（比喩として、A さんの顔は独自で個性的）。

[2] クレッチマーの類型論

　クレッチマーは、患者の観察から精神病によって特定の体格と気質が多いことを見出し（**表** 3-1）、健常者にも適用されると考えた。その後、シェルドンが、健常者を対象として類似の結果を得た（**表** 3-1）。また、体格と気質のくい違いが大きいと、非行や精神病の可能性も高いと指摘した。

クレッチマー
Kretschmer, Ernst
1888 ～ 1964

シェルドン
Sheldon, William Herbert
1898 ～ 1977

なお、体格と気質の関係は体質を介した相関関係で、因果関係ではない。

表 3-1　クレッチマーとシェルドンによる気質と体格

疾患・健常		気質	特徴	体格
統合失調症		分裂	非社交的、表面的なつきあい、静か、控えめ	細身型 64.6%
		過敏型	神経質、繊細、臆病、自然や書物に親しむ	
		鈍感型	従順、温和、身なりに無頓着、人の気持ちに鈍感	
躁うつ病		躁うつ	社交的、気楽なつきあい、温厚、親切、開放的	肥満型 50.3%
		軽躁型	明るい気分、活発、ユーモア、激しやすい、不注意	
		抑うつ型	陰うつな気分、億劫、寡黙、慎重、気が弱い、柔和	
てんかん		粘着	几帳面、粘り強い、融通がきかない、まわりくどい、ときに激しく怒り出す	闘士型 28.9%
健常者	r=.83	頭脳緊張型	神経過敏、自意識過剰、抑制、私的生活を愛する	外胚葉型
	r=.79	内臓緊張型	社交的、寛容、くつろぎ、食べることを楽しむ	内胚葉型
	r=.82	身体緊張型	活動的、負けず嫌い、断固、運動を好む	中胚葉型

注）　％は各疾患におけるその体格の割合、rは各気質とその体格の相関を示す。
　　　躁うつ病とてんかんは、当時は精神病に分類されたが、現在は別分類である。
出典）瀧本，2000 をもとに作成。

ユング
Jung, Carl Gustav
1875 ～ 1961

内向 - 外向
たとえとして、内向が
5、外向が2とすると、
内向型になる。また、内
向が10、外向が7でも
同じ内向型になるが、前
者の人と比べて幅が広い
といえる。

思考 - 感情
善悪や好悪の判断が加わ
るので、判断機能、合理
的機能ともいう。

感覚 - 直観
起こった事実や思いつい
たことをそのまま認識す
るので、知覚機能、不合
理的機能ともいう。

意識的、無意識的態度
➡ p.38「ユングの理論
（ユング心理学）」参照

［3］ユングの類型論

　ユングは、内向 - 外向の一般的態度を見出した（**表 3-2**）。そして誰でも内向と外向を合わせもっており、優勢なほうが意識的態度として表れると考えた。また、思考 - 感情と感覚 - 直観の４つの心理機能を挙げ（**表 3-2**）、優位な主機能と未分化な劣等機能、補助機能によって捉えた。たとえば、ユング自身は内向的思考型で、主機能が思考、劣等機能が感情、補助機能が直観と感覚になる。さらに以下のことも示唆される。①人間関係では、相反する類型は理解しがたく、同じ類型は理解しやすい。②成長は、他の類型から学びとり、無意識的態度や劣等機能を発展させるときに促される。③援助では、まず基本的態度や優越機能を認め、次いで補助機能を用い、さらに無意識的態度や劣等機能を用いることで気づきが促される。

表 3-2　ユングによる基本的態度と心理機能

態度	内向	関心が自分の主観や内面に向く。新しい環境には、当惑や居づらさを感じるが、慣れ親しんでくると徐々に能力を示す。（例）アドラー
	外向	関心が外界の事物や人に向く。新しい環境にもすぐに適応し、能力を発揮する。（例）フロイト
心理機能	思考	物事を論理的に考えて判断する。客観的に分析して理解する。
	感情	物事を情緒的に感じて判断する。気持ちに沿って理解する。
	感覚	五感を通して事実や現実に着目する。慣れた方法や体験を重視する。
	直観	想像を通して可能性に着目する。新しいやり方や思いつきを重視する。

出典）河合，1967；瀧本，2000 をもとに作成。

[4] その他の類型論

　他には、**表 3-3** の類型論、青年の人格類型（ハヴィガースト，R.J. ら）、高齢者の人格類型（ライチャード，S. ら、ニューガルテン，B.L. ら）などがある。類型ごとに不適応・適応の状態像を捉え、類型に応じた援助を行う（その類型の良さを生かせる場を与える、その類型の短所を補うなど）。

表 3-3　さまざまな類型論

研究者	特徴	類型
ル・センヌ	基本特性	情動性・活動性・表象の反響性の組み合わせ
モリス	生き方の基本次元	ディオニュソス的要因（欲求のまま）・プロメテウス的要因（外界変革）・仏陀的要因（自我規制）の組み合わせ
ディルタイ	世界観	官能型、英雄型、瞑想型
シュプランガー	文化価値	経済、理論、審美、宗教、権力、社会
フロム	社会に対する関係のあり方	受動的（人に依存）、搾取的（力と策略）、蓄積的（安定）、市場的（自分の売り込み）、生産的（真の愛情）
ホーナイ	要求行動	依存型（同調）、攻撃型（対立）、離反型（回避）

出典）瀧本，2000 をもとに作成。

C. 特性からみる

[1] 特性論とは

- **考え方**　人格を構成する基本単位を人格特性といい、個人の違いは誰でももっている共通特性の量的差異と考え、法則定立的研究を重視する。
- **利点**　数量的に測定するので、個人間の客観的な比較が可能である。
- **欠点**　断片的・モザイク的になり、人格の全体像をつかみにくい。

[2] キャッテルとアイゼンクの研究

　キャッテルは、性格特性語の整理統合と因子分析により "躁うつ気質－分裂気質" "情緒安定－情緒不安定" などの 12 の根源特性を見出した。

　アイゼンクは、健常者と神経症者を対象に研究を行い、内向性－外向性の因子と神経症的傾向の因子を見出した。また、人格を日常生活における個別的反応－習慣的反応－特性－類型の階層構造によって捉えた。

[3] ビッグ・ファイブ（特性 5 因子モデル）

　研究の蓄積から、性格は 5 つの特性因子により説明できると考えられるようになった。特に、コスタ，P.T. とマックレー，R.R. は外向性・調和性・誠実性・神経症的傾向・経験への開放性の 5 因子モデルと、測定尺度 NEO-PI-R を示した。また、辻平治郎らは日本の文化に合い、かつ病理と

青年の人格類型
ハヴィガースト，R.J. らは、自己志向的人間、順応的人間、服従的人間、反抗的人間、不適応的人間とした。

高齢者の人格類型
ライチャード，S. らは、円熟型、安楽椅子形、装甲（自己防衛）型、憤慨（外罰）型、自責（内罰）型とした。ニューガルテン，B.L. らは、統合型、防衛型、依存型、不統合型とした。

人格特性

共通特性

法則定立的
すべての人やある集団の人に共通する特徴を捉えようとする（比喩として、どの顔にも目・耳・鼻・口があり、個人差はそれらの大きさの違い）。

キャッテル
Cattell, Raymond Bernard
1905 ～ 1998

アイゼンク
Eysenck, Hans Jürgen
1916 ～ 1997

内向性－外向性
同じ神経症でも、内向性では強迫症状が、外向性ではヒステリー症状がみられる。

の関連を含んだ5因子モデルとその測定尺度FFPQを示した（表3-4）。

表3-4　5因子の本質と特徴

名称	本質	一般的特徴	病理的特徴
内向性－外向性	活動	控えめな／積極的	臆病・気おくれ／無謀・躁
分離性－愛着性	関係	自主独立的／親和的	敵意・自閉／集団埋没
自然性－統制性	意志	あるがまま／目的合理的	無為怠惰／仕事中毒
非情動性－情動性	情動	情緒の安定した／敏感な	感情鈍麻／神経症
現実性－遊戯性	遊び	堅実な／遊び心のある	権威主義／逸脱・妄想

出典）辻ほか，1997

[4] 状況論と相互作用論

　ミッシェルは、人の行動が状況に左右されやすいことを示し、通状況的一貫性を仮定する特性論を批判した（状況論）。その後、「人－状況論争（一貫性論争）」を経て、首尾一貫性（いくつかの場面では一貫している）が見出され、状況と特性が扱われるようになった（相互作用論）。

D. 力動的構造からみる

[1] 力動的構造論とは

- **考え方**　人体と同じように、人格をいくつかの領域からなる構造として捉え、その領域の力動的な関係によって捉えようとする。
- **利点**　その人の葛藤や不適応状態をよく理解できる。
- **欠点**　領域は研究者による説明概念であり、実証的な研究が難しい。

[2] レヴィンの場の理論

　レヴィンは、人格を同心円状構造（玉ねぎモデル）として捉えた（図3-1）。知覚－運動領域（M）は環境（E）を認知し、環境に働きかける。内部人格領域（I）は分節化されており、周辺層（P）には習慣があり、中心層（C）に進むにつれて固有的、自我関与的になる。個人差や不適応は、分化の程度や仕方、境界の固さ（疎通性）によって理解される。たとえば、子どもは大人より分化度が低い。閉鎖的な人は開放的な人より境界が固い。緊張状態ではMとEやIの境界が固くなり、極度の緊張では緊張が構造全体に及んでIの単純化が起きる。そこで、適応を促すには、①環境の調整（問題行動が生じにくい状況に改善するなど）、②適度の疎通性の回復（行動を起こす、自分を表現する、環境や自分についての知覚を変えるなど）、③分節化の回復・促進（自分らしさを取り戻す、よい資質を

ミッシェル
Mischel, Walter
1930〜
質問紙法や投影法は現実の行動評定との相関が低く、その後の異なる環境での適応も予測し得なかったことから、行動予測の道具としての有用性を疑問視した。

レヴィン
Lewin, Kurt
1890〜1947
人の行動（B）は人（P）と環境（E）の相互作用によって規定されると考え、B＝f（P, E）と表した。なお、後にバンデューラ, A.は、行動が環境や人にも影響するとする三項相互決定論を提唱した。また、2つの欲求がある場合の葛藤について、接近－接近（例：忠ならんと欲すれば孝ならず、孝ならんと欲すれば忠ならず）、回避－回避（例：前門の虎、後門の狼）、接近－回避（例：フグは食いたし、命は惜しし）に分類した。

玉ねぎモデル
人格の表層的な部分から中核的な部分まで捉えることができる。レヴィン以降では、コルトハーヘン, F.が、教師教育の実践を踏まえ、環境、行動、能力、信念、アイデンティティ、使命からなる玉ねぎモデルを提唱し、前の3つを外的要因、後の3つを内的要因とした。そして、誠実に共感され、受容される中で内的要因に向き合うとき（コア・リフレクション）、大きな行動の変化が生じることを明らかにした（茂野，2017・教師教育学研究会，2014）。

認める、知識やスキルを得る、気持ちや価値観に気づくなど）が示唆され
る。

図 3-1　レヴィンによる人格の構造

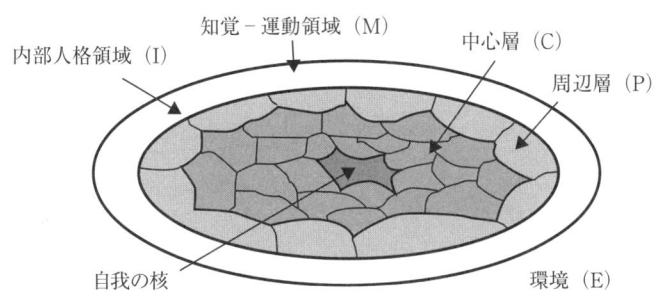

内部人格領域（I）　知覚−運動領域（M）　中心層（C）　周辺層（P）　自我の核　環境（E）

出典）レヴィン，1935 をもとに作成。

[3]　フロイトの精神分析理論

　フロイトは、症例を通じて無意識の理論（氷山モデル）を提唱し、無意識の解明に取り組んだ。その後、人格について次のように捉えた。

　(1)　人格は、イド（エス）・自我・超自我の 3 領域からなり、一定の心的エネルギーが 3 領域に配分される程度によって人格の特徴が生じる（表3-5）。心的エネルギーは身体からとりこまれた本能エネルギー（特に性欲を発現させるエネルギー）と考えられ、リビドーと名づけられた。

表 3-5　フロイトによる心の 3 領域

領域	特徴と機能	強いとき
イド	● 本能的、衝動的、欲動的な部分 ・自我や超自我に心的エネルギーを供給する ・不快を回避し、快を求める（快楽原則） ・非現実的なイメージにより欲動を充足し発散する（一次過程） ・幼児期から抑圧された葛藤がある	衝動的 感情的 幼児的
自我	● 知性的な部分 ・欲求を現実に合わせて断念、延期、修正する（現実原則） ・欲求を適えるための計画を現実的に思考する（二次過程） ・外界や自分の思考・感情を客観的に吟味する（現実検討機能） ・イドや超自我を統合し、一貫性を保つ（統合機能） ・現実、イド、超自我からの不安を防衛、処理する（防衛機能）	理性的 合理的 現実主義的
超自我	● 道徳的、良心的な部分 ・両親や教師、理想の人などを通して取り入れた社会的規範や善悪の価値観がある ・欲動を検閲し、自我に対して警告や禁止を与える ・自我に対して理想や完全さを追求させる	道徳的 理想主義的 完全欲的 自己懲罰的

出典）前田、1985 をもとに作成。

　(2)　自我はイド（したい、欲しい）と外界（現実生活での外傷体験やストレス）と超自我（あらねばならぬすべき）の力関係の中で葛藤し、不安

フロイト
Freud, Sigmund
1856 〜 1939

精神分析
➡ p.159 参照

氷山モデル
人格の可視的な部分と潜在的な部分（下に行くほど見えにくい）を捉え、可視的な部分の変化には潜在的な部分へのアプローチが必要と考える。フロイト以降では、能力開発のための氷山モデル（可視的：スキル、知識、潜在的：自己概念、特性、動機）（Spencer & Spencer, 1993）や、省察を深めるための氷山モデル（可視的：行動、潜在的：思考、感情、欲求）（Korthagen et al., 2001）などがある。

イド（エス）
ドイツ語で id、フランス語で Es（英語の it）。

自我

超自我

リビドー
もともとはラテン語のlibido で、「欲望」の意味。

外傷体験
➡ p.159 参照

になる。問題を直視し合理的または創造的解決を探るか、運動・趣味・仕事などで昇華するか、神経症・心身症・問題行動などを生じるかになる。

(3) 症状や問題行動の背景には、以前に抑圧した欲求をめぐる葛藤や罪悪感の記憶（怒り、悲しみなど）の活性化と不安がある。欲求として、フロイトは性衝動と攻撃衝動を、アドラーは優越への欲求を、ホーナイは親の温かさと愛情による基本的安全感の欲求を重視した。日本では、古沢平作が母への愛情と憎悪を、土居健郎が「甘え」の欲求を重視した。

(4) 神経症の症状は極端な防衛機制による。たとえば、馬恐怖の少年の症例では、父親への敵意と恐怖が置き換えられたものであった。

(5) 人格は、発達段階ごとに特定の身体的感覚部位の快感と満足を体験することで発達する（心理－性的発達論）。不足や過充足は、その段階への固着を生じ、人格形成に影響する（甘えや依存が強い口唇性格、几帳面で頑固な肛門性格、自己顕示的で競争心が強い男根性格など）。

(6) 人格は、無意識の葛藤を意識化することで再体制化される。

　その後、自我心理学や新フロイト派、対象関係論へ発展し、自律的自我、衝動的性格、自己愛的性格、神経症的性格、権威主義的性格、かのような性格（他者と表面的一時的に合わせている性格）、偽りの自己、原始的防衛機制、罪責人間と悲劇人間（自己愛が傷つく不安から誇大的な理想の自己を追求し、挫折する自己愛的人間）などの概念が提起された。

［4］ユングの理論（ユング心理学）

　ユングは、元型の発見から、人格の構造を意識・個人的無意識・集合的（普遍的）無意識によって捉え、意識の中心機能を自我、心全体の中心機能を自己と呼んだ。また、無意識の補償作用（たとえば、おとなしい人が

表 3-6　ユングによる元型

元型	内容	症状や問題行動の例	統合の過程
グレートマザー	生と死の太母	いつまでも世話し続ける	同一化し、支配していることに気づく
アニマ アニムス	心の中の異性的イメージ	つきあっている相手の欠点が目につき、好きな思いが冷めてしまう	自分の中の理想の異性像を投影していることに気づく
影	切り捨てた部分	上司に取り入る同僚を責めたくなる	自分の抑圧・禁止の投影に気づく
トリックスター	変化を促す部分	順調な人生の中、失敗し、挫折する	同一化に気づき、生き方や価値観を変える
ペルソナ	外的な性格	周囲の期待に沿い、疲れてしまう	同一化に気づき、自分の内の世界を回復する

注）他に、老賢者（導いてくれる精神）、魂（内的人格）、永遠の少年（大人になれない部分）。
出典）山根, 1994 をもとに作成。

突然周囲の驚くことをするなど）や、内面のイメージの他者への投影・同一化により過剰な批判や理想化が生じていることを見出した（**表3-6**）。そして、心のバランスを回復し、投影や同一化を自覚し、より高次の全体性を志向する自己の働きを個性化の過程と呼んだ。また、内面のイメージを表現し、情緒的に体験することが、人格変化を促すことを見出した。

[5] その他の構造論

（1）個人心理学（アドラー心理学）

アドラーは意識と無意識が相補的に目標を追求すると考えた（全体論、目的論）。ライフスタイルや問題行動の目標の洞察と共同体感覚を促す行動による人格変化を目指した。ドライカース，R.は子どもの不適切な行動の目標（注目、力、復讐、無力さを示す）を示した（アレックス，1995）。

（2）成層説

ロータッカー（1938）は、大脳の構造と発達から、人格を深層人（生命層・植物層・情動層・心情層）、人間層、自我－点の層構造で捉え、上層の統制、下層の自律性、各層の相互作用により理解した。不適応は、上層の機能の低下やある層の未発達によって捉えられる。

（3）サイコシンセシス（精神統合、統合心理学）

アサジョーリは、人格を上位無意識とその中心のトランスパーソナル・セルフを含む卵形図形の構造として捉えた（**図3-2**）。そして、下位無意識に怒りや恨みなどが蓄積されると、自分や他者に害を与え、「私（パーソナルセルフ）」とサブパーソナリティの混同から葛藤が生じることを示し、怒りの解放、サブパーソナリティについての気づきと脱同一化、期待や罪悪感をキャンセルし、トランスパーソナル・セルフの無条件の愛と許

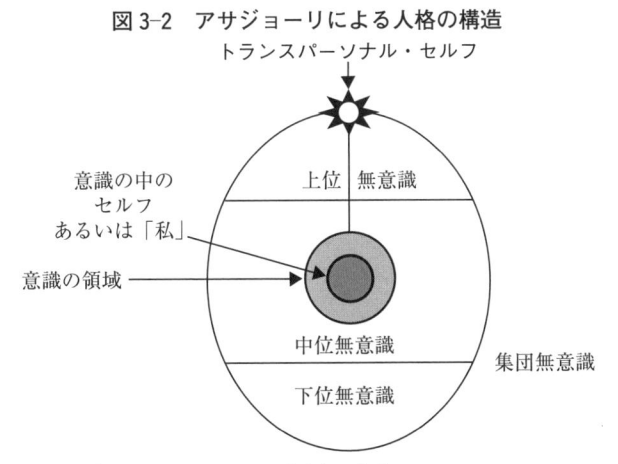

図3-2　アサジョーリによる人格の構造

トランスパーソナル・セルフ

意識の中の
セルフ
あるいは「私」

意識の領域

上位　無意識

中位無意識

下位無意識

集団無意識

出典）アサジョーリ，1965をもとに作成。

個人心理学
個人（individual）とは分けられない存在という意味。

ライフスタイル
価値観や信念を含む、その人独自の見方、考え方、生き方のパターン。

共同体感覚
共同体の人びとが幸福になるように、心を配り、役に立ちたいと思う感覚。それによって自らも幸せを感じる。

ロータッカー
Rothacker, Erich
1888 ～ 1965

アサジョーリ
Assagioli, Roberto
1888 ～ 1974

サイコシンセシス
分析の気づきを経て、主体としての個を確立し、成長し、全人的存在の自己実現へ至る統合とそのプロセス（平松，2011）。

トランスパーソナル・セルフ
高次の自己、真の自己。愛や意志、智慧などの源とされる。

パーソナルセルフ
通常の自我のこと。トランスパーソナル・セルフとのつながりを広げることで本来のあり方になるとされる。

サブパーソナリティ
自分の中のさまざまな側面のこと。例として、いい子、批判屋、怠け者、道化師、落ち込み屋、頑張り屋など。全体の中の役割であり、オーケストラの各奏者（パーソナルセルフが指揮者）にもたとえられる。

交流分析
➡ p.186 参照

バーン
Berne, Eric
1910 ~ 1970

不適応行動（反応）
欲求不満が続くと、攻撃、退行、固着が現れる。また、不安、いらいら、無気力、抑うつなどの症状や頭痛、腹痛、不眠などの症状が生じる。

条件づけ
➡ p.124 参照

強化
➡ p.126 参照

学習性無力感
状況を改善・回避しようとして挫折や失敗を何度も経験すると、自分がどんなに努力しても状況を改善できない、あるいは状況から逃れられないという無力感を学習する。動機づけ、認知、情緒の各障害を伴う。

バンデューラ
Bandura, Albert
1925 ~

観察学習
➡ p.128 参照

自己効力感
環境への働きかけやある行動をできそうだと思う感覚。

マズロー
Maslow, Abraham Harold
1908 ~ 1970

自己実現
可能性や潜在能力の絶えざる実現、使命の達成、個人みずからの本性の完全な認識や受容、人格内の一致、統合、共同動作へと向かう絶えまない傾向のこと。

欲求階層説
➡ p.138 参照

しに委ねることなどにより、人格の再構築を目指した（スタウファー, 1987）。

(4) 交流分析理論

バーンは、自我状態（批判的親・養育的親・大人・自由な子ども・順応した子ども）、基本的構え、人生脚本などによって人格を理解した。

E. 学習からみる

[1] 学習理論とは

●**考え方** 人格は学習に基づく習慣によって構成されたものと考える。
●**利点** 実験に基づき、実証性が高い。行動変容の技法も体系化される。
●**欠点** 実験的厳密さを求めるために、部分的な研究にとどまっている。

[2] 不適応行動（反応）の学習

恐怖症は条件づけで、攻撃行動は欲求不満の低減や強化で、抑うつは学習性無力感で説明されることが実験的に示唆された。

[3] 社会的学習理論と自己効力感

バンデューラは、攻撃行動がモデルの観察だけで生じることを示し、社会的行動は観察学習によるという社会的学習理論を展開した。特に、自己強化（達成の満足や社会的意義など）を重視した。また動機づけを高める自己効力感を提唱した。たとえば、老人ホームの高齢者で、自己選択の機会を多く与えられた群は、職員が決めたものを受けとっていた群に比べ、社交的活動や幸福感が増した（Rodin & Langer, 1977）。

F. 人間性からみる

[1] 人間性心理学とは

●**考え方** 人格の中核は肯定的なものと考え、自己成長力を強調する。
●**利点** 「今ここで」の体験世界や成長の過程を把握できる。
●**欠点** 自己実現について実証的研究が難しい。楽観的との批判もある。

[2] マズローの欲求階層説と自己実現論

マズロー（1962, 1970）は、自己実現を最上位に置く欲求階層説を提唱した。たとえば、同じ攻撃行動であっても、食物を得るため、自分を守るため、注目を引くため、自分の優位を示すため、人を助けるためなどがあ

り、動機の理解が欠かせない。そして、自己実現的人間の特徴を調査により以下のように示した。彼らは、現実をすばやく正確に認知し、人間性の脆さや罪深さや邪悪さも直視して自己の欠点や身体の変化も受容する。高い道徳性と人類に対する一体感をもち、騒ぎにも超然とし、環境の影響を受けず、自分のことよりも使命や任務や課題にエネルギーを注ぐ。親密で温かい人間関係を持ち、謙虚にどんな人からも何かを学ぼうとし、自然にあふれ出るようなユーモアがある。慣習を尊重しても固執してはいず、新鮮で創造的な目で物事を見、至高経験を数多くもつ。また、至高経験に関する調査から、自己実現的人間でなくても自己実現を経験する瞬間があり、至高経験が人生を価値あるものとし、成長を促すことを示した。

[3] ロジャーズの自己理論

　ロジャーズは、感官的・内臓的経験が自己として象徴化および体制化されており、その自己概念が個人の行動に大きく影響していると捉えた。そして、人には、経験を自己概念に同化し、より統合した自己構造（自己概念の総体）を目指す自己実現傾向が内在していると捉え、経験と自己の不一致が大きいときに心理的不適応になると考えた（図3-3）。

　ジェンドリン（1978）は、体験過程が象徴化されるときに心理的成長が生じることを見出し、体験過程理論とフォーカシングの技法を提唱した。

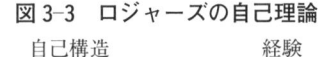

図3-3　ロジャーズの自己理論

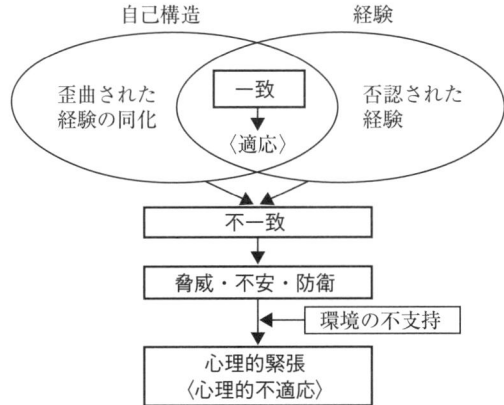

出典）ロジャーズ，1951をもとに作成。

至高経験
深い愛情のつながりや偉大なるものとのかかわりや創造的活動などで体験する"最も幸福で感動的な瞬間"。

ロジャーズ
Rogers, Carl Ransom
1902 ～ 1987

自己概念
個人が自分自身に抱いている概念やイメージ。個人の将来の行動や意識のあり方を方向づける。また、他者理解を促進する（遠藤，2005）。

自己実現傾向
発現を助ける援助者側の態度については、
➡ p.173 参照

ジェンドリン
Gendolin, Eugene T.
1926 ～ 2017

体験過程
この瞬間にたえず生起している感情の過程。刻一刻と変化しており、身体内部に感じられる実感。

フォーカシング
身体内部の言葉になる前の感覚に注意を向け、眺め味わい、ぴったりの言葉を探し、その意味を問う一連の技法。

G. 認知からみる

[1] 認知論とは

- **考え方** 周囲の世界に対する認知が感情や行動を決定づけると考える。
- **利点** 個人の認知パターンや不適応と関連する認知を明らかにできる。
- **欠点** 感情や行動が認知にも影響する。人格の部分的理解にとどまる。

[2] ケリーのパーソナルコンストラクト理論

ケリー
Kelly, George Alexander
1905 ～ 1967

　ケリーは、人は環境を認知するときに、その人なりのコンストラクト（認知の枠組み）を通して仮説を立て、予測し統制を試みると考えた。

[3] 認知の個人差

場・独立性－場・依存性
判断の手がかりを自分自身に求めるか、状況に求めるか。

帰属様式
➡ p.71, 138, 215 参照

(1) 場・独立性－場・依存性

　場・独立性が高い人は周囲の状況に影響されず、課題解決に取り組む。場・依存性が高い人は他者の感情を察知する社会的感受性が高い。

(2) 原因の帰属様式

　成功を自分の能力や努力に帰属させ、失敗を自分の努力不足に帰属させる人は、動機づけが高い。ネガティブな出来事が起きたとき、「私は無能だから」と考える人は、抑うつを生じやすい（改訂学習性無力感理論など）。

改訂学習性無力感理論
学習性無力感は統制不能経験の原因が内的（自分のせい）、安定的（将来も）、全般的（他の出来事でも）に帰属する場合に最も起きるとされる。さらに、この理論をもとに拡張された絶望感理論では、抑うつは否定的経験で抑うつ的帰属スタイル（素因）により生じるとされる。

認知の歪み
➡ p.176 参照

(3) 認知の歪みと認知バイアス

　ネガティブな出来事によって、幼児期から形成された抑うつスキーマ（例：嫌われたら幸せになれない）が活性化され、認知の歪みを生じ、自動思考（例：私は不幸）を引き起こし、抑うつや不安を持続させる。認知バイアスは思考や感情、行動に影響する。以下はその例である。

- 相手の言動の背後に悪意を推測しがちな人（敵意帰属バイアス）は攻撃的行動をとりやすい（大渕, 1993）。
- ネガティブな出来事に選択的注意が向きやすい人（注意のバイアス）、ネガティブな体験を記憶にとどめやすい人（記憶のバイアス）、曖昧な出来事に対してネガティブな解釈をしてしまいがちな人（解釈のバイアス）は、不安や抑うつを生じやすい（袴田・田ヶ谷, 2011）。
- ネガティブな出来事に対して他人のせいと思いがちな人（投影的帰属バイアス）、他者の行動に対して自分を標的としたものと思いがちな人（自己標的バイアス）、少ない情報量から強い確信に至ってしまいがちな人（性急な結論バイアス）は、妄想的観念を生じやすい（丹野, 2003, 2012）。
- 災害時や事故時に想定外の事態を正常範囲で大丈夫と思いがちな人（正

常性バイアス）や周囲の人と同じ行動をとることが安全と思いがちな人（多数派同調バイアス）は、迅速なリスク回避行動がとれなくなる。

3. 人格の形成と変化

A. 人格の形成

［1］遺伝的要因

行動遺伝学の研究によると、ビッグ・ファイブの遺伝規定率は 30 ～ 50 ％である。また、遺伝子研究では、新奇性の追求に関連する遺伝子、不安や攻撃性に関連する遺伝子などが見つかり、これらは脳内伝達物質のドーパミンやセロトニンがかかわっていることも明らかになった。

［2］個体内要因

大脳および身体諸器官の構造や機能、ホルモンは人格形成に影響する。自律神経系の乱れは気分に影響する。前頭前野は、認知判断、衝動抑制、意欲などに影響する。容姿や体格は劣等感となる場合に影響する。

［3］環境的要因

野生児の事例は、環境の影響の大きさを示している。

環境には、自然、社会文化、家庭、学校・職場・地域社会などがある。

愛着関係や養育態度は人格形成に影響する。また、親や周囲の人の発達期待や言動を通して、価値観を取り入れ、認知や行動の様式を学習し、自己概念を形成する。青年期にその自己を吟味、模索し、再構築する。

長期のストレスや強いストレスも人格に影響する。不安や苦痛を感じ続ける経験や恐怖体験は、海馬の萎縮、扁桃体の過剰な活動、前頭前野の活動低下を生じ、記憶の整理、感情の処理、認知判断などに影響する。

文化も人格に影響する。ミードは南太平洋の3部族で性格や育児、男女の役割に違いがあることを見出した（戸田他，2005）。また、文化により相互独立的／相互協調的自己観がある（マーカス・北山，1991）。

［4］主体的要因

なりたい自分や生き方や目標を自ら選択し、自己陶冶・自己形成する。

行動遺伝学
双生児法と統計的手法を用いて、遺伝と環境の影響を調べる。

脳内伝達物質
➡ p.23 参照

大脳
うつ病、PTSD、統合失調症、強迫性障害などの精神疾患、自閉症スペクトラム障害、境界性パーソナリティ障害と海馬、扁桃体、前頭前野の関連が見出されている。
➡ p.21 参照

ホルモン
テストステロン（男性ホルモンの一種）は攻撃行動に影響する。

自律神経系
➡ p.23 参照

野生児
何らかの事情で、人間的環境から離れ、野生生活をした子どもで、アヴェロンの野生児や狼少女カマラとアラマが有名。

愛着（アタッチメント）
➡ p.49 参照

発達期待
親や周囲の人がこういう子に育って欲しいと抱く子どもの成長への期待。

ミード
Mead, Margaret
1901 ～ 1978

B. 人格の変化

人格の変化は、①精神病、②薬物中毒や脳損傷、③長期拘禁などの特異体験、④心理療法、⑤宗教的回心などの危機克服、⑥成熟によって起こる（鈴木，2003）。他に、青年期のパーソナリティ障害の発症などがある。また、役割性格は変わりやすい。監獄実験や委員を任命された子が友達に親切になり、勉強するようになった（清水，1998）などはその例である。

■ 理解を深めるための参考文献

- 小松紘・木村進編『現代と未来をつなぐ実践的見地からの心理学』八千代出版，2009.
  自我・自己と自己実現について詳しく書かれている。ロジャーズ、ユング、フランクル、エリクソン，M. H. の自己実現についても知ることができる。
- 今城周造編『福祉の時代の心理学』ぎょうせい，2004.
  人格諸理論に応じた問題行動の理解と解決、本章では取り上げなかったパールズ，F.（ゲシュタルト療法）の人格理論などについて、詳しく書かれている。
- 杉山憲司・堀毛一也編『性格研究の技法』福村出版，1999.
  性格研究のアプローチや具体的な研究について詳しく知ることができる。
- 瀧本孝雄『性格のタイプ―自己と他者を知るための 11 のタイプ論』サイエンス社，2000.
  5つの類型論による性格テストと11の類型論の詳しい解説がある。
- 氏原寛・亀口憲治・成田善弘・東山紘久・山中康裕編『心理臨床大事典（改訂版）』培風館，2004.
  臨床心理学的人格論について詳述されている。非行と性格、夫・妻の性格と夫婦関係、老年期の人格変化と類型、臓器移植に伴う人格変化なども書かれている。
- パーソナリティ心理学会企画『パーソナリティ心理学ハンドブック』福村出版，2013.
  ライフステージ、精神的不健康、社会・文化とパーソナリティの関連につて詳しく書かれている。また、パーソナリティに関するポジティブ心理学の知見も取り上げている。
- 本明寛他編『性格心理学新講座』全 6 巻，金子書房，1989-90.
  各巻のテーマは、性格の理論、性格形成、適応と不適応、性格の理解、カウンセリングと心理治療、ケース研究：個性の形態と展開であり、理解を深めるのに適している。
- 詫摩武俊・鈴木乙史・清水弘司・松井豊編『人間と性格』シリーズ全 8 巻，ブレーン出版，1999-2001.
  各巻のテーマは、性格の理論、性格の発達、性格と対人関係、性格の変容と文化、性格研究の広がり、性格の測定と評価、性格の不適応、性格の病理であり、幅広く学ぶのに適している。

ジェネリックポイント

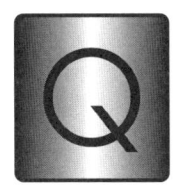

狭義の臨床の現場では、医学的な疾病モデルに基づいて心理学的な援助が行われてきましたが、福祉や教育を含む広義の臨床では、その人の主観的幸福感や成長なども重要で、心理学的な健康モデルが求められています。そこで、健康な人格という考え方はあるのでしょうか。

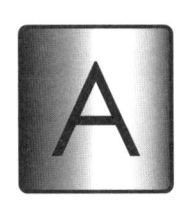

健康な人格の捉え方にはいくつかの立場があります。

第1に、潜在可能性の最高度の状態を強調する立場があります。オルポート（1961）は、成熟した人格の特徴として、①自己意識の拡大、②自己が他と暖かい関係をもつこと、③情緒的安定（自己受容）、④現実的知覚・技能・課題、⑤自己客観視（洞察とユーモア）、⑥人生を統一する人生哲学を挙げています。また、前田重治（1985）は、自我の成熟度の指標として、①現実吟味、②フラストレーション忍耐度、③適切な自我防衛—特に昇華能力、④統合性・安定性、⑤柔軟性、⑥自我同一性の確立を挙げています。

第2に、段階や時期ごとの健全な自我の発達を強調する立場があります（**第11章1節A参照**）。フロイトの心理-性的発達論、エリクソン，E.H.の漸成発達論、マーラー，M.S.の分離-個体化理論、対象関係論などです。また、コフート，H.は、臨床経験から健全な自己の発達を明らかにしました。

第3に、自己実現を強調する立場で、ユング、マズロー、ロジャーズなどです（**本章2節D・F**）。精神分析家の中ではホーナイがいます。

第4に、自己超越を強調する立場で、晩年のマズロー（自己実現の最上位が自己超越）やフランクル、アサジョーリ（**本章2節D**）などです。

第5に、目標や成長ではなく、自分についての物語（ナラティブ）の肯定的な意味づけを強調する立場があります（**第11章1節D参照**）。たとえば、虐待を受けて育った人が「生き抜いてきた」と捉えるなどです。

また、"偉大な人物"の伝記分析による研究では、偉大性（業績・名声・影響力）、健全性（生活力・協調性・幸福感・安定性）、超越性（気品・無欲さ・持ち味・謙虚さ・献身性・天真爛漫）が見出され、成熟した人格は3次元の調和的発展として捉えられています（西平，2000）。

他に、高ストレス下でも健康を保てる人格特性をハーディネス、震災などの逆境に陥っても立ち直る人格特性をレジリエンシーといいます。

あなたは、どのような健康な人格を目指しますか。

自己の発達
母親の共感的かかわりによる「自分は暖かく見守られて、大事にされている」という感覚（原始的誇大自己）と「両親は自分に関心をもち、理解してくれている」という理想化された両親イメージによって、健全な自己愛が発達し、自尊感情や創造性などが育つ。

ホーナイの自己実現
神経症の治療を通して、虚構的な「理想化された自己」を自分と思っている状態から、内在する「真の自己」が表れ、自らの可能性を発展させるようになる過程を自己実現と呼んだ。

自己超越
意味や使命の問いにより人びとの幸福に尽くしたいと思うようになり、さらに自己を超えた大きなものとの一体感（全体の一部としての自己の自覚）をもつようになること。

フランクル
Frankl, Viktor Emil
1905～1997
ドイツ収容所体験により、人生の意味の探究（人生は私に何を求めているのか）が行動に意義を与え、自分自身に囚われている状態（自我の欲望や執着）からも解放することを見出した。

ハーディネス（頑健さ）
コミットメント（積極的関与）、コントロール、チャレンジの3特性からなる（コバサ，1982；堀毛，1997）。

レジリエンシー（精神的回復力）
新規性追求、感情調整、肯定的な未来志向の3因子が見出されている（小塩，2012）。

①ある物語の登場人物たちについて、クレッチマーまたはユングの類型論の観点から考えてみましょう。

②心理的不適応の具体例を挙げ、力動的構造論の観点から、不適応の背景にあるものについて考えてみましょう。

③自分自身あるいは身近な人を対象に、人格の発達・形成・変化について考えてみましょう。重要な出来事について家族にも聞いてみましょう。

第4章

この方はどのような関係の中でどのように育ってきたか

──発達心理学──

1

「発達」という概念が何を意味するのかを考え、
赤ちゃんの時代から子どもの時代へと
発達していく道筋について理解を深める。

2

青年期の前半は、子どもと大人の間に位置している時期である。
児童期のような子どもではなく、自立した大人でもない。
疾風怒濤（しっぷうどとう）の時期とも呼ばれるこの時期について学ぶ。

3

成人期から高齢期の心の変化を理解する。
成人期は、長い間平穏な時期だと考えられてきたが、
近年では中年期の危機に関心が高まっている。
どのような問題が中年期にあるのかを考え、
次の高齢期への移行の課題を明確にする。
続く高齢期は、高齢化により20年にもわたる。
その長い高齢期で、高齢者はどのような変化を経験し、
どのような能力を保持しているのか考える。

4

通常学級に在籍する6.5％の子どもは
支援を必要としているといわれる。
発達障害についての概念を整理した上で、
その特徴を理解し、支援のあり方を考える。

1. 発達の概要・生涯発達

A. 乳幼児期・児童期

[1] 発達とは何か

(1) 人は死ぬまで発達するのか

　「発達」とは、人間の体や心が連続的に変化することをいい、成熟と学習の相互作用によって生じると考えられている。「成熟」とは、ゲゼルに代表されるように、さまざまな行動は生まれながらに規定される遺伝的要因の関与によって生じる発達的変化であり、「学習」とは、環境への働きかけや随伴的な関係性によって生じる経験をもととした発達的変化とされている。成熟か、学習かで対立していたこともあったが、今日では両者が相互に関係するという考え方に落ち着いている。さらに、新しい枠組みとして、ダイナミック・システムズ・アプローチという考え方が、発達を捉えていく新しい視点として注目されている（河合，2004）。

　最近では、従来の発達心理学で扱われてきた乳幼児期から青年期までの枠を超えて、成人期や高齢期、出生前の胎児期・周産期も含めた、生涯発達という視点へ広がってきている。この生涯発達という視点によって、「発達」は上向きの変化や完成するという進化の方向だけではなく、下向きの変化や衰退も「発達」であり、「発達＝変化」と捉えられるようになっている。

(2) 発達をどのように捉えるか

　発達の変化は、生理的な基準や社会的な基準に基づいた段階に分けることができ、時間の経過に伴う質的変化によって区分されたものを発達段階という。たとえば、ピアジェは、主な知的発達段階を①感覚運動期、②前操作期、③具体的操作期、④抽象的操作期の4段階に分けている。この他にも、フロイトやヴィゴツキーも発達段階を提唱しているが、それぞれの詳細について一致しているわけではない。

　社会的に健全に成長するために、発達のそれぞれの時期に達成されることが期待される課題を発達課題という。それぞれの段階の課題が学習されれば、次の段階への移行もスムーズになると考えられており、エリクソンやハヴィガーストによる発達課題がよく知られている。

　発達を説明するための法則を発達の原理といい、①発達は個体と環境の

ゲゼル
Gesell, Arnold Lucius
1880 〜 1961

ダイナミック・システムズ・アプローチ
発達過程の多様性・個別性・非線形性を前提とし、対象を「動的なシステム」として捉える枠組み。

ピアジェ
Piaget, Jean
1896 〜 1980

フロイト
Freud, Sigmund
1856 〜 1939

ヴィゴツキー
Vygotsky, Lev Semenovich
1896 〜 1934

エリクソン
Erikson, Erik Homburger
1902 〜 1994

ハヴィガースト
Havighurst, Robert James
1900 〜 1991

相互作用によって生じる、②発達は分化と統合の過程である、③発達は連続的な過程である、④発達には一定の順序性がある、⑤発達には一定の方向性がある、⑥発達はいつも同じ速度で進むわけではない、⑦個人差がある、⑧臨界期がある、の８つの原理がその中心をなしている（桜井, 2006）。

［2］ 子どもは、どのように発達していくのか

（1）胎児期

　胎児期とは、受精後２カ月の終わり頃から出生までの時期を指す。この出生までの約40週は、出生後の生活に必要な生物学的な器官や神経などを形成していく重要な時期である。最近では、医療の発展により、早産児あるいは低出生体重児であっても、ほぼ正常な発達ができるようになってきている。同様に、超音波検査などの機器の進歩により、胎内にいる胎児の様子も具体的な映像として観察できるようになり、指をしゃぶったり、あくびやしゃっくりをしたり、羊水を飲んでおしっこをしたりする胎児の自発的な行動が観察されている。また、妊娠期にある母親にとって胎動がどのように意味付けされるのかを検討した研究では、母親が胎動から胎児の足がイメージできるようになると、胎動を胎児の主体的行動として捉え、胎児をコミュニケーションの相手として位置づけるようになると報告されており、主観的ではあるものの母子関係を築き始めていくプロセスが示されている（岡本ら, 2003）。

（2）乳児期

　乳児期とは、出生から１年半くらいまでの時期を指す。生後１カ月頃までの新生児期は、原始反射によって外界に応答していく時期となる。生得的な反応の時期が過ぎると、寝返りからお座り、ハイハイ、歩行へと発達していくように、意識的かつ能動的な行動がみられるようになり、外界と積極的にかかわりながら自分の世界を広げていくようになる。また、音声言語獲得への第一歩として喃語（なんご）が出現し、１歳を過ぎる頃「マンマ」などの初語が出現し、１歳半過ぎには30〜50語の有意味語を発するようになる。また、喃語の出現に合わせて、指さしや共同注意などの前言語的コミュニケーション行動が言語発達の基盤となることもわかっている（小椋, 1997）。

　また、養育者の養育行動によって、養育者との間に愛着という情緒的な温かい絆が形成される。そして、愛着対象との間で経験した相互作用を通して、人に対する基本的な信頼感や自己イメージ（内的ワーキング・モデル）を抱くようになり、情緒的にも安定するといわれている。しかし、愛

臨界期
ある一定の期間の発達が他の時期に比べて著しい時期を指す。この期間は厳密なものではないが、その時期を逃すと発達が困難となる。「敏感期」や「最適期」ともいわれる。

原始反射
把握反射や吸てつ反射などがあり、中枢神経の発達に伴い消失する。消失すべき時期になっても原始反射が持続している場合には、発達の遅れや中枢性の運動障害が疑われる。

喃語
不快な情動と関係せずに、乳児が発する非反射的な音声のこと。このような子どもの発声に対して、養育者はマザリーズやCDS（Child-Directed-Speech）と呼ばれる養育語を多用するといわれている。

共同注意
他者の注意の所在を理解し、その対象に対する他者の態度を共有することや、自分の注意の所在を他者に理解させ、その対象に対する自分の態度を他者に共有してもらう行動をさす。

愛着（アタッチメント）
精神分析学者ボウルビィ, J. によって確立された理論。

着の質には個人差がみられ、養育環境（社会経済的な状況や夫婦関係、養育者の感受性など）や子どもの気質の要因が相互的に影響を及ぼしているのではないかと考えられている（遠藤，2005）。

(3) 幼児期

幼児期とは、生後1年半頃から就学前までの時期を指し、ピアジェでいう前操作期に相当する。この時期の子どもの思考の特徴としては、直感的なものの見え方に左右されやすく、保存の概念などが未確立である。また、主観と客観が未分化で、自己の視点と他者の視点の区別がついておらず、自己中心的であるともいわれている。さらに、「心の理論」の誤信念課題では、4～7歳にかけて「他の人は、自分の知っている事実と違う事実を信じていることがある」ということを理解していくといわれている（郷式，2004）。思考の発達とともに、ことばの発達もめざましく、1歳半を過ぎた頃には語彙が急増し（語彙の爆発的増加）、6歳では理解語彙が5000語、産出語彙が3000語にまで達するといわれている。また、4歳前後になるとほぼ日常会話が成立し、6歳前後になると文字の形と機能への気づきや音韻意識（おんいんいしき）の発達がみられ、リテラシー（読み書き能力）の基礎が築かれる段階となる。

幼児期の特徴のもう1つが、自我の芽ばえである。2歳を過ぎると、自分にもできるという自信や有能感による自己主張が、否定的態度かつ反抗的な態度という形であらわれ、いわゆる第一反抗期と呼ばれる時期となる。その後、3歳頃になると、自己主張の発達を追いかけるように、意思や願望、感情を抑える自己抑制が発達し、自己主張中心だったものが自己の行動を制御する力が加わるようになる。親の視点から反抗期をみると、反抗的行動も子どもの成長を示すものではあると認めつつも、多くの母親が苛立ちや困惑を感じている姿が浮き彫りとなっている。また、親たちは、反抗期を通して、親の自己視点と子どもの視点の違いを認識し、子どもの視点から自身の対応や子どもの行動を捉えなおし、反抗期に適応していくことも報告されている（坂上，2003）。

(4) 児童期

児童期とは、小学校の時期を指す。ピアジェは、7～11歳頃までの思考の特徴を具体的操作、11歳を過ぎた頃から示される思考の特徴を形式的操作と呼んでいる。具体的操作期では、直接的な対象に基づいて論理的に思考できる時期であり、保存の概念が成立するようになる。それに続く、形式的操作期では、具体的な対象に依存せず、仮説に基づいて結論を導き出すことが可能となり、ピアジェは人間の思考の完成形態として捉えている。さらに、このような認知的な発達とともに、道徳性の発達も確認

できる。コールバーグは、ピアジェの認知発達アプローチを発展させ、「罰を避けて、報酬を得ることをよいこととみなす段階」から、「他者からの期待や慣習的な決まりごとに従う段階」へと移行していく発達の道筋を示している。

また、児童期になると、家庭中心であった人間関係が、学校を通して友人・仲間関係へとさらに広がりをみせるようになる。最近の子どもは、安全に遊べる空間の減少に加えて、塾や習い事に忙しく、友だちと遊ぶ時間が減ってきているといわれる。仲間遊びの経験の少ない子どもは、社会的問題解決能力や相手の立場に立って考える役割取得能力に未熟さが残るともいわれており、友だちや仲間と触れ合う機会はとても重要である。

[3] 子どもをめぐる問題

胎児期にかかわる問題の1つとして、出生前診断が挙げられる。出生前診断とは、胎児の状態を検査し診断するものであり、早期に対応が必要な疾患を事前に把握できるという利点がある一方で、治療が不可能な疾患がみつかった場合、命の選別などにかかわる生命倫理を問う意見もある。

また、胎児の発達に影響を与えるものとして、母胎の年齢や栄養量、運動量、母親の心理的不安などが知られているが、特に深刻であるのは、飲酒や喫煙である。飲酒によって胎児性アルコール・スペクトラム障害（FASD）の出生率が高くなることや、喫煙によって胎児の死産率および低出生体重児の出生率が高くなることが報告されている。さらに、先天性風疹症候群（CRS）など、母子感染に関する理解と感染予防も重要である。

乳幼児期以降にかかわる問題として、指しゃぶりや爪かみ、チック、吃音、分離不安などが指摘される。発達の途中段階では、心と体の発達がアンバランスであり、これらの問題が短期間に現れることもあるため、症状の程度や頻度、持続時間などに注意して、必要に応じて専門機関に相談することが大切である。また、社会的にも問題となっている虐待は、①身体的虐待、②性的虐待、③ネグレクト（養育者としての義務の放棄）、④心理的虐待、のいずれかがみられることと定義づけられている。虐待が生じる背景には、望まぬ妊娠・出産や子どもの障害、夫婦間のトラブルなどの非機能的な家庭といったさまざまな要因が複雑に絡み合っていると考えられ、虐待の連鎖（世代間伝達）という虐待する側の要因についても考慮が不可欠である。このほか、虐待以外にも、子どもの貧困やいじめ、体罰、外国人子弟への支援などにかかわる問題も指摘されており、問題解決には多方面からの介入が必要であろう。

コールバーグ
Kohlberg, Lawrence
1927 ～ 1987

出生前診断
胎児の奇形や染色体異常、先天代謝異常を診断するために行うもので、羊水検査、絨毛検査などがある。最近では、母体から採取した血液で胎児の染色体異常を調べる「新型出生前診断」も導入されている。いずれの検査においても、十分なインフォームド・コンセントや遺伝子カウンセリングが必要不可欠である。

胎児性アルコール・スペクトラム障害（FASD）
妊娠中のアルコール摂取が原因で生じる神経系脳障害の一種である。特徴的な顔貌のみならず、発達の遅れや知的障害、学習障害、行動障害などの出現率が高くなるといわれている

低出生体重児
出生体重 2500g 未満で生まれた新生児のことをいう。また、在胎週数が 37 週未満で生まれた場合は早産児という。

先天性風疹症候群(CRS)
風疹の免疫がない女性が妊娠初期に風疹に感染すると、出生児に先天性心疾患、難聴、白内障などの出現率が高くなるといわれている。

世代間伝達
虐待を受けていた子どもが親になったとき、自分自身も我が子を虐待するようになってしまう現象のことをいう。

B. 青年期

[1] 青年期の特徴

　青年期は、一般的には中学校入学（13歳）頃から大学卒業（22歳〜23歳程度）頃までを指すが、前半と後半に分けて考えるほうがわかりやすい。青年期の前半は、中学校入学から高校1〜2年生までである。後半は、高校2年生頃から大学卒業頃までであるが、近年、青年期の終わりが見えにくくなっている。これは、青年期の終わりを受け入れようとしない若者が増加しているためで、このような状態をモラトリアムと呼ぶ。ここでは、青年期の前半を中心に青年期について述べていく。

　青年期の前半は、子どもと大人の間に位置している時期である。児童期のような子どもではなく、自立した大人でもない。このような中途半端な状態をマージナル・マン（周辺人）と呼ぶ。子どもと大人の中間的な存在であることが青年期の前半の大きな特徴であり、ここからさまざまな青年期の心理的な特徴が生じてくる。また、青年期は身体的にはほぼ20歳が成長のピークであるように、人生の中で最も活発な時期といえるが、それだけに心理的な混乱が生じやすい時期でもある。青年期は生涯において最も感情の起伏が激しい時期であり、古くから「疾風怒濤の時期」などと呼ばれてきた。このような感情の起伏は時として自分でもコントロールできない状況に陥ることもあり、その結果、さまざまな問題となる行動を生じてしまうこともある。このような行動を行動化（アクティング・アウト）と呼ぶ。

モラトリアム
moratorium
大人としての社会的責任を猶予されている状態をいう。近年、この状態が長期化している。

[2] 青年期の発達課題

　青年期の前半には、第二次性徴という大きな身体的な変化が訪れる。第二次性徴は、子どもの身体から大人の身体へと変化する印である。女性であれば生理が始まり、男性であればヒゲがはえたり声変わりしたりすることで、自分自身の変化を受け入れざるを得なくなる。身体的な変化だけではなく、心理的にもさまざまな変化が生じる時期であり、親から自立したいという気持ちが強くなる。児童期までは身体的にも心理的にも親に依存してきたが、第二次性徴などがきっかけとなり、自分という存在を強く意識するようになる。その結果、親と距離を取りたいという気持ちが強まってくるのである。また、青年期の前半には親の身長を超える者も出てくるなど身体的な機能が高まり、論理的な思考ができるなど心理的にも能力が高まるため、自分のことは自分で決めたいという意欲が強まってくる。しかし、この時期はまだすべてを自分でできるわけではないため、依存的な

第二次性徴
女子の初潮に代表される性的成熟に伴う身体的変化。

気持ちも残っている。このように、青年期の前半は大人と子どもの間を行ったり来たりする段階であり、急激な身体的変化に心の変化が追いつかず、不安定な状態である。この時期に自立への基礎固めをすることが、スムーズに大人の段階へ移行するために必要とされる。青年期から次の大人の段階へとスムーズに移るために果たすべき課題を青年期の発達課題と呼ぶ。

エリクソンは、青年期の発達課題を「自我同一性の確立対自我同一性の拡散」として捉えた。自我同一性とは、自分に関するイメージを確立し、自分は他人とは異なる独自の存在であることに気づくことを意味しており、アイデンティティとも呼ばれる。自我同一性を確立することで自分を尊重し、また、他者を尊重することが可能になる。自我同一性を確立することに失敗してしまうことが自我同一性の拡散である。自我同一性が拡散してしまうと、自分を見失い、時には心身が混乱し、パニック状態となり、思考や感情、意識の混乱が見られることもあり、青年期危機と呼ばれる状態になってしまうこともある。青年の中には衝動性が強く、自己の存在に不安を感じ、また 1 人でいることを極端に恐れ、絶えず他者を巻き込まずにはいられない境界性人格障害的な人が、女子を中心として増加していることが報告されている（重松，2005）。このような境界性人格障害的な青年の増加は、青年期の発達課題に問題を抱える人が多いことを示している。

[3] 青年期の友人関係

青年期の前半になると、児童期と較べて友人との関係に変化が見られるようになる。多くの友人と遊ぶという関係から、自分の悩みや不安をうち明けることができる少数の友人をつくるようになる。少数の友人との親密な関係の中で自分の悩みや苦しみをうち明け合い、共有することにより、悩んでいるのは自分だけではないという安心感を得るようになる。このように、友人関係は青年期には大きな比重を占める問題である。

財団法人日本青少年研究所が 2006（平成 18）年 3 月に発表した報告によると、現在の高校生が大事にしていることは、「友人関係がうまくいくこと」が 39.8％であり、最も高い割合で選択された。また、友人関係に「非常に関心がある」と回答した高校生は全体の 55.6％であり、異性との付き合いに「非常に関心がある」の 31.1％や、勉強や成績に「非常に関心がある」の 23.4％よりも高かった。高校生にとって友人関係は大きな比重を占める問題であることが調査結果からも裏づけられた。

次に、友人関係を築く上での問題点をみていこう。青年期の前半の女子に多く見られる傾向として、グループ行動を挙げることができる。学校入

発達課題
さまざまな研究者により多くの発達課題が考えられている。代表的な発達課題として、ハヴィガーストによる発達課題、エリクソンによる発達課題などがある。

アイデンティティ

青年期危機
アイデンティティが拡散し、精神障害と間違われるような極度に混乱した状態に陥ってしまうこと。

学後の早い時期から、時には入学以前から学級内でいくつかのグループが形成され、固定化する。しかし、そのグループは必ずしも居心地がいいものではなく、一度グループから外れてしまうと他のグループから容易に受け入れてもらえないため、学級の中に居場所を失ってしまうこともある。そのため、グループから除外されないように無理をして周囲に合わせたり、グループ内でいじめを受けても我慢してしまう場合もしばしばである。このように、グループに無理をして合わせているうちに、疎外感や孤立感をよけいに感じやすくなってしまう例が見受けられる。

周囲とうまくコミュニケーションができており、環境になじんでいる場合が社会に**適応**している状態であり、社会に居場所がある状態である。反対に、周囲とコミュニケーションができず、受け入れられないと感じる場合は社会に**不適応**の状態であるといえる。不適応の人は社会に自分の居場所を見つけにくい。青年期にうまく友人関係を築くことができれば、その後の人生でうまく社会に適応していくことが容易である。

[4] 青年期の問題の理解と対応

最後に、青年期の前半にみられる心理的な問題の状況と原因をみていこう。ごく普通に見える青年が出しぬけに殺人などの凶悪犯罪を起こす現象が、ここ最近目立っている。殺人などの凶悪犯罪の他にも、リストカット、薬物乱用、援助交際、引きこもりやニートなどのさまざまな問題を抱える青年が増えている。また、精神疾患の多くが中学生～高校生にかけて初めて発症するといわれている。

精神病の代表である「統合失調症」と「うつ病」についてみてみよう。

統合失調症は通常、15歳～35歳までに発症することが多く、人口の1％の有病率（病気にかかる割合）といわれている。

うつ病は、青年期前半～後半にかけてと初老期に発症しやすく、12歳～17歳の有病率は5％～8％であるとされる（大芦, 2000）。

次に、心理的な問題についてみていこう。

性格の極端な偏りのため、本人の社会適応に影響を及ぼす人格障害は青年期前半～後半にかけて始まることが多いといわれており、その発生率は人口の6％～9％である（塩見, 2001）。さらに、「発達障害者支援法」の施行により、最近関心が高まっている発達障害についてみてみると、6.3％程度の児童生徒に発達障害の傾向が認められることが示されている（文部科学省, 2004）。以上のように、青年期の精神疾患の割合（発達障害を含む）や心理的問題の割合は高い状態にある。

心理的な問題には、問題行動として表面に現れる問題（見える問題）

統合失調症
思考障害や知覚障害を特徴とする重度の精神障害であり、特に、強力かつ持続的な妄想という形を伴う。

うつ病
希望のもてなさ、無気力、空虚感、引きこもり、低い自尊感情、悲しみなどによって特徴づけられる慢性的な状態をうつ病と呼ぶ。

発達障害
広義には、精神遅滞や感覚障害、運動障害など、発達にかかわるあらゆる障害を含むが、一般的には、自閉症を中心とする広汎性発達障害と学習障害を中心とする特異的発達障害をいう。

と、本人の心の中に潜んでいる問題（見えない問題）の2つの種類がある。薬物乱用、暴力行為、自傷、不登校、中途退学などの問題は見える問題であり目立つが、その背景となっている心理的な問題はさまざまである。最初は本人の心の中に潜んでいた小さな問題が、ストレスにさらされているうちに段々と大きくなり、ついには自分でもコントロールできずに爆発してしまうという場合が増えている。

最近起こった少年による凶悪事件では、目立たずおとなしい一見普通の生徒が、信じられない犯罪をしてしまうという点で共通している。心の問題は、小さな問題のうちに解決することができれば、問題はむしろ成長のためのステップになる。しかし、自分で抱えきれないぐらい問題が成長してしまうと、もはやコントロールがきかず、いつ爆発してもおかしくない状態になってしまう。

青年期の心理的な問題に対処するためには、周囲が青年期は青年期危機と隣り合わせであることについて理解し、彼らが自分たちの発達課題を成し遂げることを側面から援助していくことが重要である。発達課題を成し遂げるためには、多少の試行錯誤は必要不可欠である。失敗して初めて身に付くことも多い。失敗を避けようとして周囲があれこれ手助けすると、本人がよけいに混乱してしまい、発達課題の達成が遅れてしまうこともあるので、十分な注意が必要である。

青年期危機
発達課題

C. 成人・高齢期

［1］成人

近年では成人期を、20歳くらいから高齢期に入る65歳手前までの長い期間と捉えるようになっている。この時期は、子ども時代のようにめまぐるしく変化をしたり、青年期のアイデンティティ確立といった課題に直面したりしている時期とは違い、大きな変化がみられないことから、成長過程の停滞期と考えられてきた。その後社会が少子高齢社会に変化するに従い、ライフスタイルや価値観が多様化したことにより、従来の発達観が当てはまらないことが多くなってきた。これまでの成人期の捉え方では、さまざまな心の変化や困難は、個人差や各々の適応の問題とされることが一般的であった。しかし、今では青年期の心をそのまま持つ成人期・中年期の人びとにもアイデンティティは共通の課題となり、長時間労働や雇用不安等の影響も受け、成人期は平穏な時期ではなく発達的変化や危機が存在する時期になったのである。このような理由から現在は中年期（主として40歳代、50歳代）の危機に関心が集まっている。

アイデンティティ
identity
➡ p.53「青年期」参照

●中年期の特徴

①親としての成長

　成人期～中年期の課題として挙げられるのはエリクソンの「世代性」である。この時期に多くの人が子どもを生み・育てるという体験をし、その中からかけがえのないものを知り、成長するとされる。また、独身であったり育児を体験することはない場合でも、職場で先輩として後輩を育て見守る、年長者として若い人を指導するというように養育的・教育的なかかわりで次の世代をはぐくむ体験を通して成長する時期である。

②転換の危機

　中年期は、同時に多くの役割を担っている時期である。職場では重要なポストで責任を果たし、上司につかえ部下を指導し、若者と年長者の双方と接しながら仕事をする。また家庭でも子どもの養育と高齢社会で増加する親の介護も受けもつというように同時に複数の責任、役割と発達課題に取り組む必要もある。その結果、精神的にも肉体的にも過剰な負担を引き受けることにならざるを得ない。

　一方、身体的には体力の衰えを感じ始め、職業的には自分の能力や地位の向上にも限界がみえてくる。再雇用や転職問題を始め、自分の人生目標や夢にも期限が迫ってきていることを再認識し、残りの時間とその達成度について考えなおすことを迫られる時期でもある。いわば人生の締め切りが迫っている状態である。このようなことから中年期はストレスを抱え、アイデンティティの再考も迫られる危機的な転換の時期で、身体的な疾病やアルコール依存症やうつ病などの精神障害が急増する年代でもある（岡本，1995）。

③高齢期への移行

　このように中年期の負担は大きい。しかし一方で、中年期は長い社会人生活の中で身につけてきた能力や環境・ストレスに対処する十分な力をもっている時期でもある。自らのこれからを考え、人生の締め切りが迫っていることを自覚した上で、次の発達段階に向け予測ができることに対してはあらかじめコントロールすることが中年期の発達課題であろう。中年期から高齢期に向けての準備として環境に働きかけ、支援を受けやすいようにまわりを調整していくという方法もあれば、いずれやめる活動から気持ちを切り離し、新しい自分に向けて努力をするといった自分の内面の調整も考えられる。各々のコントロールの仕方によって高齢期の適応的な生き方を選択していくであろう。

［2］高齢期

（1）高齢期と適応

高齢期の適応にはどのようなものがあるか、サクセスフル・エイジングの研究の中で、それまでと変わらず活動を続ける（活動理論）、仕事からは退き悠々自適に過ごす（離脱理論）、この2つの理論を中心に検討されてきた。現在では、高齢者の活動を一律に捉えるのではなく、個人差に注目し、個人の人格にあった社会活動がされる（社会情動的選択理論）が提唱されている。高齢者の適応だけでなく、活動を通して生産に寄与するべきだというプロダクティブ・エイジングという考え方もあり、役割を通して高齢者の成長、発達的な視点を取り入れており注目されている。

（2）高齢期にみられる変化と喪失体験

中年期の後、65歳を過ぎたあたりで高齢者と呼ばれるようになる（高齢前期、高齢後期）。この頃にはどのような変化を体験するのだろうか。

①身体的・生理的変化

中年期から、次第に調子の変化や衰えを感じるようになる。それにつれ自分が老いていくことや死に近づきつつあることを意識せざるを得ない。高齢期は高血圧、ガン等の成人病になる人も急激に増加する。実際に病気にならなくても、健康の不安を感じやすい（岡本, 1995）。

②職業における変化

高齢期で大きな問題は定年退職である。引退によってそれまでの仕事や収入がなくなり経済の基盤がなくなるというだけではなく、仕事を通しての人間関係や信用・自尊心をはじめ、出勤して働く規則正しい生活がなくなる。時間をもてあますなど日常すべてにまで影響が及び、体力の衰えにつながる（岡本, 1995）。

③家族の変化

高齢期は家族面からみても大きな変化がある時期である。子どもたちが自立し、親としての役割を喪失する。また、長年連れ添った配偶者と死別する時期でもあり、大きな喪失体験となる。そのことに対し長年の役割から解放されるとして歓迎する人もいれば、自分は必要ない存在だと無力感や孤立感に陥り、時にはうつ病などを引き起こす人もいる。

これらの心身面、社会面でのさまざまな変化は高齢者の喪失体験となり、それらが原因で不適応状態になることもある。また、老性自覚を持つことにもつながる。

（3）高齢者の認知

高齢者の健康とさまざまな能力の関係は深い。とりわけ知能の面においては身体的な健康も脳の機能に影響がある。一般的加齢による変化（正常

サクセスフル・エイジング
successful aging
高齢期を順調に送り、人生をまっとうすることをいう。

活動理論
人間は一生仕事についたり、社会の一線で活動したりするのが幸せであるとする考え方。

離脱理論
一定の年齢になったら社会の一線から退き、悠々自適に余生を送るのが幸せであるとする理論。

社会情動的選択理論
高齢者の活動は肯定的な情動を起こすものは選択され、否定的な感情を起こすものは避けられるとする考え方。

プロダクティブ・エイジング
productive aging
高齢者を社会の依存者ではなく、生産的な存在として捉える概念。有償労働、家事等の無償労働、さらにセルフケアも含まれる。

高齢前期、高齢後期
ニューガーテン, B.L. は高齢期を65歳以上75歳未満の高齢前期（young-old）と、75歳以上の高齢後期（old-old）に分けることを提唱した。

高齢者の喪失体験
「健康の喪失」疾病や心身の機能の低下等。「経済的喪失」退職による収入の減少等。「役割の喪失」引退による地位や役割の変化等。特に男性に大きな影響がある。「人間関係の喪失」人間関係の縮小や配偶者、友人との死別等。

老性自覚
老いに対する主観的な自覚。

老化）は次の通りである。

①知能の変化

近年の知能についての研究から、加齢による知能の低下は従来考えられていたほど早くないことがわかっている。結晶性知能は20歳代から60歳まで徐々に上昇し、その後緩やかに低下している。流動性知能は30歳代でピークに達した後60歳ごろまで維持され、その後脳の老化の影響を受け、急激に低下する。総合的にみると高年期における知能の低下はさほど大きくなく、結晶性知能は80歳代においても25歳と同じ程度の知能を維持している。つまり学習や教育の可能性はまだ十分に高いということになろう。

②知能の終末低下説

高齢期にもある程度の知能を維持するが、死が近づくと知能が低下しやすくなる。この低下は終末低下と呼ばれ、死の直前ではなく、約7〜10年前に起こるといわれている。特に心臓疾患がある人は、ない人よりも早くから知能が低下することも確認されている。健康な高齢者では学習効率もよく、健康に問題がある若者より反応も早い。このことから、中年期以降健康を保つように心がけることは、長寿や寝たきり予防と同時に、知的能力の保持にも重要だといえる。

一方、アルツハイマー型の認知症や脳血管性の認知症、レビー小体型認知症などの疾患による変化は病的老化とされ、知能は急激に低下することになる。

（4） 長い高齢期

高齢期は65歳頃から始まるが、近年ではそれからが極めて長くなり、20年以上にわたることも稀ではない。そのような状況の中で、長い高齢期の生活にその時々に応じた適応をしていくことは人生の締めくくりとして重大な問題である。

高齢期の延長で、おおよそ85歳以上を超高齢期と呼ぶようになり、エリクソンが生涯発達論で述べた第8段階のあとに新たに1段階を加えて、9段階とすることが提案されている。エリクソン，J. は超高齢期の課題を「老年的超越の獲得」とし、新たな側面の発達を示唆している。高齢期で一担人格の統合をした人でもさらに年を重ねることによって、次の発達課題に取り組む必要が出てくるということである。日本においても、今後ますます多くの人が迎える超高齢期をどう過ごすのか、どのような課題があるのかを検討する必要があろう。

高齢になればなるほど身体的には慢性の疾患を抱え、腰が曲がる、手足が不自由になる等困難が増える中、配偶者・友人を亡くし、時には子ども

に先立たれることもあり、死を常に意識しながら孤独と向き合わざるを得ない。その際、精神的にも身体的にも支えてくれる人の存在は必要である。いかにして高齢者を支えるかを考えた場合、ソーシャル・サポート・ネットワークの広がりとして人間関係を充実させていくことが重要である。

2. 発達障害

A. 発達障害とは

　発達障害の主なものとしては、①コミュニケーションおよび人間関係の難しさが問題となる自閉スペクトラム症（自閉症スペクトラム障害）、②不注意や行動制御の難しさ、落ち着きのない行動等が問題となる注意欠如多動症（注意欠陥多動性障害）、③「読む」「書く」「計算する」などの特定の学習分野の難しさが問題となる限局性学習障害（学習障害）、が挙げられる。このほかにも、チック障害、吃音、発達性協調運動障害、コミュニケーション障害、選択性緘黙なども発達障害の定義に含まれる（小倉，2015）。これらの発達障害の分類の詳細は「国際疾病分類（ICD）」や「精神疾患の診断と統計マニュアル（DSM）」に示されている。また、日本では、発達障害者支援法において、発達障害を「自閉症、アスペルガー症候群その他の広汎性発達障害、学習障害、注意欠陥多動性障害その他これに類する脳機能の障害であってその症状が通常低年齢において発現するもの」と定義している。

　発達障害は連続体（スペクトラム）であり、特性の濃淡さ（グラデュエーション）があるため、発達障害か否かの明確な境界を示すことが難しいといわれる（市川，2015）。発達障害の程度が軽い場合、問題が見逃されやすく、保護者や教諭などが幼稚園や学校生活での集団生活のトラブルが発達障害に関連するという認識をもたないまま時間が過ぎてしまい、自尊感情の低下や不登校、いじめなどの二次的な問題が生じるケースも少なくない（小枝，2002）。また、発達障害は1つが単独で存在するというよりもむしろ、複数の発達障害の特性が併存することが大半であるため、個々に抱える困難とその背景要因をきちんと把握することが重要である。

ソーシャル・サポート・ネットワーク
個人が社会の中で生きていくにあたって受けている道具的支援、親しさや愛情などの支援を社会的支援（ソーシャル・サポート）、その連携をソーシャル・サポート・ネットワークという。

発達性協調運動障害
手足に麻痺がみられないにもかかわらず、年齢や知的な能力に比べて、粗大運動や微細運動が困難であり（ボール遊びが苦手、なわとびができない、ハサミをうまく扱えないなど）、運動が学習や日常生活に影響を及ぼす状態を示す。

選択性緘黙
言語能力がありながら、特定の場面で話せなくなる状態像を示す。

国際疾病分類（ICD）
➡ p.20 参照

精神疾患の診断と統計マニュアル（DSM）
➡ p.20 参照

発達障害者支援法
2005（平成17）年度施行、2016（平成28）年度に一部改正。障害の有無によって分け隔てられることなく、相互に人格と個性を尊重し合いながら共生する社会の実現に資することを目的とする法律であり、ICD-10に準拠している。関連して、「障害者基本法」の一部改正（2011〔平成23〕年）により発達障害が障害者支援の基本的な枠組みに位置づけられた。

広汎性発達障害
高機能自閉症、アスペル
ガー症候群、レット障
害、小児期崩壊性障害、
特定不能の広汎性発達障
害を含む総称である。
DSM-5 では、自閉症の
概念定義が変わり、広汎
性発達障害は自閉症スペ
クトラム障害に分類され
る（レット障害を除く）。
そのため、ICD-10 の定
義とは必ずしも一致して
いない。

知的障害
知的機能（推論・課題解
決・抽象的な思考などの
全般的な知的能力）およ
び適応行動（概念的、社
会的および実用的な適応
スキル）の双方の明らか
な制約によって特徴づけ
られる能力障害であり、
18 歳までに生じると定
義される。知的障害の原
因は染色体異常、遺伝
性、代謝障害、中毒、栄
養障害などが挙げられる
が、原因が特定できない
場合も多い。以前は、
「精神薄弱」「精神遅
滞」という用語が使用さ
れていた。

B. 個々の障害について

[1] 自閉スペクトラム症（自閉症スペクトラム障害）

　近年、広汎性発達障害（PDD）の呼び方から、自閉症スペクトラム障害（ASD）という呼び方が使われるようになってきている。自閉症スペクトラム障害とは、自閉症が示す特徴の強弱、社会適応の難易、知的能力の高低などの多様なパターンを連続的に含んだ複合体であると捉える呼び方である。つまり、虹のように部分を切り取ればそれぞれの色の特徴は際立っているが、それぞれの色の境界線が曖昧で移ろっていくのと同じように、重度の自閉症から知的障害のない高機能自閉症、アスペルガー症候群までを 1 つの連続した障害（スペクトラム）と称している。

　DSM-5 における診断基準では、①社会的コミュニケーションおよび対人交流における持続的な障害、②限定された反復的な行動・興味・活動、③発達早期の発症、④その症状により社会・職業生活に大きな支障をきたしている、の 4 項目が示されている。また、自閉症スペクトラム障害にみられる発達的特徴としては、①知覚・感覚に関する過敏さ、②前言語コミュニケーションを含む音声言語の獲得の難しさ、③エコラリア（反響言語）、④社会的相互作用の難しさ、⑤共感性の理解の難しさ、などが挙げられる（野呂，2016）。上述の特徴以外にも、てんかんの合併や脳波の異常、多動性、運動機能の不器用さなどもみられることが多い（市川，2004）。

[2] 注意欠如多動症（注意欠陥／多動性障害）

　注意欠陥／多動性障害とは、発達レベルに対して不適当な注意力や多動性、衝動性を示す障害であり、前頭葉の機能の不全が関与しているといわれる。その特徴は、①注意の集中ができない、気が散りやすい、1 つのことをやり通せない（不注意）、②じっとしていられずに動き回る（多動性）、③待つことができず、思った瞬間に行動してしまう（衝動性）、が挙げられる。また、注意欠陥／多動性障害では、学習障害（LD）や発達性協調運動障害、強迫性障害やチックなどの神経性習癖、てんかんなどとの合併が多くみられるとの報告がある（岡崎，2016）。

　不適切な対応によって生じる二次的な問題として、反復される叱責や非難、失敗体験、集団生活でのつまずきなどから、自己評価および自尊心の低下を招き、不登校などの不適応に陥ったり、反抗挑戦性障害（ODD）や行為障害（CD）といった反社会的な行動を示すこともある。虐待や愛情剥奪などの不適切な養育環境に身を置く子どもの中には、注意欠陥／多

反抗挑戦性障害（ODD）
成長に必要な反抗的な行
動とは区別される。かん
しゃくを起こす、大人と
口論をするなど、目上の
者に対する拒絶的、反抗
的、挑戦的な行動を繰り
返し、社会的・学業的・
職業的にうまく機能しな
くなる。

動性障害と同様の状態を示すことがわかっているため、子どもを取り巻く環境要因との関連性を考慮して対応する必要がある。

　また、注意欠陥／多動性障害への対処の1つとして、薬物治療が有効とされる。しかし、服薬によってソーシャル・スキルなどが向上するわけではないため、ソーシャル・スキル・トレーニングやペアレント・トレーニング、環境調整などの支援も視野に入れる必要がある。

[3] 限局性学習症（学習障害）

　学習障害（LD）とは、カークによって提唱された用語であり、**表4-1**に示すように学習障害という用語は教育領域と医学領域での概念定義がやや異なる点に注意が必要である（宮本, 2003）。文部科学省では、「学習障害とは、基本的には全般的な知的発達に遅れはないが、聞く、話す、読む、書く、計算する又は推論する能力のうち特定のものの習得と使用に著しい困難を示す様々な状態を指すものである」と定義づけている。

　学習障害は、その課題の種類によって、①読字障害（ディスレクシア）：漢字の識別や文意の読み取りの困難を含む文字や文章を読むことの難しさ、②書字障害（ディスグラフィア）：書字や文章を綴ることの難しさ、③算数障害（ディスカリキュリア）：数概念や数学的な考えによる推論の難しさ、に分類される（田中, 2015）。

　上述にもあるように、学習障害やその周辺の子どもたちの中には、注意集中の困難さや多動性・衝動性の困難さ、社会性の困難さなどを示すケースも多いが、これらの特性は学習障害の定義に含まれるものではなく、学習障害に行動面の問題が合併していると考えられる。

薬物治療
メチルフェニデート（商品名コンサータ）やアトモキセチン（商品名ストラテラ）などが用いられる。不注意、多動、衝動性に効果があるとされる。

カーク
Kirk, Samuel A.
1904 ～ 1996

表4-1　学習障害（LD）の定義

教育定義	医学定義	
文部科学省	DSM-5	ICD-10
読む	限局性学習障害／限局性学習症 読字の障害を伴う 書字表出の障害を伴う 算数の障害を伴う	特異的読字障害
書く		特異的綴字障害
計算する		特異的算数能力障害
推論する	―	
聞く	言語障害／言語症	受容性言語障害
話す		表出性言語障害

出典）上野一彦・緒方明子・柘植雅義・松村茂治編『特別支援教育基本用語100 ―解説とここが知りたい・聞きたいQ&A』明治図書, 2005 をもとに改変。

C. アセスメントと支援の実際

[1] アセスメント

　支援を円滑に進めていくためには、支援を受ける人の発達の状態を把握することが不可欠となり、面接と心理検査、行動観察によって総合的に評価することが求められる。面接と行動観察では、支援を求める理由や現在の状況、幼稚園や学校、職場などの環境に関する資料を得ることが目的となる。心理検査では、発達検査や知能検査、性格検査などの各検査の長所と短所を補いながらテストバッテリーを組み、多角的に評価を行う。これらの総合的な評価が、実際の支援における発達の課題や見通し、支援計画の資料となる。

　心理検査のテストバッテリーを構成するものとして、個別に実施する検査にはウェクスラー式知能検査、DN-CAS 認知評価システム、KABC-Ⅱ 心理・教育アセスメントバッテリーなどがある。また、発達初期の段階にある乳幼児期の子どもや個別の検査実施が難しい子どもには、発達検査を用いる。発達検査とは、運動、言語、認知、生活習慣などの側面から発達を総合的に把握するためのもので、遠城寺式乳幼児分析的発達検査や乳幼児精神発達診断法、新版 K 式発達検査などが代表的な発達検査である。

[2] さまざまな支援のあり方

　薬物治療などの医学的アプローチと並行して、遊戯療法や行動療法、作業療法、感覚統合療法、カウンセリングなどの教育・心理的なアプローチが重要となる（次郎丸・五十嵐, 2002）。特に、最近注目を集めているペアレント・トレーニングやソーシャル・スキル・トレーニング、TEACCH プログラムなどには、行動療法の技法が取り入れられている。行動療法とは、古典的条件づけ（パブロフ, I. P.）やオペラント条件づけ（スキナー, B.）、モデリング（バンデューラー, A.）などの学習理論に基づいて、適切な行動を学習させたり、不適切な行動を変容させる方法であり、系統的脱感作や応用行動分析（オペラント技法）、モデリング法などの技法が代表的である。現在では、行動療法に認知的アプローチを取り込み、より効果的に行動を変容させようとする流れもみられる。

　これらの支援にかかわるのは、臨床心理士をはじめとする心理士や公認心理師、特別支援教育の教員、作業療法士、言語聴覚士を中心とした専門家であるが、日常的なかかわりをもつ家族や教員、保育士、社会福祉士などの役割も大きく、親や兄弟姉妹を含めた家族に対するアプローチも考慮し、多角的な視点によるコンサルテーションが有効な支援の鍵となる。

ウェクスラー式知能検査
WPPSI-Ⅲ・WAIS-Ⅲ
「言語性検査」「動作性検査」から構成され、個人内差の分析ができる。

WISC-Ⅳ
言語性 IQ と動作性 IQ を廃止し、「言語理解」「ワーキングメモリ」「知覚類推」「処理速度」を指標として全検査 IQ を出す。

DN-CAS 認知評価システム
「同時処理」「継次処理」「注意」「プランニング」の評価分析ができる。

KABC-Ⅱ 心理・教育アセスメントバッテリー
日本版 KABC-Ⅱ が 2013（平成 25）年に刊行された。「継次処理」「同時処理」「学習能力と計画能力の認知処理過程尺度」「習得尺度」から総合的に分析できる。

TEACCH プログラム
米国ノースカロライナ州で実施されているプログラム。自閉症やそれに関連するコミュニケーション障害児・者を対象として、幼児期から成人期に至るまでの全州規模の総合的な援助ネットワークのこと。

このように、支援のあり方はさまざまであるが、それぞれの技法の型にとらわれることなく、支援される人に適すると考えられるアプローチを活用することが重要である。近年では、障害を理由とする差別の解消の推進に関する法律の施行に伴い、大学などの高等教育機関や事業主に対しても合理的配慮の提供が求められており、社会に出た後のサポート体制づくりも不可欠である。

障害を理由とする差別の解消の推進に関する法律 2016（平成28）年施行の法律。「障害者差別解消法」と略される。障害の有無によらず、相互に人格と個性を尊重しあいながら共生する社会の実現を目的とする。社会的障壁を取り除くための個別の調整や変更（合理的配慮）の提供が義務づけられている。国連による「障害者の権利に関する条約」の採択が背景にある。

ジェネリックポイント

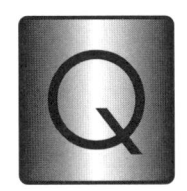 人は、みんな同じように発達していくのでしょうか。

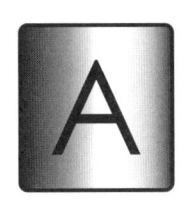 時代や社会の変化に伴って価値観や文化も変化していきます。また、時代や社会という大きな枠組みではなくても、一人ひとりの人が身を置く環境や人間関係、性格や能力はそれぞれに違うはずであり、人生の中で経験していく事柄もそれぞれです。そして、子どもから大人への発達は必ずしも連続しているわけではなく、さまざまな転機を契機に新たな発達の道筋を歩んでいく人もいます。このような流動的な状況の中で、一人ひとりの人が、自らの人生の道筋を作り出しているといっても過言ではありません。そのため、その人がどのような人生を紡いできたのかを生涯発達という一般的な変化の方向性だけで語ることはできません。しかし、その人の発達の道筋を理解していく上での重要な示唆やヒントが「生涯発達」という視点の中に秘められており、各々の時期にみられる特有の発達的特徴をきちんと捉えることはとても重要なことです。

生涯発達

▌理解を深めるための参考文献
● 正高信男『老いはこうしてつくられる─こころとからだの加齢変化』中公新書，2000.
　からだの老化がどのように心の老いにつながるのかを考え、からだの老化を受容し、心の老いを防ぐ方法を提示している。
● 小野次朗・上野一彦・藤田継道編『よくわかる発達障害（第2版）』ミネルヴァ書房，2010.
　基本事項を医学的な観点や教育的な観点からわかりやすく解説している。

- 筑波大学特別支援教育研究センター・斎藤佐和・四日市章編『特別支援教育の基礎理論（第2版）』教育出版，2016.
インクルーシブ教育システムや合理的配慮などの近年の動向もふまえて、包括的に障害一般についての理解が深められる。
- 筑波大学特別支援教育研究センター・前川久男・四日市章編『特別支援教育における障害の理解（第2版）』教育出版，2016.
DSM-5もふまえて、各障害の概要が簡略にまとめられており、基本事項について学ぶことができる。
- 子安増生編『よくわかる認知発達とその支援（第2版）』ミネルヴァ書房，2016.
DSM-5をふまえて、認知発達支援の基礎用語をわかりやすく解説している。
- 松井豊監修『スタンダード発達心理学』ライブラリースタンダード心理学7，サイエンス社，2013.
生涯発達の視点に立って、人が発達していくプロセスを誕生から老年まで一貫して学ぶことができる。
- 大川一郎・土田宣明・宇都宮博他編『エピソードでつかむ老年心理学』シリーズ生涯発達心理学5，ミネルヴァ書房，2011.
各項目の冒頭に関連するエピソードがあり、具体的イメージを持って学ぶことができる。心理学以外に医療・福祉の関連領域の知見も盛り込まれており、内容は広範囲で多岐にわたっている。また、標題の老年期のみではなく、中年期からの移行に視点があることが一層理解を深める特徴となっている。
- 海保博之監修／権藤恭之編『高齢者心理学』朝倉書店，2008.
高齢者心理学の歴史や現状について概観し、新しい知見も盛り込まれている。基礎と展開の2部構成。展開の項では、今後の課題や社会的視点の重要性なども挙げられ、より深い学びへとつながる。
- 日本心理学会監修／長田久雄・箱田裕司編『超高齢社会を生きる―老いに寄り添う心理学』誠信書房，2016.
超高齢社会を迎えた今、心も体も健康でいるためにはどうしたらよいか、認知症になったらなどの、さまざまな課題がある。当事者・周囲ができることを心理学の視点から理解しやすく説明している。

演習問題

① 1. 認知と思考、2. 言葉、3. からだと運動、4. 自己、5. 親子関係と友だち関係の観点から、それぞれの発達段階にみられる特徴をまとめてみよう。

② それぞれの発達段階にみられる問題行動をまとめ、どのように対処していったらよいのか考えてみよう。

③ 自分がどのような高齢期を過ごしているのか、想像してみよう。そのためには成人期をどのように過ごし、具体的にどういった準備をしたらよいのかを具体的に考えてみよう。

④ それぞれの障害にみられる特徴をふまえて、発達段階を通じてどのような支援が必要かまとめてみよう。

第5章　この方はどのような社会的影響を受けてきたのか
——社会とコミュニティの心理学——

1

社会心理学とは、人と人との相互作用の
あり方を研究する学問領域であり、
多様な社会的行動や社会現象を扱う。
社会心理学を学ぶことを通して、
自分が福祉の場でかかわる相手に対して
どのような印象を与えているのか、
福祉の場でかかわる相手とどのような距離を保つことが適切か、
福祉の場でかかわる相手の態度は、
どのような過程を経て形成され、
また、そのような態度が意味する内容とは何かを考えてみよう。

2

臨床社会心理学では、心理的障害や適応上の問題について
社会心理学の知見を用いての理解・解明を通して、
予防・介入的示唆を行うことを目指しており、
福祉の実践にも多くの示唆を与えてくれる。
臨床社会心理学の知見を福祉の実践に
どのように活用できるかを考えてみよう。

3

コミュニティ心理学は、人がともに生き、
お互いの力で生活環境を積極的に変えていくことを
心理学的に援助することを目的としている。
コミュニティ心理学では、心理学の専門家が
その人の周囲にいて、その人にかかわる心理学以外の専門家が
その人に効果的にかかわることができるように
間接的に援助をする方法について学ぶ。
心理学の専門家の間接的援助を
効果的に受ける方法を考えてみよう。

1. 社会心理学

A. 社会心理学とは何か

　社会心理学では、人びとが日常生活の中で影響を与え合っている、その相互作用のあり方を扱っていく。社会心理学の定義としては、さまざまな定義がみられ、たとえば「個々人の思考、感情、行動が、現実の、想像上の、または合意された他者の存在により、どのように影響されるかを説明しようとする学問」(Allport, G.W., 1954)、「認知的・社会的過程が個々人の他者に対する知覚、影響、関係のあり方にどう影響するのかを科学的に研究する学問」(Smith & Mackie, 2000)、「他者についてどのように考え、影響し、関係するかを科学的に研究する学問」(Myers, 2002) などがある。総括すると、社会心理学とは、「個々人や集団が日常生活の中で互いに影響を与えあって生きている、その相互作用のあり方を科学的に研究する学問」だといえる。

B. 社会心理学ではどのようなことを扱っているのか

　社会心理学は、個々人が行う判断や対人関係、集団でのふるまいなど、多様な社会的行動や社会現象を扱っている。ここでは、①社会－認知的過程と、②対人間過程、③パーソナリティ過程に大きく分け、みていくことにする。

[1] 社会－認知的過程

　初めに、帰属、印象形成などの社会的知覚・認知や、態度など社会心理学の中でも人の認知過程に焦点を当てている領域について記述する。

(1) 帰属

　自分の友人であるＦ美さんが突然、大学をやめて実家に帰ってしまった。このようなとき、人はその事態のわけを知りたくなり、原因を探るだろう。このように、他者の行動からどうしてその行動が生じたのか原因を考える、その推論を帰属という。

　帰属には、情報の処理の仕方や自尊感情などによって種々の「歪み」が生じることが明らかにされている。たとえば、①観察された行為の原因を

帰属
attribution
周囲で起きる出来事や人の行動の原因を推論すること。

行為者の内部属性に帰する一方で、状況的要因を過小評価する（根本的な帰属の誤り）、②観察者が行為の原因を行為者の内的属性に求めようとするのとは対照的に、行為者自身は自分の行為の原因を外部に求めやすい（行為者と観察者の帰属のズレ）、③自分が成功を収めやすいのに対し、失敗した場合にはその原因が外部（課題の困難さ、運の悪さ）に求められることが多い（利己的な帰属のバイアス）、などが挙げられる。このように日常何気なく行われている原因帰属にはバイアスがかかっていることも多い。

（2）印象形成

　就職試験の面接を控えている B 夫くんは、面接に備え、服装・振る舞いにたいそう気を配っている。それは、初対面で少しの間、話をしただけで、人は相手の印象を明確に持つ傾向があり、その第一印象がその後の、その人物への対応にも影響を与えてくることをわかっているからである。

　他者の印象はさまざまな側面について形成されるが、そのうちより重要で印象の中心をなしているのは、その人を好きか嫌いか、よい人か悪い人かといった評価であろう。人は、いくつかの特性が示されたとき、個々の望ましさを単純に加算するのではなく、平均化して統合することが知られている。さらに、もしそれらの特性の重要度が異なってくる場合には、その重要度に応じて重みづけをして平均している。また、印象形成過程では、さまざまな評価的バイアスが生じることも知られている。たとえば他者についてポジティブな特性とネガティブな特性が示された場合、人はネガティブな特性により注目し、そちらの方に重みのかかった印象を形成する。これは、ネガティビティ・バイアスと呼ばれる。その他の代表的なバイアスとしては、ある特性において優れている人をみると、その人はそれ以外の面でも好ましい特性を持っていると考える傾向が挙げられる。このようなバイアスはハロー効果（halo effect）と呼ばれる。

（3）態度

　人は、他者や事物、意見や見解に対して、評価をする。たとえば、あるサッカー選手を応援したり、ある政党の政策に対して賛成や反対をしたりする。こうした対象に対する、よい－悪い、好き－嫌い、賛成－反対といった評価的反応を態度（attitude）という。ローゼンバーグとホブランド（Rosenberg & Hovland, 1960）は、態度を認知的成分、感情的成分、行為的成分の3つからなるとし、こうした成分からなる態度を、社会的刺激（つまり、態度対象）とその対象に対する反応を媒介するものと捉えた。例として、「タバコは身体に悪い」（認知的成分）、「タバコが好き」（感情的成分）、「タバコを吸いたい」（行為的成分）となる。これらは相互に整

ネガティビティ・バイアス

ハロー効果
halo effect

ローゼンバーグ
Rosenberg, Milton J.

ホブランド
Hovland, Carl I.

合性が保たれるようになっているという。

　それでは、態度とは、まったく変化しないものなのだろうか。態度とは、比較的安定したものではあるが、ずっとある一定のところにとどまっているというわけでもない。いろいろな考えや価値に触れ、変容していく可能性を持つ。

　説得（persuation）は、このような態度変容をもたらす方法の1つである。説得の効果を規定する要因としては、①説得者ないし送り手に関する要因、②説得メッセージの内容に関する要因、③説得メッセージが送られる際の文脈の要因、④被説得者ないしは受け手に関する要因が挙げられる。たとえば①については、送り手の信憑性の高さにつき、同じメッセージを伝えるにしても、送り手の信憑性の高さが異なると、その効果は異なってくる（Hovland&Weiss, 1951）。そして、その効果が、時間経過により変わるスリーパー効果と呼ばれるものもある。

　説得を効果的に進める方法として、フット・イン・ザ・ドア・テクニックやロー・ボール・テクニックのような段階的要請法が挙げられる。フット・イン・ザ・ドア・テクニックは、徐々に要求を大きくすることで受け手の応諾の可能性を高めようとする方法である。ロー・ボール・テクニックでは、最初に手の届くところにボールを投げるように、比較的受け入れられやすい条件の依頼をして承諾を引き出し、その後によい条件のいくつかを除去（あるいは悪い条件を付加）した上で最終的な応諾を求める。ここまで出てきたような技法や知見を、普段の生活に応用することも可能かもしれない。しかし、一方で、こういった説得技法は、破壊的なカルト集団で、新メンバーの勧誘などに用いられることもある。

(4) 対人魅力と対人距離

　人は、特定の他者を好きになり、その人に接近しようとし、また別の他者を嫌いになり、その人から回避しようとする。このような他者に対する好き－嫌い、ないし接近－回避傾向を対人魅力という。社会生活を営む中で、人を好きになったり嫌いになったりする。そして好意・非好意（相手に対するポジティブな態度とネガティブな態度）と対人距離との関係については、一般に好意は密接な対人距離をとらせ、嫌いな人よりも好きな人との間の距離を縮め、見ず知らずの人よりも友人、知人との距離を小さくする。逆に、非好意に関連すると思われる特徴を持つ人とは対人距離を大きくする。ただ、対人距離が好意・非好意に及ぼす影響についてみてみると、密接な対人距離が好意と非好意の両方を生み出すことが知られている（Mehrabian, 1968）。

スリーパー効果
sleeper effect
信憑性の低い送り手からのメッセージによってみられる説得の遅延効果。

フット・イン・ザ・ドア・テクニック
The foot-in-the door technique
まず、送り手は受け手が応諾しやすい小さい要求を行い、受け手がその要求を受け入れた場合、最初の要求より大きい要求をする。送り手にとっては、この2度目の大きい要求が本来望んでいた要求である。この技法は、訪問販売に来たセールス・パーソンが開けてもらったドアを閉められないように足をドアに挟みいれる動作を意味してこう呼ばれている。

ロー・ボール・テクニック
low-ball technique
承諾先取法または特典除去法とも呼ばれる。

[2] 対人間過程

社会心理学ではさらに、人と人との相互作用に着目し、多様な対人行動の背景にある心的メカニズムの解明や、他者の存在が行動に与える影響について扱う。

(1) 自己開示

自己開示は、ジュラード（Jourard, S.M., 1971）によって、人間の精神的健康とのかかわりという観点から用いられた概念である。ジュラードは、自己開示のレベルが高い人は精神的健康のレベルも高くなると考えたが、その後の研究では、自己開示が多すぎても少なすぎても精神的には不健康であることが示されてきている。また、社会心理学においては、自己開示をコミュニケーションの一側面として捉え、対人関係の中での自己開示に着目した研究も多い。たとえば、対人関係の親密性の段階によって、自己開示の相互性が異なっていることが調べられてきている。対人関係の発展する過渡期では互いの信頼を高め合う必要から、内面的な自己開示を返報する傾向が強く、一方非常に親密になり対人関係が確立された段階では、自己開示が返報されることが少なくなるというものである。

(2) 社会的交換理論

対人関係の均衡と崩壊の過程を理解する上で、有効な考え方の1つは、ホマンズ（Homans, 1974）の社会的交換理論である。これによると、自分が他者との関係に向けて投入したコストに対して、どれくらいの報酬がどのように返されるのかで、その人のその関係に対する満足の程度が左右される。報酬とは、金銭的な利益や生得的な満足だけでなく、愛情や安らぎ、承認や尊敬なども含まれる。一方、経済的な損失や時間、生理的苦痛だけでなく、心理的な不安や心配なども関係維持に伴うコストになる。

(3) 集団過程

集団とは、2人以上の組織構成を伴う集まりである。集団の現象として、たとえば、社会的促進や社会的手抜きが挙げられる。社会的促進とは、他者が存在することで、課題の達成度などが向上する現象である。一方で、社会的手抜きとは、集団で共同の作業にとりくむ際に、1人あたりの遂行量が低下することをいう。

人の集まりを、心の離れた単なる「集合」ではなく、何らかの心理的一体感を持った実体としてつなぎとめる性質のことを集団の凝集性と呼ぶ。集団の凝集性は、成員が集団に対してどの程度の魅力を感じているかで測定されることが多い。

集団が形成され、成員同士にある種の相互作用が生じるようになると、集団の内部での成員間の関係が明確になってくる。成員間の心理的な関係

ジュラード
Jourard, Sidney M.
1926〜1974

自己開示
self-disclosure
自分自身に関する情報を他者に対して言語を介して伝達すること。

ホマンズ
Homans, George C.
1910〜1989

社会的交換理論
social exchange theory
人と人との関係がどのように推移するのかを報酬とコストの交換過程として捉えようとする理論。

集団

凝集性
cohesiveness
集団内にその成員をとどまらせようとして働く力の総和。

にはある程度安定した形態ができ、それを集団の構造（group structure）と呼ぶ。そして、集団に所属し活動しているうちに、認知や判断、行動について「こうあるべきだ」という一定の基準や価値観が共有され、規範が形成される。こうしてできた「かくなる状況ではこう判断し、このような行動をすべきだ」といった集団内の成員が共有する判断の枠組みや思考様式を、集団の規範（norm）という。規範は成員の心理や行動に強い影響を及ぼす。

また、集団の中で、他者が期待する行動様式は役割といわれる。多くの人は、同時に複数の集団に所属し、複数の役割を担うことになる。ところが、ある場面で個人が期待される役割が矛盾・対立すると、一定の緊張が喚起される。この状態を役割葛藤という。たとえば、家庭では母でありながら、社会では管理職である女性が、自分の子どもが病気のとき仕事を休むかどうか迷うのも、役割葛藤の例である。

個人と集団との関係について、自分の属する集団の成員のことは、その他の集団の成員と比べ、より好意的に評価することも知られており、内集団バイアスといわれている。

(4) 文化

ある文化に生まれ育ったことにより、人はその文化特有の価値観、コミュニケーションの仕方などを身につける。そのため、文化的背景の異なる人とのコミュニケーションで、誤解や摩擦を生むことも少なくない。たとえば異文化間の人間関係を阻害する要因として、自文化中心主義の態度が挙げられる。これは、ステレオタイプ、偏見を持つことにも関連する。

そのような中で、多文化主義の考え方は、有益である。多くの異文化に触れ、異文化を理解し、異文化の人びととのよりよい人間関係を築くことは、自分を客観的に見つめ、成長するよい機会といえるだろう。

[3] パーソナリティ過程

感情や、自己効力感情、自己注意と自己制御など自己やアイデンティティにかかわる研究にあたる。次に記述する社会不安もその例として挙げられる。

社会不安とは、「現実の、あるいは想像上の対人場面において、他者からの評価に直面したり、もしくはそれを予測したりすることから生じる不安状態」（Schlenker & Leary, 1982）である（Leary, 1983を参照）。このような社会不安を含め、さまざまな不快な感情を扱った研究は、現在、臨床社会心理学の領域でも、積極的に進められている。

内集団バイアス

文化
culture
何世代にもわたる個人や集団の努力によって多くの人により受け継がれた知識、経験、信念、価値観、態度、意味、階級、宗教、時間の概念、役割分担、空間の使い方、世界観、物質的な財産などすべてを包含したもの。

自文化中心主義
ethnocentrism
自分が所属する文化の価値を基準に他の文化を判断すること。

ステレオタイプ
stereotype
特定の社会集団に属する人びとをまとめてカテゴリー化し、過度に単純化した見方（認識の枠組み）・イメージを指す。「日本人は勤勉だ」など。必ずしも肯定的なものでないことが多い。

多文化主義
multiculturalism
政治的、経済的、文化・言語的不平等をなくして、エスニック集団の多様性をそのまま認めながら調和ある1つの社会を作っていこうとする、国民・社会統合イデオロギーとして生みだされた。そこでは、それぞれの文化の平等が強調される。

2. 臨床社会心理学

A. 臨床心理学と社会心理学のインターフェイス

　社会不安や、抑うつなど心理的困難や適応上の問題は、従来心理学の中でも「臨床心理学」が取り扱ってきたテーマである。

　臨床心理学とは、「主として心理・行動面のより健全な向上を図ることを目指す心理学の一専門分野」（高山, 1999）と定義される。臨床心理学の活動は、臨床心理査定、臨床心理面接、臨床心理的地域援助、臨床心理学的研究から構成されている。そして、ここに、「社会心理学」でのアイディアや研究成果をいかして、アプローチしていくのが、臨床社会心理学である。

　エイブラムソンらは、抑うつという心理的障害に対して、社会心理学における「帰属」の視点から分析することを試みた。たとえば、ある会社で、E美さんが、ささいな失敗をしたとする。この仕事の失敗を、「上司の指示が悪かったんだ」「時間がなく、失敗して当然だったのだ」と、上司の指示の悪さ、時間のなさに帰属する場合には、気分の落ち込みはそれほどではないだろう。しかし、「自分には能力がないから失敗したのだ」のように、仕事の失敗の原因を、自分の能力に帰属した場合は落ち込みの程度は高まるだろう。このような研究が刺激となり、その後、社会心理学の視点を心理的障害・適応上の問題の理解・介入に導入する動きが活発になっていった。

　以上からもわかるように、臨床社会心理学では、心理的困難、適応上の問題について、社会心理学の知見を用いて理解・解明し、予防・介入的示唆を行うことを目指す。そして、具体的には、次のような目的・視点からアプローチしていく（坂本他, 2004）。

①心理的に不適応な状態が発生し、それが続いたり悪化したりするのか。
　そのメカニズムを社会心理学的な視点や方法論から明らかにする。
②不適応状態が人びとにどのように受け止められているか、認識されているか、分類されているかを社会心理学的な視点や方法論から明らかにしていく。
③不適応状態への介入に関して、社会心理学的な視点から考察したり、介入法を提案する。

エイブラムソン
Abramson, L.Y.
1950〜

抑うつ
depression の訳語。"depression" という単語は、①気分としての抑うつ（抑うつ気分）、②症状のまとまりとしての抑うつ（抑うつ症候群）、③疾患単位としての抑うつ（うつ病）の3つの意味で用いられる。

④不適応状態への介入や予防の効果を高めるため、社会心理学における分野の成果を取り入れる。

　近年では、心理的な悩みごとを有する人が臨床心理相談室を訪れるのを待つだけではなく、積極的に心理・行動面での健康増進、教育場面における適応の促進などに取り組んできている。その具体的な例としては、社会的スキル訓練が挙げられよう。

社会的スキル
social skills

　社会的スキルとは、「対人場面において相手に適切かつ効果的に反応するために用いられる言語的、非言語的対人行動」と定義される（相川, 1999）。人は対人的な相互作用を円滑にするための手段や技術を、成長の過程で培っていくものだが、その習得の程度や発揮の仕方には個人差がみられる。他人との良好な関係を形成するためには、相互作用を行う最小限の能力が要求される。うまくいかない人は、自分にとって不都合な対人的状況をつくりあげる可能性が高くなる。その結果、対人的な状況で過度に不安を抱いてしまったり、対人的な状況を避けてしまったりすることもあるだろう。過度な不安は、社会不安につながりかねない。そこで、対人場面における不適切な行動を修正し、必要な社会的スキルを積極的に学習させることで、対人行動の障害やつまずきを改善しようと試みるのが、社会的スキル訓練である。社会的スキル訓練では、いかに対人コミュニケーションを行うかという点で、社会心理学のアイディアがいきてくる。

B. 臨床社会心理学の領域

　臨床心理学では、心理・行動面での障害に対する援助、これらの障害の予防、人びとの心理・行動面のより健全な向上を図ることを目指す。社会心理学では、人が日常生活の中で影響を与え合っている、その相互作用のあり方を扱っていく。社会心理学は、社会的行動や現象がどのように生起するのか、その「過程」に焦点を当て、そこに関与する主要な要因をみつけ、その影響を説明する理論やモデルを構築しようとする。この社会心理学領域の中には臨床心理学と関連するものが多く、臨床社会心理学を構成する一部となる。一方、臨床心理学も、臨床心理査定、心理療法やカウンセリング、健康・教育、予防などの研究テーマがあり、個人の適応を扱う。このうち、心理療法やカウンセリングのある部分と、健康・教育、予防などには、社会心理学の原理や知見を応用したり、これらを基礎として独自の展開をすることが可能である。

　基礎的な心理学領域である社会心理学で得られた知見を臨床心理学に応用したり、臨床現場における取り組みを基礎的な心理学から眺めるといっ

た形で、基礎と実践の交流が進めば、これらの領域が発展するにとどまらず、積極的な心理治療や、心理教育などの早期介入による予防など、応用範囲がますます広がっていくだろう。

3. コミュニティ心理学

A. コミュニティ心理学とは

[1] 医療制度改革の現状

　介護保険の導入の目標の1つは、在宅介護の推進である。高齢者が福祉施設や病院にいる時間をできるだけ短くし、自宅で福祉の支援を受けながら生活することが求められている。厚生労働省は、2006（平成18）年に、高齢者が長期入院する療養病床について、2011（平成23）年度末までに介護型療養病床13万床を全廃し、医療型療養病床25万床を15万床に削減するという改革案を提出した（当初、介護型療養病床は2011年度末に廃止される予定であったが、2011年6月の介護保険法改正では廃止時期が2017年度末までに延期された）。この案に対して、長期入院患者の退院後の受け皿整備の不備により、介護難民が出現することを危惧する声があがっている。退院後の行き場がなく、病院に長期にわたって入院し続けることを社会的入院と呼ぶことがある。この改革は、社会的入院を減少させることがねらいの1つであろう。

　急速な少子高齢化に伴い、医療保険制度や介護保険制度の破綻が心配されている。これらの制度は、現在20歳〜60歳の世代によって支えられている。しかし、少子高齢化が進むにつれて20歳〜60歳の世代が減少し、受給者が増加していけば、制度が立ち行かなくなるのは目に見えている。そのため、介護の必要な高齢者を家庭や地域で介護することが必要とされている。コミュニティ心理学は、家庭や地域で介護する人びとを支援することを目的の1つとしている。

[2] 脱施設化と施設間移転

　病院や福祉施設などの施設に入所している人を施設から解放し、自宅や地域で看護や介護していこうとすることを脱施設化と呼ぶ。脱施設化がうまく進むためには、施設を出た後の受け皿が整備されていることが必要で

在宅介護
自宅など在宅のままで介護を行うこと。

脱施設化
障害や病気などをもつ人を施設に収容するのではなく、できるだけ地域で看護や介護をしていこうとする考え方。

ある。社会的入院は、退院後の行き場がないために病院にとどまるのであり、受け皿がないまま無理に退院しても、また別の施設に行くことになる。このように、ある施設から別の施設へと居場所を替えることを施設間移転と呼ぶが、施設間移転を繰り返しているうちに、より問題が深刻化してしまう可能性が高い。施設間移転の途中で脱落し、ホームレスの状態となってしまう人が出てくるかもしれない。

このような問題を避けるためには、本人の社会的適応能力を高めることやADLを高めるなど、本人自身に対する支援が必要であるが、同時に、脱施設化をした人を地域社会全体で受け入れる体制作りをすることも必要である。それは、高齢者だけの問題ではなく、精神障害者や発達障害者にとっても必要とされている。また、不登校や引きこもり、児童虐待など、地域社会全体がかかわらなければ解決が困難な問題は多い。しかし、脱施設化をした人を地域社会全体で受け入れることは、必ずしも容易ではない。核家族化が進行し、極端な都市への一極集中と地方の過疎化が進み、地域のつながりが希薄化している現在、地域社会という言葉すら忘れ去られようとしているかにみえる。

社会的適応能力
ここでは、新しい環境にうまく馴染んだり、自分にあった仕事を見つけ、続けることなどを意味している。

ADL：
Activities of Daily Life
日常生活を遂行するために必要とされる活動。

[3] コミュニティ心理学の目的

コミュニティ心理学
地域社会における住民の精神衛生の諸問題を扱う心理学。

エンパワメント
コミュニティを活性化させ、コミュニティの力を最大限発揮できるような外部からの働きかけ。

コミュニティ心理学は、「人が共に生き、お互いの力で生活環境を積極的に変えていくことを心理学的に援助すること」を目的としている（Rappaport & Seidman, 2000; Scileppi, Teed,& Torres, 2000）。コミュニティ心理学では、このような援助をすることをエンパワメントと呼ぶ。コミュニティ心理学では、問題を抱えた人の解決すべき課題だけに焦点を当てるのではなく、その人が生活する空間そのものに焦点を当てる。また、問題の病理性だけでなく、その人が問題に対応することが可能な健康的な側面や、生活空間における援助のための資源を探そうとする。このように、コミュニティ心理学は、多くの面で臨床心理学やカウンセリングと類似点だけではなく相違点を持つ。

山本和郎（2000）は、コミュニティ心理学を背景とした心理臨床の基本姿勢として、以下の点を挙げている。①集団、大衆、地域社会を対象とすること、②予防およびそのための教育を重視すること、③地域社会中心の責任性であること、④クライエントの生き方そのものにかかわり、生活を支えていくことを考えること、⑤クライエントがケース化する過程（事例性）を重視すること、⑥心の成長促進モデルに基づくこと、⑦クライエントに対して治療（セラピー）よりもケア（援助）を中心とすること、⑧クライエントの状況に合わせた創造的なサービスを行うこと、⑨多面的、総

合的なサービスを目指していること、⑩ケア・ネットワークをつくり、さまざまな人びと、さまざまな専門機関との連携の中でクライエントを支えていこうと考えること、⑪ケアの連続性を重視すること、⑫非専門家やボランティアの人びととの協力を大切にし、その人たちとのかかわりをネットワークの中に入れていくことを考えること、である。

コミュニティ心理学の方法にはさまざまな内容が含まれるが、ここでは、その主な方法として①予防、②危機介入、③コンサルテーションの3つの方法についてみていく。

B. コミュニティ心理学の方法

[1] 予防

人は生活していく上でさまざまな困難に出会う。しかし、困難な問題も最初から困難だったとは限らない。私たちは、困難が生じてしまってから「あのとき、あのようにすればよかった」「あのとき、ああするんじゃなかった」などと振り返ることがしばしばである。これは、困難が生じる前には解決の可能性があったことを示している。解決可能な時点でうまく対処できていれば、困難な問題にまで発展しなくて済んだかもしれない。

このように、問題が生じることをあらかじめ防止することが予防である。例を挙げると、生活習慣病になるとさまざまな深刻な健康上の困難が生じてしまう。糖尿病になると脳梗塞や心筋梗塞のリスクは飛躍的に高まる上に、厳しいカロリー制限や、場合によってはインシュリンの注射をし続けなければならなくなる。しかし、生活習慣病を予防することは、病院の助けを借りなくても自分でできることが多い。定期的な運動、食事内容の見直し、節酒、禁煙など、知識と意欲があれば実行可能なことが含まれている。

キャプラン（1964）は、予防の水準を3つに分けた。それは、第一次予防、第二次予防、第三次予防である。予防のための働きかけを予防的な介入と呼ぶ。

第一次予防は、健康な人びとを健康なままに保つことを目的としている。対象は、現在、心理的な問題の兆候がない人びとであり、方法としてはその人の生活環境に働きかけて改善を促すか、あるいは対象となる人びとが将来出会うであろうさまざまな困難を乗り越えるための能力を高めるかのいずれかの方法をとることになる。環境に働きかける方法としては、対象となる人びとが所属する環境の人間関係をよくすることや、家族関係を改善するよう支援することなどが当てはまる。個人に働きかける方法と

生活習慣病
肥満や喫煙、運動不足などの日常の生活習慣に起因する病気の総称である。高血圧、高脂血症、糖尿病などがその典型である。

キャプラン
Caplan, Gerald
1938 ～

しては、その人のやればできるという感覚（自己効力感）を高める方法などがある。第一次予防がうまくいくためには、①予防的介入が個人よりも集団に対して行われること、②集団に不適応の兆候が現れる前に介入すること、③集団内の個人の心理的適応を強めるように意図されていること、が必要である。このように、第一次予防は問題の発生そのものを減らすために行われる。

第二次予防は、心理的問題を生じさせる危険性を抱えた個人を援助し、心理的問題が生じることを未然に防ぐことを目的とする。この段階では、人はすでに何らかの心理的問題の兆候を示していることが多い。第二次予防は、心理的問題の芽を摘み取ることにより、問題がそれ以上大きくならないようにするために早期に介入を行う。このように、第二次予防は早期の介入により、問題の程度を低めることでその可能性を減らすことを目的として行われる。ただし、問題の程度を正確に把握しなければ第二次予防を効果的に行うことは困難である。

第三次予防は、すでに長期にわたって生じている心理的な問題の結果として起こる困難を緩和することを目的とする。対象となるのは、すでに心理的問題が起きており、現在も継続している人びとである。予防的な介入の目標は、心理的問題を持つ人びとができる限り正常な生活に戻るのを援助することである。職場や集団での生活から遠ざかっている期間が長いほど、元通りの生活に戻る上で困難が伴う。

うつ病の患者を例にとると、うつ病による休職が長びけば長びくほど職場での業務と、同僚との集団生活に再適応することは難しくなる。ずっと病院や家庭にいた人は、他の人と接触することに強い不安を感じることも多いし、職場でのスケジュールが決められた生活と、その人の生活のペースが合わないことも多い。このような場合、その人が外に出られるようになれば、デイケアのサービスやセルフヘルプグループなどを利用して集団の中で自分のペースで生活することから始めると効果的であろう。本人の調子がよくなると、周囲はすぐにでも職場で元通りの活躍をしてくれることを期待してしまうものだが、焦らず第三次予防と治療を組み合わせることが復帰への近道になることも多い。

［2］危機介入

災害、事故、家族との死別、病気、失業、離婚など、人生において危機的な状況に遭遇する可能性は高い。これらの危機的な状況の多くは、予測することが困難な場合が多い。しかし、子どもの独立や自身の定年などは予測可能な危機であるにもかかわらず、多くの人はその事態を受け入れる

うつ病
希望の持てなさ、無気力、空虚感、引きこもり、低い自尊感情、悲しみなどによって特徴づけられる慢性的な状態をうつ病と呼ぶ。

ことに大きな困難と努力を必要とする。このように、私たちの人生は常に危機と隣り合わせであり、危機の多くは不意に訪れる。私たちの平均余命が延びるほど、生涯において危機に遭遇する可能性は高くなる。しかし、私たちの多くは、危機に対してどう対応すればよいのかわからないことが多い。

危機介入とは、今、危機的な状況にある人に対して行われる心理的援助である。山本（2000）は、危機介入の特徴を以下のようにまとめている。

①危機理論によってクライエントの問題発生状況を理解し、その理解に基づき具体的な介入を行う。

②その目的は、ともかくできるだけ早く、クライエントが崩したバランスをもとの状態に回復させることである。

③そのための面接回数はせいぜい5回以内である。

以上のように、危機介入とは、治療および実践の方法を危急な困難を体験している人の援助として適用することをいう。危機介入は、ソーシャルワーカー、看護師、教師など、困難を体験している人の身近にいる援助者によって行われることが多い。危機介入を行う際には、困難を体験している人にとっての危機の重大性と、危機に対処するための資源をアセスメントする必要があるとされる。適切な危機介入を行うことにより、PTSD（心的外傷後ストレス障害）を減少させることが期待される。

危機介入は、災害など危機的な状況が生じたときに意識せずに行われていることも多い。しかし、危機介入には介入に適したタイミングがあり、介入方法も一般のカウンセリングとは異なる。

[3] コンサルテーション

コンサルテーションとは、カウンセラーなどの専門家が問題を抱えた人に直接かかわるのではなく、日頃からそれらの人の相談・援助にあたっている人、たとえば、教師、保健師、ソーシャルワーカー、ヘルパー等にかかわり方の助言・援助をすることによって問題の解決を図ることである。

精神保健の領域でコンサルテーションの概念を最初に提唱したキャプラン（1964）は、「コンサルテーションは、二人の専門家（一方をコンサルタントと呼び、他方をコンサルティと呼ぶ）の間の相互作用の1つの過程である。そしてコンサルタントがコンサルティに対して、コンサルティの抱えているクライエントの精神衛生に関係した特定の問題をコンサルティの仕事のなかでより効果的に解決できるよう援助する関係をいう」と定義している。山本（1986）は、コンサルテーションとコミュニティ心理学のかかわりを述べる中で、「地域精神衛生活動やコミュニティ活動におい

PTSD
回避できない外傷的な生命を脅かす出来事に巻き込まれたり、さらされたことによる混乱の一形態。専門的には、症状が1ヵ月以上続く場合にのみ、PTSDと診断される。

精神保健
健康で問題のない心の働きの状態をいう。精神的に健康な人は自分自身についても他人についても正確に知覚し、不安に損なわれずに人生にかかわっていくことができる。専門家の立場からすると、人びとが良好な精神保健を保つための働きかけをいう。

スラデクゼック
Sladeczek, Ingrid E.

ヒース
Heath, Nancy Lee

ブリンダー
Blidner, Aron

ラナロ
Lanaro, Lisa Marie

直接的援助
心理アセスメントやカウンセリングなどのように、心理学の専門家が心理的な困難を抱える人に直接かかわることをいう。

間接的援助
心理学の専門家が、心理的な困難を抱える人にかかわるさまざまな専門家（教師、看護師、保健師、介護士、ヘルパーなど）に助言をしたりすることで、心理的な困難を抱える人本人に直接かかわることなく間接的に援助することをいう。

ストレスマネジメント
ストレスを適切な状態に管理したり、ストレスに対する適切な対処方法を身につけたりすること。

ドゥハティー
Dougherty, A. Michael

て、コンサルテーションの方法は最も重要なサービス方法であるだけでなく、コミュニティ心理学の根本的な姿勢を技術的にあらわしたものなのである」と指摘している。このように、コミュニティ心理学の中ではコンサルテーションは重要な地位を占めている。

コンサルテーションが必要とされる理由について、スラデクゼック、ヒース、ブリンダー＆ラナロ（2003）は、以下のように述べている。すなわち、カウンセラーをはじめとする心理的援助者は、アセスメントや介入の必要性の急速な増加に直面しているにもかかわらず、それらの援助者に対する予算の割り当てが減少しているという現実がある。急激な予算の制約は、より費用対効果の見込める援助モデルの必要性を認識させる結果となった。とりわけ、米国においては、より費用対効果が高く、時間が効率的で、予防的であり、さらに直接的援助に較べてより多くの人びとに適用可能な間接的援助への関心が急速に高まっているという。

キャプラン（1964）は、コンサルテーションの種類を、以下のような3つのタイプに分類している。

①クライエント中心の事例コンサルテーション：コンサルティは、特定のクライエントに対応するためにコンサルテーションを受ける。コンサルタントは、そのクライエントの問題をアセスメントし、対応の仕方についてコンサルテーションを行う。

②コンサルティ中心の事例コンサルテーション：コンサルティが直面している問題をともに考え、コンサルテーションを行う。

③プログラム中心のコンサルテーション：対策自体に関するコンサルテーションであり、コンサルタントが職場の精神保健対策（たとえばストレスマネジメント）に意見を述べたり、具体的なノウハウを提供したりする。

ドゥハティー（2000）は、コンサルテーションを進める場合に、以下のような3つの重要な点があることを指摘している。

①コンサルテーションは教科書通りに進むことはほとんどなく、自分が何をするかということと、どのようにするかの両方に等しく注意しながらコンサルテーションを進める必要があること。

②コンサルテーションを行うに際して、スーパーバイザーのもとで練習を積むことが重要であること。

③コンサルテーションは可能な限り協働的な形で行う必要があること。

山本（2000）は、コンサルテーションの関係において、コンサルティの個人的な心情や心の内面に触れることをしないように戒めている。カウンセリングではクライエントのよろいを脱がせ、心の内面に向かうことを重

視するのに対し、コンサルテーションではコンサルティの専門性というよろいを強化し、専門性をより有効に発揮してもらうことが重要であると指摘している。コンサルテーションはカウンセリングの過程と似ているが本質的な部分で異なっており、コンサルテーションを進める際にカウンセリングとならないように十分な注意が必要である。

ジェネリックポイント

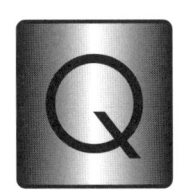 社会心理学、臨床社会心理学、コミュニティ心理学の違いは何でしょうか。

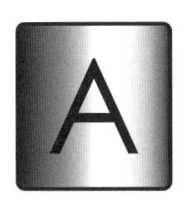 社会心理学は、世の中のあらゆる現象を心理学的に解明しようとする領域であり、臨床心理学的な発想や対人援助的な発想はあまり含まれていないことが特色です。臨床社会心理学は、臨床心理学で得られた知見をもとに、社会心理学的な発想を付け加えて、研究および対人援助を行おうとする領域です。とりわけ、問題を抱える人個人を対象とするのではなく、その人が所属する組織や家庭での対人関係の様相を重視します。コミュニティ心理学は、問題を抱えた人の問題だけに焦点を当てるのではなく、その人が生活する空間そのものに焦点を当て、問題の病理性だけでなく、その人が問題に対応することが可能な健康的な側面や、生活空間における援助のための資源を探そうとします。コミュニティ心理学では、問題を解明したり専門家としての対人援助を行うのではなく、コミュニティによる援助が行えるようエンパワメントすることが特色です。

①臨床社会心理学と社会心理学の類似点と相違点について考えてみよう。

②あなたの日常の身近な現象を1つ取り上げ、社会心理学的に説明してみよう。

③1人暮らしのお年寄りを支えるためには、コミュニティ心理学の考え方がどのように役立つか考えてみよう。

理解を深めるための参考文献

● 森脇愛子・坂本真士編『対人的かかわりからみた心の健康』北樹出版，2015.
臨床社会心理学の基本をおさえ、なおかつ DSM–5 に対応した最新の内容についてもわかりやすく書かれている。

● 齊藤勇編『図説社会心理学入門』誠信書房，2011.
社会心理学の幅広いテーマについてわかりやすく解説されており、理解しやすい。

● 坂本真士・佐藤健二編『はじめての臨床社会心理学—自己と対人関係から読み解く臨床心理学』有斐閣，2004.
臨床社会心理学の基本的な内容がわかりやすくまとめられている入門書である。

● 坂本真士・丹野義彦・安藤清志編『臨床社会心理学』東京大学出版会，2007.
臨床社会心理学で扱われるテーマについて詳しく解説されている。臨床社会心理学について深く知りたい人向けの本である。

● 植村勝彦編『コミュニティ心理学入門』ナカニシヤ出版，2007.
コミュニティ心理学の基本的な内容がわかりやすくまとめられており、初学者向け。

第6章 コミュニケーションをとることと考えること

――言語と思考の心理学――

1

言語障害はコミュニケーションの障害を中心として、私たちの日常生活にさまざまな大きな困難を生じさせる。こうした言語障害の原因やその症状は多様であるが、本章では言語機能を支える大脳の部位とその部位の後天性の障害が原因で起こる失語症について理解する。

2

"言語が思考や認識に影響するのか"という疑問は、言語が思考を規定するという言語相対性仮説の議論に始まる、言語と思考についての興味深い問題である。本章ではこの問題について、実証的研究例を確認し、言語と思考の関係についての見解を考える。

1. 言語と思考の異常

言葉を使用することや考えることは人間の高度な機能である。こうした機能は恒常的であるとは限らず、不幸にしてその機能が損なわれることがある。本節では、こうした障害の中で、主にコミュニケーションの成否に大きくかかわる言葉の使用に関する機能障害、すなわち、言語障害について述べる。

A. 脳に支えられる言語機能とその障害

言語機能は、主に「聞く」「話す」「読む」「書く」の4つのモダリティに分けられる。「聞く」と「話す」は音声言語に、「読む」と「書く」は文字言語にかかわる能力であり、「聞く」と「読む」は理解能力、「話す」と「書く」は産出能力である（**表6-1**）。

表6-1　言語機能のモダリティ

	理解面	産出面
音声言語	聞く	話す
文字言語	読む	書く

それぞれのモダリティには大脳の言語野のある特定の部位がかかわっている（**図6-1**）。大脳は左右2つの半球に分かれており、この2つを脳梁と呼ばれる神経繊維の束がつなぐ構造になっている。言語機能はほとんどの場合、左半球に側性化されている。主要な言語野は前頭葉のブローカ領域と側頭葉のウェルニッケ領域である。ブローカ領域は前頭葉下前頭回に位置し、ウェルニッケ領域は中側頭回の一部に位置する。これらの領域は概していえば、ブローカ領域が言語の産出に、ウェルニッケ領域が言語の理解にかかわっている。これら2つの領域は弓状束と呼ばれる神経繊維で結ばれている。そして、これら2つの領域と弓状束はシルビウス溝と呼ばれる脳表面にある溝を囲むように位置しており、これらの部分を通常、言語野と呼ぶ。

大脳の言語野が何らかの理由で障害を受けた場合、言語機能が著しく障害を受ける。脳の障害が原因となって起こる言語障害にもさまざまなもの

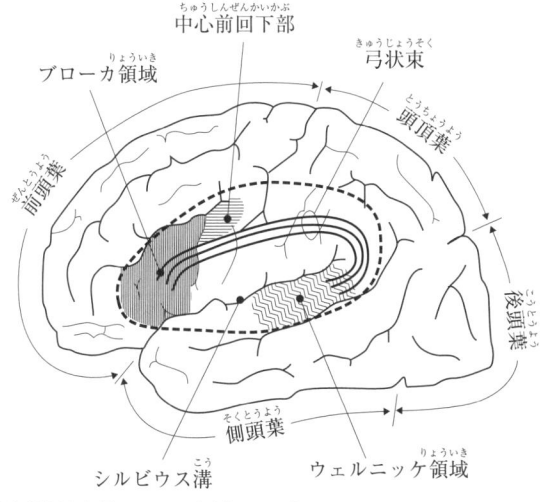

図 6-1　主要言語領域（点線で囲んだ部分）

中心前回下部

ブローカ領域

弓状束

前頭葉

頭頂葉

後頭葉

側頭葉

シルビウス溝

ウェルニッケ領域

注）図は左半球を外側から見ている。（石合，2003）

があるが、ここでは、言語機能そのものを支える中枢レベルに問題がある
失語症を取り上げる。

失語症

B. 失語症とは

　失語症とは、言語野が種々の原因により損傷された結果、それまで正常
に働いていた言語を使用する機能が障害され、言語によるコミュニケーシ
ョンに種々の破綻が生じた状態をいい（笹沼，1993）、言葉を聞く、話
す、読む、書くというすべての言語モダリティの何らかの能力低下となっ
て現れる障害とされるのが一般的である（竹内，1995）。

　この定義から、失語症を他の言語障害と区別する大きな点として以下の
3つの特徴がまとめられる（浮田，2005）。まず、①正常な言語機能を獲
得した後に起こるものである。すなわち、先天性の障害や発達性の障害で
はなく、後天性の障害である。また、②大脳半球の言語野という限定され
た領域の損傷によって起こるものである。すなわち、脳の物理的損傷に起
因する。したがって、心因性の言語障害は含まれない。かつ、言語機能を
支えるとされる言語野という大脳の限定された領域の損傷に起因する。そ
れゆえ、認知症のように脳の全体的萎縮に起因する言語障害は含まれな
い。脳に物理的損傷を与える後天性の障害の原因として、脳血管障害（脳
梗塞、脳出血）、交通事故などによる頭部外傷、腫瘍などがある。また、
言語野は失語症を引き起こす中心的な部分であることに間違いはないが、
言語活動がこの領域にのみ依存するものではないことは注意しておかなけ

認知症
正常な発達過程を経ていったん獲得された知能や認知機能が、脳の器質的障害によって障害され、社会生活に適応することが難しくなった状態のこと。

ればならない。さらに、失語症の特徴として③言語の基本的能力である聞く、話す、読む、書くという４つのモダリティが程度の差はあれ、すべて何らかの障害を受けていることが挙げられる。では、４つの言語モダリティに具体的にはどのような障害が現れるのであろうか。次に、浮田潤（2005）に倣い、４つのモダリティごとに典型的な症状を紹介する。

C. 失語症の症状

[1]「聞く」ことの障害

　聴力の障害ではなく、聞こえたことを理解することが困難になる。すなわち、聴覚理解の障害であり、程度の差はあれ、ほとんどの失語症にみられる。語音認知の障害と意味理解の障害に分けることができる。語音認知の障害では、一つひとつの音、あるいは連続する音を正しく聞き取ることができない。意味理解の障害では、単語の音の聞き取りはでき、復唱もできるがその単語の意味がわからない場合がある。また、単語の理解は可能であるが、文の理解になると難しくなる場合がある。

　これらの障害の程度も症例によって大きく異なり、単純な指示や質問もまったく理解できない場合から、日常のコミュニケーション場面ではほとんど障害がわからない場合もある。通常のコミュニケーションには非言語的情報（たとえば、声の調子、表情、しぐさ、会話の文脈など）も利用されているので、非言語情報を察知する能力が良好に保たれていると、理解が比較的良好にみえる場合がある。

[2]「話す」ことの障害

　「話す」こと、すなわち、発話の障害も失語症の多様な症状の中で中核をなしている。具体的には主に以下のような症状がある。
（1）　流 暢 性の障害

　この症状は、しゃべり方（自発話）がぎこちなく、たどたどしく聞こえる。失語症ではこうした非流暢な発話と、内容はともかくしゃべり方には問題がない流暢な発話に分かれる。なお、こうした発話の流暢性は、後述する失語症のタイプを分類する際に軸となっている（竹内，1995，浮田，2005）。
（2）　喚語障害

　単語が思い出せない状態、すなわち、言いたい単語が出てこない症状である。重症度の程度差はあるが、失語症ではごく一般的に見られる症状である。また、言おうとしているものがはっきりわかっているが、その単語

語音認知の障害

意味理解の障害

の音が出てこないこともある。この場合、その単語の代わりにそのものの形状や用途を述べる、迂回反応と呼ばれる症状がみられる。私たちも日常経験する、言いたい言葉が"喉まで出かかる"現象（舌端現象、TOT現象）を想像してもらうとわかりやすいかもしれない。

（3）錯語

言いたい音や単語と違う音や単語が出てしまう症状である。たとえば、「めがね」を「めがれ」と言ってしまうように語中の音を誤る音韻性錯語、「時計」を「めがね」と言ってしまうように、言いたい単語とは違う単語が出る語性錯語、「新聞」のことを「しゃくしどう」と言ってしまうように、実在する単語とは捉えられないが、単語のような音の組み合わせの新造語などに分類される。

（4）ジャーゴン

意味をなさない音や単語のつながりが連続して出てくる症状である（たとえば、「タンタン」という音が繰り返されるなど）。意味をなさない音のつながりという点では新造語と類似しているが、それが連続して発話されるのが特徴である。

（5）文法の障害

この症状は単語をつなげて文を作ることが困難になる。名詞や動詞などの個々の語の喚語は問題ないが、それらを助詞や助動詞、語尾変化させて適切に文を作ることができない。助詞や助動詞、語尾変化などが省略される失文法とそれらを誤用してしまう錯文法に分類される。

（6）復唱の障害

聞こえたものをそのまま繰り返すことが困難になる。この障害の有無や現れ方も失語症のタイプを区別する1つの手がかりとなる。

[3]「読む」ことの障害

この障害は音読と読解の能力の障害に分けて考えられる。両方が同時に障害されている場合もあるが、どちらか一方だけが障害されている場合もある。たとえば、声に出して流暢に読んではいるが、意味がまったく理解されていない場合もあるし、その逆もある。また、症状の程度も異なる。日本語の場合、漢字と仮名を読むことを比べるとその障害の重症度に程度差がみられることがある。

[4]「書く」ことの障害

正しい文字の形態そのものが書けない、書けても適切な字が出てこない、語中の一部の字を誤る、文を書くがまったく意味をなさないものな

"喉まで出かかる"現象（舌端現象、TOT現象）
何かを思い出そうとしたとき、それ自身は思い出せないが、それについて何かを知っている感覚をもつ現象。思い出すべき単語を思い出せなくても、その単語の断片的な情報（たとえば、その単語の最初の文字やその単語と類似している音や意味など）については答えられたりすることがある。

錯語

音韻性錯語

語性錯語

新造語

ジャーゴン
jargon
ジャルゴンと呼ぶ場合もある。

失文法

錯文法

復唱の障害の要因
復唱の障害の要因には語音認知の障害のように「聞く」ことの障害と考えられる原因も含まれるが、本書では「話す」ことの障害に分類した。

ど、さまざまな症状がある。また、読むことの障害と同様に、漢字と仮名の間に障害の重症度に程度差がみられることもある。

D. 失語症のタイプ

失語症ではこれらの症状のいくつかが組み合わさった形で現れるのである。したがって、どの機能がどの程度障害されているかによって失語症の症状が決まるのであり、症状は患者一人ひとりで異なる。しかしながら、症状の現れ方にみられる共通する部分をもとに、失語症をいくつかのタイプに分類する方法も作られている。**図6-2**は代表的な失語症タイプの臨床的判定の過程である（竹内，2001）。こうした分類を行うことによって、失語症患者にかかわる医療スタッフが症状についてある程度共通した理解をすることが期待でき、リハビリテーションの方針を立てるためには欠かせないものだと考えられる。

失語症タイプの分類について
ある失語症タイプに分類されたとしても、そのタイプに分類された人たちがまったく同じ症状を呈するわけではなく、こうした分類はあくまでも便宜的なものではある。

図6-2　失語タイプの臨床的判定過程

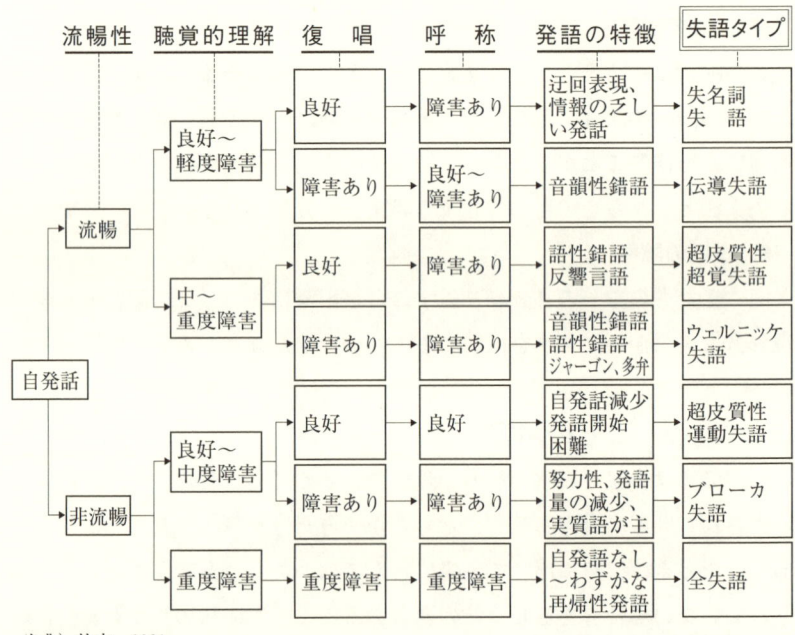

出典）竹内，2001

2. 言語のメカニズム・思考のメカニズム

　前節では言語の障害の中でも後天的な脳損傷によって生じる失語症について概観してきた。この障害によって生じるコミュニケーションの障害は私たちの生活にとって大きな困難となる。このことはコミュニケーション機能が言語機能の中心的存在であることを示している。では、コミュニケーション機能の他に言語がもつ機能にはどのようなものがあるのだろうか。この節では、言語が他の認知的な活動、特に思考や認識に及ぼす影響について考える。

　「英語に比べて日本語は論理的思考に向かない言語であるので、日本人は英語を母語とする欧米人に比べて論理的思考が苦手である」、また、「英会話では日本語で考えてそれを翻訳していてはダメで、最初から英語で直接考えられるようにならなければならない」という文句を聞いたことがある人はいないだろうか。ここでこの2つの文句を挙げたのは、何も日本語と英語の優劣をつけたり、英会話のコツを述べたりするためではない。前者の例は言語の違いによって思考の仕方が変わってくることを示している。一方、後者の例は思考するときには言語が介在することが前提となっていることを示している。そして、2つの文句には言語が思考を規定するということが含意されているように思える。

　こうした文句は私たちの日常経験から妥当な印象を受けることがある。一方で、もし妥当であれば、前節で述べたような失語症の人たちは言語能力を失うだけではなく、思考能力も同時に失ってしまうことになる。また、まだ言葉を話すことができない乳幼児は考えることができないことになり、疑問を感じる人もいるであろう。

　こうした言語と思考の関係は古くから議論されてきた興味深いテーマであった。この節では、言語と思考の関係について、これまでの研究成果をもとに概観し、言語が思考に及ぼす影響の観点から両者の関係を考える。

A. 言語は思考を規定するのか

　言語と思考の関係を考えるとき、まず紹介しなければならないのは、言語相対性仮説であろう。言語相対性仮説とは、言語が異なれば発想や認識の仕方も異なる、すなわち、言語が思考や認識を規定するという考えであ

母語
一般に生後間もなくから、直接の養育者を中心とした身近な人からの話しかけやコミュニケーションの中で、乳幼児が自然に獲得する言語のこと。

言語相対性仮説
この考えを主張したサピア，Eとその弟子ウォーフ，B.L.の名をとってサピア・ウォーフの仮説と呼ばれることもある。現在では、人間の思考や行動・経験様式は、その人の母語によって影響を受けるという弱い仮説で議論されることが多い。

る。この仮説を主張した米国の言語学者ウォーフはエスキモーの言語と英語を比較した。「雪（snow）」を表す単語を例にとると、エスキモーの言語ではいろいろな状態の雪を表すために別々の単語を使い分けるのに対して、英語では snow という１つの単語でしか表さない（たとえば、「降る雪」、「積もった雪」、「どろどろの雪」に対応する単語がエスキモー語にはそれぞれ個別にある）。したがって、エスキモーが見たり考えたりする雪は、英語話者が見たり考えたりする雪とは同じではない、とウォーフは述べた。言語が思考を完全に規定するというこの仮説は一時非常に影響力をもったが、反する証拠が次第に示されるにつれて、その影響力も小さなものとなった。

B. 言語相対性仮説を否定する証拠

［1］ 色の認識

　言語と思考の関係についての実証的研究に、色の名前と色の認識の仕方に関する研究がある。もし言語相対性仮説が正しければ、言語が思考や認識を規定しているのであるから、「異なる言語を使用している人たちには、色は異なって見える」ということになる。

　ハイダーは、色を表す単語が２つしかないニューギニアのダニ族の言語に注目した。英語では別の名前で呼ばれるが、ダニ語では同じ名前で呼ばれる色を、ダニ語話者は混同しやすいのかを調べたのである。結果は、ダニ語話者は自分たちの言語で色の名前を呼び分けていないからといって、それらの色を混同しやすいわけではなく、英語話者と同じように色を認識していることを示すものであった（Heider, 1972）。つまり、言語（色の名前の有無）が色の認識を完全に規定することを支持する結果は導かれなかったのである。

［2］ 抽象的な推論

　ブルームは、言語の違いが抽象的な思考の能力に大きく影響するということを主張した。英語では、「事実に反する仮定のもとでどのようなことが起こり得たのか」について述べる場合（反事実的条件法）と、単純にある仮定のもとで推論されることについて述べる場合とでは、明示的に区別した言い方をする。ブルームによれば、たとえば、"If I had heard the news, I would have told it to you.（もし私がそのニュースを聞いていたら、あなたにそれを教えたでしょう）" と言われたとする。この文の "would have" によって "I" が実際には "you" に "the news" を教えなかっ

たことを知ることができる。しかしながら、中国語にはこのような反事実的条件を明示的に示す文法的なしくみが備わっていない。したがって、「事実に反する仮定のもとで起こったかもしれない」ということを考えることが中国語話者にはうまくできないとブルームは考えたのである。

　ブルームはこの仮説を検証するために、事実に反した仮定のもとで起こり得たことについて書かれた文章を英語話者と中国語話者に読ませ、その内容に基づいて正しい推論ができるかどうかを調べた。結果は、中国語話者は事実に反した仮定のもとでは起こると考えられるが実際には起こっていないことを、実際に起こったと答えてしまう傾向が強かったのである（Bloom, 1981）。つまり、中国語話者は英語話者に比べて正しい推論をできなかったことになる。

　この結果からブルームの仮説は一時支持されたかにみえた。しかしながら、ブルームの研究のほとんどで統制群が設定されていなかったことから反論が出た。英語話者と中国語話者の違いが使用言語の違いだけであるという保証をしておかなければならないが、ブルームの研究ではそれが不十分であった。したがって、英語話者と中国語話者の間にみられた差が言語の違いによるものなのか、それとも、被験者となった英語話者と中国語話者の質の違いによるものなのかが決められないのである（高野, 1995）。

C. 言語は認識に影響する

　上述の2つの研究から考えると、色の名前のような言語的なラベルや文法的なしくみの有無が認識や思考の可否に直接は結びついていないといえる。つまり、言語が認識や思考を規定するという確実な証拠は得られていないのである。しかしながら、言語がなければ認識や思考は成り立たないところまではいかなくとも、言語が認識や思考に何かしらの影響を及ぼしていることはないのだろうか。近年、言語相対性仮説はいわゆる"弱い仮説"として、言語が認識や思考に影響を及ぼすことを示唆する研究結果をもとに議論されている。

弱い仮説
➡ p.87「言語相対性仮説」参照

　ハイダーの研究（Heider, 1972）からは、言語が色の認識を規定するということに対して否定的な見解が示された。しかしながら、ダニ語とは異なる言語を使用した別の研究からは少し異なる結果が示されている。

　英語の green（緑）と blue（青）の区別をせずに1つの名前で呼ぶ、メキシコ北部で話されているタラフマラ語に着目したケイとケンプトンの研究（Kay & Kempton, 1984）を紹介しよう。タラフマラ語話者と英語話者に、緑と青の間でほぼ等間隔に異なる3つの色（仮に色 A、色 B、色 C

ケイ
Kay, Paul
1934 〜

ケンプトン
Kempton, Willett

とする）を同時に見せ、色の類似性を判断させた。色 A と色 B は英語でgreen と呼ばれる色であり、色 C は blue と呼ばれる色であったが、タラフマラ語では同じ名前で呼ばれる色となる。その結果、タラフマラ語話者は色 A と色 B、色 B と色 C をほぼ同じと判断したが、英語話者は色 A と色 B を、色 B と色 C よりも似ていると判断した。つまり、英語話者は英語で異なる名前の色よりも同じ名前の色を、より類似している色であると判断したことになる。

　おもしろいことに、こうした色の名前の効果は常に起こるわけではない。3 つの色を同時に見せるのではなく、色 A と色 B、色 B と色 C というように隣り合う 2 つの色しか見せずに判断させると、上述のような類似性判断の違いがみられなくなった。つまり、異なる色の名前をもつ英語の話者でも名前の影響を受けずに類似性を判断するのである（Kay & Kempton, 1984）。

　同様の研究成果が報告されていることから、色の名前が色の認識に影響を及ぼしていることは間違いなさそうである（たとえば、Roberson et. al., 2000）。しかしながら、その影響は色の認識のしくみが言語によって根本的に規定されているというほど大きいわけではない。色の認識（この場合は色の類似性判断）は言語（色の名前）とは独立して行えるのだろう。ただし、色の境界が曖昧でその認識が難しいときに、色の名前はその判断基準という手がかりを提供する役割を果たしているのかもしれない（針生, 2006）。

D. 言語と思考の関係

　言語が思考を完全に規定することを支持する証拠は、現在のところ得られていない。これは、失語症の患者が思考できなくなるわけでないことや、言葉を話せない乳幼児でも大人の認識や思考に通じるさまざまな能力をもつことを示唆する数多くの研究からも裏付けられるだろう。しかし一方で、上述したケイの研究が示すように、言語が認識や思考に影響する証拠も存在する。

　言語が思考に影響するという考えには結論が下されているわけではなく、今後もさらなる研究が必要なようである。現在のところでは、言語と思考は言語が思考を完全に規定するような強い関係はないが、それぞれの活動に互いに影響しあっていることは間違いないであろう。

ジェネリックポイント

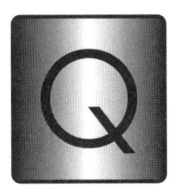

失語症は「聞く」、「話す」、「読む」、「書く」という言語機能の４つのモダリティのすべてに何らかの障害が生じることはわかりましたが、あるモダリティだけが選択的に障害を受ける例はあるのでしょうか。

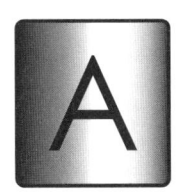

失語症では障害の程度差はあれ、読み書きの障害を伴うのが一般的ですが、読むことや書くことだけが選択的に障害される例もあります。読むことの選択的な障害は純粋失読と呼ばれ、音読と読解に障害がありますが、書字能力は良好に保たれています。また、個々の文字の読みは障害を受けていても、読めない文字をなぞると読めることが多い「なぞり読み」や、１文字ずつをゆっくりと読んでからひとまとまりの単語の読みが可能となる“letter by letter reading”という読み方が見られます。一方、書くことの選択的な障害は純粋失書と呼ばれ、自発的な書字や書き取りが障害を受け、文字形態の想起困難、書き誤り、字形の歪みなどが認められます。また、失読と失書が同時に生じる失読失書は純粋失読とは異なり、なぞり読みは効果的ではないという特徴があります。

演習問題

①言語障害はコミュニケーションを困難にする以外に、生活の中でどのような困難を生じさせるかを考えてみよう。

②思考や認識が言語の影響を受けていると考えられる事例や、逆に思考や認識が言語とは独立に行われていると考えられる事例を考えてみよう。

理解を深めるための参考文献

- ●利島保編『脳神経心理学』朝倉心理学講座 4，朝倉書店，2006.

  言語を含む人間の認知機能の障害について解説されている。本章で取り上げた失語症についても 1 章を割いて、その症状の他に、診断のための検査法やリハビリテーションに関して概観することができる。

- ●森敏明編『おもしろ言語のラボラトリ』北大路書房，2001.

  言語研究にかかわる興味深いテーマが解説されている。これから学ぶ人に役立つ重要な研究成果についても身近な例を紹介しながら初学者にもわかりやすく書かれている。

- ●森敏明編『おもしろ思考のラボラトリ』北大路書房，2001.

  思考研究にかかわる興味深いテーマが解説されている。これから学ぶ人に役立つ重要な研究成果についても身近な例を紹介しながら初学者にもわかりやすく書かれている。

- ●重野純編『言語とこころ―心理言語学の世界を探検する』新曜社，2010.

  言語にかかわる多様な研究を網羅するように広範囲な分野（音声知覚、単語認知、文理解のメカニズム、子どもの言語獲得、第二言語習得、言語の障害、動物のコミュニケーションなど）について、それぞれの分野を専門とする研究者が基本的な知見から最近の知見までを解説している。章によっては初学者には難しいかもしれないが、言語にかかわる心のしくみについて、より専門的な知識を得たい方にはお勧めである。

- ●楠見孝編『思考と言語』現代の認知心理学 3，北大路書房，2010.

  言語と思考にかかわる認知心理学の基礎研究から応用研究に関して、基本的なテーマから最先端の研究まで、それぞれの研究領域の研究者が解説している。専門的な内容が多いが、最新の研究動向を知りたい方にはお勧めである。

第7章 この方はどんな世界に生きているのだろうか
―認知心理学―

1

人間は目や耳といった感覚器官を使って、
世界のさまざまな情報を知覚している。
しかし、これらの知覚機能が損なわれたとき、
今まで享受してきた世界は大きく変貌するであろう。
本章では、知覚機構とその知覚異常例について取り上げる。
まず各種類の知覚に分け、基本的な知覚機構について学ぶ。
次に、具体的な知覚異常の事例を紹介し、
知覚機構についての理解をさらに深める。

2

意識とは何かと問われると説明は意外に難しい。
本章では意識について認識される例として、
夢と催眠を取り上げる。
夢については精神分析、生理心理学、
認知心理学的な研究があることを学ぶ。
催眠については歴史的経緯、誘導方法、
利用方法についての概略を知り、理解を広げる。

3

記憶は、身近な精神現象であると同時に、
重要な精神機能でもある。
人が生きていくためには、
常に自身の記憶を参照しなければならないからである。
本章では、心理学的な記憶の概念について理解し、
主要な記憶モデルのいくつかについて学ぶ。
その後、それらの記憶モデルが、記憶の障害を理解していく上で、
どのようにいかされるかを考えていく。

1. 何を見、何が聞こえ、何をにおい、何を味わうのか —知覚と意識—

A. 知覚の正常と異常

［1］ 正常な知覚

（1）視覚・聴覚・味覚・嗅覚

　私たちは、身の回りの情報をごく当たり前のように随時取り入れながら—つまり、外界の情報を常に知覚しながら—生活している。しかし、この当たり前のことが普段通りできなくなるとどうなるのか。目の前にいる人が誰かわからない、後ろからやってくる車のクラクションが聞こえないという状況を想像してみよう。たちまち私たちの過ごす生活空間は、さまざまな困難が待ち受ける世界へと一変してしまうであろう。このような知覚の異常は、主に目や耳といった感覚器から大脳の感覚中枢に至るまでの感覚の伝導路に障害が起きた場合に生じる。では、そもそも正常な知覚とはどうやって成立するのだろうか。

①視覚

　人がものを見る仕組みは、光の道筋にある。図 7–1 より、その過程をたどってみよう。光は角膜から前眼房を通って瞳孔に入り、水晶体、硝子体を通って網膜上に像を結ぶ。各器官には役割がある。虹彩は眼に入ってく

> **知覚**
> 外界や自己の情報を、感覚器官を通して受け止め、さらに他の情報や知識などとまとめて総合的に意味づけること。

> **感覚**
> 眼や耳などの感覚器官が適切な刺激を受けたときに表れる主観的印象。

図 7–1　眼球の断面図

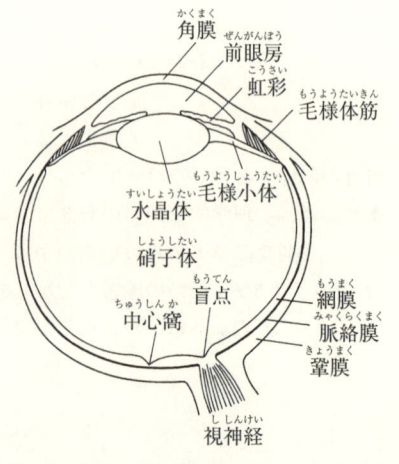

出典）『新編　感覚・知覚心理学ハンドブック』より抜粋。

る光の量を調節し、水晶体は瞳に入ってきた光を屈折させて網膜上に像を結び、毛様体筋（もうようたいきん）は水晶体の厚みを調節して像のピントを合わせている。網膜上には光に反応する2種類の視細胞（錐体細胞、杵体細胞（すいたいさいぼう、かんたいさいぼう））があり、環境の明るさによって働く細胞が異なる。暗い場所や明るい場所で徐々に目が慣れてくるのは、これらの細胞が別々に優勢に働くからである（暗順応・明順応）。このようにして網膜上に結ばれた像は、視神経を介して中枢に送られ、最後に視対象として知覚される。なお、盲点とは、網膜の内を通る視神経が眼球の外へ出る部分を指す。

　眼球は、視対象を網膜にうまく投影させるために、さまざまな視機能を持つ。たとえば、視力は物や形の弁別を認識する機能である。視力検査ではランドルト環（Cのマーク）を用いて、対象を遠くから見た場合の弁別力を測定している。視力は視野の中心部で最もよく、周辺部では低くなる。物をよく見ようとすると、網膜の中心部が対象方向を向くように注視運動が起こる。一方、視野（しや）は目の位置を変えずに見ることのできる範囲のことを指す。

　視覚が成立するには、眼球の持つ生理的機能だけでなく、視対象自体の持つ特性も大きく作用する。われわれが無秩序に存在する複数の対象を知覚するとき、知覚の体制化が働いて意味ある「まとまり」を捉える。このとき、視対象の持つ手がかりが体制化に働くのである。たとえば、紙面に描かれた図形は、実際には同じ平面上にあるにもかかわらず、図形とその背後に広がる紙面というように知覚される（図と地の知覚）。この場合、狭く取り囲まれた領域や小さい領域が図になりやすいといった特性が体制化に働く。

　ゲシュタルト心理学の創始者ウェルトハイマーは、このような体制化の要因としていくつかの法則を見出した（群化の法則）。たとえば、距離の近いもの（近接の要因）、相互に類似したもの（類同の要因）、互いに閉じあう領域のもの（閉合の要因）などはまとまりやすい。幾何学的錯視（きかがくてきさくし）の場合も、隣り合う図形同士の関係性から知覚の体制化が働き、実際の視対象とは異なる図形が知覚されるのである。

　われわれは自己や視対象の動きを知覚し（運動知覚）、距離や立体感をも知覚する（奥行き知覚）。運動知覚は、客観的に移動している対象だけでなく（実際運動）、静止している対象にも生じる（仮現運動）。たとえば、映画は1秒に静止画像24フレームを連続的に映しており、われわれの目にはそれが自然な動きの流れとして映るのである。仮現運動にはこの他、誘導運動、運動残像やβ運動などがある。奥行き知覚の場合、網膜上には二次元的な像が映っているのだが、われわれの目は三次元的な奥行き

暗順応
暗い場所で徐々に目が慣れてものが見えてくる現象。桿体細胞が優勢に働いて目の感度が高まって生じる。5〜30分以上かかる。

明順応
明るい場所で徐々に目が慣れてくる現象。錐体細胞が優勢に働く。暗順応より早く達する。

盲点
視神経が束になって出ているため、その部分の網膜細胞は欠損しており、視野が欠けている。通常は両眼で補っているため気づかない。

注視運動

視野

知覚の体制化

図と地の知覚

ゲシュタルト心理学

ウェルトハイマー
Wertheimer, Max
1880〜1943

幾何学的錯視
図形の大きさ、距離、方向などが実際と異なって見える現象。視知覚一般に生じる。

誘導運動
客観的に動いている対象と静止している対象があったとき、静止している対象に運動を感じる現象。

運動残像
運動対象を見続けた直後に静止している対象を見ると、運動を感じてしまう現象。

β運動
光源の点滅が光の移動のように見える現象。

感を自然に知覚する。この現象には、水晶体の調節・両眼視差や両眼輻
輳により生じる生理的手がかりと、形や大きさ・陰影・重なりといった視
対象の空間的な手がかりが働くといわれる。

　なお、視対象の傾きや距離が変わると網膜上の像の形や大きさは変化す
るのだが、それにもかかわらず知覚の恒常性は保たれる。たとえば、対面
している相手が顔の向きを変えたとしよう。このとき網膜上に映る相手の
顔の形は変化するが、われわれはごく自然に同じ人物の顔として知覚す
る。このような知覚の恒常性が保たれていなければ、正常な知覚は成立し
ない。

②聴覚

　人間の耳は複雑な空気の粗密波を音として知覚する（図7-2）。この波は
耳まで到達すると、さらに外耳道を通って鼓膜を振動させる。鼓膜の振動
は耳小骨を伝わって内耳に伝わり、内耳の蝸牛内に満たされたリンパ液
の振動に変換される。リンパ液の振動は内耳にある有毛細胞を興奮させ、
インパルスを発生させる。インパルスは聴神経に興奮をもたらし、大脳へ
と伝えられ、ようやく音として知覚されるのである。

図7-2　耳の構造

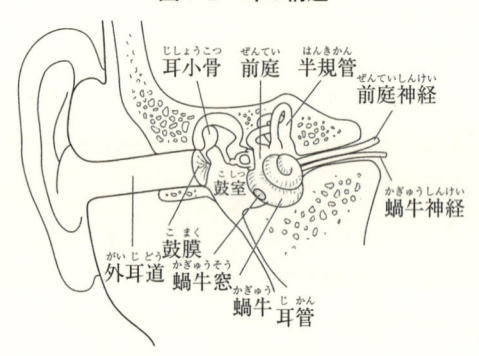

出典）日本聴覚医学会編『聴覚検査の実際』より抜粋。

　音の高さや大きさの知覚は、音に含まれる周波数成分やエネルギーによ
って決定される。人間の可聴範囲は周波数で約 20 Hz〜 20 kHz、エネル
ギー量で約 20 μPa 〜 20 Pa といわれる。ただし、耳の感度は周波数によ
って異なる。最も敏感な周波数の範囲は 2 〜 4 kHz の付近である。

　内耳は、音の高さを弁別するための周波数分解能の役割を持つ。この機

能の説明には、頻度説と場所説がある。頻度説は聴覚神経の興奮の頻度に
対応しており、神経の発火量が多いほど高い周波数に対応するといわれ
る。一方、場所説は蝸牛内の基底盤上の場所が周波数弁別に対応してお
り、前庭層付近が高い周波数、蝸牛先端部が低い周波数に対応するといわ

れる。ただし、神経は一度発火すると不応期に入るため、周期の短い高周波数の処理を頻度説で説明するのは難しい。また、蝸牛の長さには限界があるため、低周波数の処理を場所説で説明するのも曖昧になる。そこで、実際にはこの2つの聴覚説が補うように機能すると考えられる。

われわれは音を聞くと、その音が前後左右どちらの方向から来たのか判断することができる。これは、頭の左右に耳が1つずつあることが貢献している（両耳聴）。たとえば、左右各耳へ音が到達するときに生じる時間差や音量差が方向定位の手がかりとして働く。選択的注意の例として取り上げられるカクテルパーティ効果には、このような両耳効果が一因として働くといわれる。

また、音を聴取する際、他の音が邪魔になって聞き取りにくくなる現象をマスキングという。大きな騒音によって会話音が聞こえないという場面は、日常的によく遭遇するであろう。この他、音同士の高さが近いときや音の発生が時間的に近いときにもマスキングは生じる。

③味覚

味覚というと一般的には舌で感じていると想像するだろうが、実際には舌だけでなく口蓋、咽頭の一部でも知覚されている。これらの部分には味覚を受容する味蕾という受容器が存在しており、呈味物質はここを経て味細胞に達する。味細胞からはインパルスが発生され、味覚神経を通って視床から大脳皮質味覚野へと投射される。

味細胞を支配する神経は口腔内の場所によって異なる。4本の神経（鼓索神経・浅在性大錐体神経・舌咽神経・迷走神経）が左右に存在しており、各場所を重複して支配している。つまり、インパルスが重複して生じ、各々異なる神経を経て脳まで伝えられるため、味覚は相互的に補われていると考えられる。

味覚の基本はだいたい甘味・塩味・苦味・酸味の4つといわれており、日本人の場合にはさらに旨味が加わる。しかし、食べ物の味は、これらの基本味だけで決定されるのでなく、食べ物のにおいやテクスチャー・温度・色・形など他の情報と一緒に大脳で統合される。

食欲が増進あるいは抑制されるのは、過去の食習慣や生体内の環境変動（空腹、体内の塩分の低下など）の情報が働くためである。この働きは、大脳で統合された味覚情報がさらに食欲中枢へと伝達される過程で生じる。

④嗅覚

においのセンサーとなるのは鼻である。気体状のにおいの分子は、鼻腔に入って一番奥の上部にある嗅上皮中の嗅細胞を刺激し、インパルスを

聴覚説

両耳聴

選択的注意
複数ある情報から特定の情報にのみ注意を向ける現象。

カクテルパーティ効果
たくさんの音の中から、特定の音を抽出することができる現象。

両耳効果

マスキング

味蕾

発生させる。このインパルスの応答が脳の先端部にある嗅球（きゅうきゅう）に入り、嗅皮質を経て視床下部、さらに前頭葉の眼窩前頭皮質（がんかぜんとうひしつ）に達すると、においの感覚が生じることになる。

においを味覚のように基本的なにおいに分類する試みは数多く行われた。しかし、におい物質の数は無数に存在するため、においの種類も非常に多い。現段階ではむしろ、においは連続的なものとされている。

最初はにおいを感じるが、しばらくするとそのにおいに慣れてしまうという嗅覚疲労は、順応現象の1つである。におい物質にさらされる時間と強度が増えるほど、においの順応は大きく働く。ただし、順応の程度はにおいの種類によって異なる。

(2) 皮膚感覚・運動感覚（触に関する感覚）

触るという「触経験（けん）」はどのような知覚であろうか。

一般的には触ることを触覚というが、心理学では「身体感覚（somatic sense）」と呼ばれる。身体感覚の狭義の定義は視覚、聴覚、味覚、嗅覚、内臓感覚、平衡感覚を除いたものとされ、生理学では「体性感覚（somatic sense）」と同意義で用いられる。身体感覚あるいは体性感覚はさらに「皮膚感覚（cutaneous sensation）」と「運動感覚（Kinesthesia）」に分けられる。皮膚感覚は、主に皮下にある皮膚感覚受容器によって分類される。皮膚感覚受容器は触った物のわずかな盛り上がりを検出するもの、材質や形を検出するもの、振動を検出するもの、温度や痛みを検出するものなどにわかれていて、それぞれ触覚、圧覚、振動覚、温度や痛みの感覚を伝える。運動感覚は筋、腱（けん）、関節に存在する運動感覚受容器により検出され、体と手足など四肢の相対的位置や運動で発生する力（力感覚）を知る感覚であり、関節の動きや位置、筋の努力感、重さの感覚など、関節の角度および筋の緊張・張力などの感覚を伝える。運動感覚は解剖学的には「深部感覚」とも呼ばれる（岩村, 1989）。

心理学において、最初に日常的な現象としての「触」に注目したのは、カッツであった。触現象についてカッツは全体論的な視点で「触の現れ方、触価」の考えを用いて、木や金属など明確な形やパターンを持つものは「表面触」、風や溶液など明確な形やパターンを持たないものは「空間充満触」とし、1つの感覚要素だけが切り離されて刺激されることは日常まずないことであると指摘した。日常的に触現象は能動的に触れる能動的触覚・能動触（active touch）であるとした。同じく能動的な手の動きを伴う触知覚のことを触運動覚（haptic perception）と呼ぶ（Loomis & Lederman, 1986）。ハプティック（haptics）とは「触る」「つかむ」という意味のギリシャ語で、「皮膚あるいは肉という等質な構造を介して経験

する感覚という意味でまとまったもの」と考えられ、今日ではハプティックは、能動触と同義に用いられている（岩村，2001）。すなわち触運動覚は皮膚感覚と運動感覚の複合的な能動的知覚といえる。

　ギブソンの生態学的な研究は視覚が主であるが、触に関する研究についても重要な示唆を与えている。佐々木正人（2001）によると、ギブソンは動物の行為にとって、価値や意味（アフォーダンス）を特定する情報を環境からピックアップするシステムとして視覚や聴覚、触覚などの知覚システムを用いていると指摘している。知覚システムのうち触覚システム（haptic system）は、大気中で身体を位置づける定位の情報をピックアップするものであるとし、触覚システムのサブシステムには関節や筋肉の運動なしに働く「皮膚タッチ」、皮膚と深部組織が関節の動きとともに働く「ハプティック・タッチ」、皮膚と関節と筋が組み合わさって働く「ダイナミック・タッチ」に分けられるとした。たとえば物の硬さや弾性、粘性などは「押す」ことで知覚でき、構成しているものの性質はハプティック・タッチで知覚できるとしている。

　脳科学者のダマシオ（2003）は感情に関する研究で、脳の体性知覚領域は感情のプロセスにかかわっていることを示唆し、感情状態の内観的分析から感情が体性感覚プロセスに依存することと、神経生理学的あるいは画像的証拠から島のような構造が感情状態に特異的にかかわるとし、体性感知領域が感情に対する重要な基盤であるとした。ダマシオは実験から被験者に特定の情動（悲しみなど）を再現させたときに、情動の種類によって身体感知領域（帯状皮質、体性感覚皮質のうち島と第2次体性感覚皮質S2、脳幹被蓋の核）の血流量が変化したと報告している。

　レーダーマンらは触る対象によって活動する脳の部位が異なるという、脳の情報処理過程を明らかにする興味深い研究をしている。まず触対象の物理的性質の探索的行為における手の動きを、肌理については指の側方への動き、硬さについては圧迫、重さについては包み込まないで持って振るなど8つのタイプに分類し、手の動きは触運動覚における窓であると指摘した（Lederman, & Klatzky, 1987）。その後2次元平面や3次元立体物を用いて形や粗さ、硬さによる再認実験を行い、さらにシリコーンゴム素材を用いて機能的 MRI 画像により分析を試み、硬さ識別の処理では大脳半球両側の頭頂蓋、反対側の中心後回の前方の領域が活動し、形と粗さ識別の処理では反対側の中心後回の後の部分内に観察されたと報告している（Servos, Lederman, Wilson, & Gati, 2001）。

　目で見て触る、視覚と触覚という異なる感覚モダリティ間のクロスモダリティについて近年さまざまな研究がされている。眼球摘出したサルや盲

ギブソン
Gibson, James J.
1904 ～ 1979

アフォーダンス

ダマシオ
Damasio, Antonio R.
1944 ～

島
大脳皮質外側溝（シルヴィウス裂）の中の第2次体性感覚野に隣接する皮質の一種。

レーダーマン
Lederman, Susan J.

中心後回
大脳皮質中心溝の後方部位で第1次体性感覚野がある。

作業記憶
➡ p.117 参照

プライミング
先行刺激（プライム）が
後続刺激（ターゲット）
の処理に影響を及ぼすこ
と。

人の点字読みなどの実験から体性感覚情報が視覚領域に投射されている可能性が示唆され（岩村，2001）、バーチャルリアリティー技術で提示されたディスプレー上の円柱の直径を視覚提示と触覚提示で弁別する課題を行った結果、触ったものを触って判断するとき（触覚から触覚間）、見たものを触って判断するとき（視覚から触覚間）に大脳の右の運動前野が活動し、この領域が作業記憶にある感覚情報と触覚情報とを照合することに関連することが報告されている（川島，2002）。触感に注目した研究では、触感（材料的表象）と図形の2つの刺激を用いて再認課題を行った結果、視覚的学習の際の先行刺激に触感を用いるときに効果がみられたことから、見たものを触って判断する視覚から触へのクロスモダルプライミングでは触感（材料的表象）の情報が重要である（森本ら，2001）ことが示され、さらには、さまざまな触感素材を用いた再認課題では、見たものを触って判断するときにイメージ能力の高い人ほど再認成績が低くなった結果から、見た目の触感と実際の触感は必ずしも一致しない可能性が推測されている（松田，2004）。

［2］知覚の異常

（1）視覚・聴覚・味覚・嗅覚

　知覚機構のどの過程でどのような異常が生じるのだろうか。障害の発生理由は、先天性の機能障害から事故の後遺症・投薬の副作用・心因性の疾患に至るまで多種多様であるが、ここでは加齢に焦点をあててみよう。た

老眼

とえば「老眼」は誰にでも待ち受ける知覚の異常といえる。高齢者の場合は、年齢とともに情報を伝えるべき感覚器や神経細胞が衰え始めるため、脳へ情報をうまく伝えることができなくなると考えられる。では、加齢という現象に伴い、具体的にどのような知覚の異常が生じるのかみてみよう。

①視覚

高齢者

　まず、高齢者の視機能の代表的な衰えとして「老眼」を取り上げよう。「新聞を見ると文字がぼやけるが、少し眼から離すとはっきり見える」という現象は誰にでも想像できるであろう。老眼とは、近距離にある視対象のピントがぼやけて見えるという現象を指しており、網膜像の焦点の調節機能が低下するために起こる。50歳代ではおよそ30 cmの距離をとらないと文字が見えにくくなるといわれる。

　このように、加齢に伴い各器官の機能は衰え始める。たとえば高齢者の場合、光の入口である瞳孔の開きが鈍くなったり、光の通り道である水晶体が濁ったりする。すると、眼球に取り入れられる光量が少なくなるため

網膜まで光が到達しにくくなる。その結果、遠距離の視力が落ちる、あるいは夜間など低い照明下での見えが悪くなるといった症状がみられるのである。また、網膜上の視細胞の減少により、明るさ自体の知覚も低下をみせる。一方、水晶体の濁りは光を散乱させるため、高齢者はまぶしい光に対して敏感になる。高齢ドライバーには「夜間のヘッドライトがまぶしい」という訴えが多い。

さらに、水晶体が黄変化するために短い波長である青い光が認識されにくくなり、青色と緑色を見間違えたり、白色が黄色っぽく見えたりするなど色の識別力が低下する。

また、高齢者には両眼視のかかわる<u>奥行き知覚</u>が生じにくくなる、すばやい動きに追従できなくなるなど、視対象の手がかりをとらえにくくなる傾向もみられる。これらと似た現象は、脳損傷者の症状で報告されている。たとえば、視対象の位置が違って見えたり、大きさや輪郭が違って見えたりする<u>変形視</u>や、運動の速さが変化したり運動感がなくなってしまう<u>運動知覚</u>の障害などである。つまり、加齢に伴う知覚異常は、視対象が網膜に届くまでの過程だけでなく、視覚の中枢系でも生じている。

末梢器官には損傷がないが、網膜上の細胞から脳までの視覚伝道路や視覚に携わる脳の特定部位に損傷がある場合、やはり知覚の異常は生じる。特に高齢者の場合、脳卒中が原因となって視覚障害が生じることが多い。たとえば、視野の一部が欠けてしまう<u>視野欠損</u>や視野の片側半分が見えにくくなる半盲（はんもう）などがある。また、感覚機能は正常であっても、対象物が何であるかわからない<u>失認</u>と呼ばれる症状がみられる。失認は特定の対象に限って生じることが多く、物品が認知できない物体失認、人の顔がわからない相貌（そうぼう）失認、色が認知できない色彩失認などがある。

②聴覚

「テレビや電話の声が聞き取りにくくなる」、「耳元で大きくしゃべってもらう」という高齢者の意見をよく耳にするであろう。しかし、<u>老人性難聴（ろうじんせいなんちょう）</u>の特徴は全体的に聴力が落ちるだけではない。高齢者は、音に含まれる高周波数成分を聞き取りにくくなる（図7-3）。たとえば、「ピーッピーッ」という高いピッチのお知らせ音が家電製品にしばしば利用されているが、老人性難聴の傾向がある場合、これらの音がまったく聞こえない可能性がある。また、言葉の場合、子音（$/s/,/k/,/t/$ など）に高周波数が含まれるため、音声の聞き取りにも影響が出てくる（Tun & Wingfield, 1997）。なお、騒音性難聴の特徴は、人間の周波数感度が最も良いとされる 4 kHz 付近の低下であり、老人性難聴とは傾向が異なる。

難聴は外耳から内耳までの音の伝達経路に支障がある場合（伝音性難

奥行き知覚

変形視

運動知覚

視野欠損

失認
感覚器官や知能での障害が原因でなく、大脳に損傷があった場合に生じる機能障害。視覚失認の他に、聴覚失認、触覚失認がある。

老人性難聴

聴）、内耳から脳までの経路に支障がある場合（感音性難聴）、さらにこれらが混合された場合が考えられる。伝音性難聴の場合、中耳の機能が低下しているが内耳の機能はまだ損なわれていない。そこで、内耳へ伝わる音を補聴器で増量すれば、失われた聴力を補償することが可能となる。また、感音性難聴の場合でも内耳のみで障害が起きたケースならば、人工内耳で聴覚神経を電気的に刺激することで、いくらか聴力を回復させることができる。

補聴器
聴力低下を補償する機器。

人工内耳

図 7-3　聴力の年齢変化

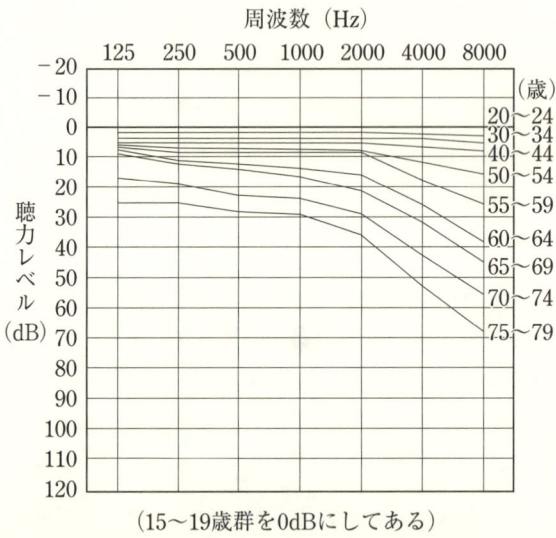

（15〜19歳群を0dBにしてある）

出典）日本聴覚医学会編『聴力検査の実際』より抜粋。

補充現象

老人性難聴

なお、高齢者は小さい音が聞こえにくくなるが、大きい音に対しては若齢者と感度があまり変わらない（補充現象）。つまり、老人性難聴の場合、音が一定以上のレベルになると急に大きな音に聞こえる。したがって、大きい音を出しさえすれば聴力を補償できるというわけではない。

老人性難聴のもう１つの特徴として、音の聴取が周りの音に影響を受けやすくなるという点がある。騒音や残響によって音が聞き取りにくくなる

マスキング

マスキング現象は、若齢者より高齢者のほうに強く働く傾向がある。この傾向は、比較的聴力の保たれた高齢者でもみられる。つまり、高齢者の場合、対象音の音量が静かな環境では聞き取れる設定であっても、騒音が大きくなると聞こえなくなってしまう可能性がある。

また、音の時間処理にも加齢の影響がみられる。音の継続時間や音と音との間隔時間が短くなると、高齢者は音を聞き取るのが困難になる。この傾向は、「アナウンサーの話すテンポが速すぎる」という意見のように音

声の会話の聴取にも影響を与える（都木, 1998）。

③味覚

　一般に、加齢に伴い味覚の感度は下がるといわれる。その原因は、味覚の感覚器官である口腔内の味蕾が加齢とともに減少するためといわれる。味覚異常を訴える患者は主に50代をピークとして分布する（冨田, 1981）。しかし、この結果は加齢による影響というよりはむしろ、成人病による影響を示すと考えられる。味覚異常の報告は食習慣や遺伝的要因によるものが圧倒的に多く、加齢に伴う味覚変化の研究はまだ少ない。

　味覚の異常として最も多い症状は「味がわからなくなる」という味覚減退または味覚消失である。この症状には、味覚全体がわからなくなるだけでなく、甘味など何種類かの特定の味がわからないという症状もあてはまる（解離性味覚不全）。また、ある味を他の味として知覚してしまう異味症や、何もないのに味を感じてしまう錯味などがある。

　味覚の障害は舌・口腔内の感覚器から神経、中枢までのいずれかの箇所に障害を受けた場合に生ずるが、舌や口腔には味覚を伝える神経が左右に4本ずつ通っており神経間で重複しているため、局所的に味覚細胞が不全になっても味覚不全に気づくのが遅れる場合がある。

④嗅覚

　嗅覚も50代あたりから年を重ねるごとにその感度が鈍くなるといわれる。その原因は、においの物質に反応する嗅細胞の不全といわれる。ただし、嗅覚に関しても高齢者を対象とした研究例は少ない。嗅覚異常の要因としてはむしろ、鼻腔内のできものなどによるにおいの通り道の閉鎖、炎症や強い刺激物よる嗅上皮の機能の損傷などが挙げられる。これらの例からもわかるように、嗅覚の異常も他の知覚と同様、感覚系のいずれかで生じた障害が起因となる。

　嗅覚異常の代表的な現象は「においがわからない」という現象—つまり嗅覚減退あるいは嗅覚脱失である。嗅覚脱失には、すべてのにおいを感じない場合と特定のにおいを感じない場合があり、味覚消失とよく似た傾向をみせる。また、実際とは違うにおいを感じるという異嗅症、においがないのににおいのような感覚がある自発性異常嗅感がある。

　嗅覚障害で特徴的な傾向は、風味障害である。食物の風味とは、味だけでなくにおい・舌ざわり・温度・色など他の感覚を総合的に感じたものから得られる。したがって、味覚そのものは損なわれていなくても、嗅覚脱失により食物の風味は急変するため、患者は味覚がさも損なわれたかのように感じる。

味覚異常

嗅覚異常

風味障害

(2) 皮膚感覚・運動感覚（触に関する感覚）

　たとえば今、目の前にあふれんばかりの熱々のお茶があるとして、そのお茶を飲んでみると想像しよう。もし、お茶が飲めなかったらどのような異常が考えられるだろうか。茶碗に手を伸ばし口に運ぶ単純な行為には、視覚と触覚と運動が関与する。ここでは茶碗へ手を伸ばすときの脳の働き、手を伸ばす運動、茶碗を持ち上げて口に運ぶときの3つの相に分けて解説する。

　まず、茶碗の位置や形の視覚情報は、手を伸ばしたり茶碗をつかんだりする手の格好を思い浮かべるために、脳の中で触覚や運動のイメージに変換しなければならない。情報変換には、見た目の視覚情報と過去の体験による運動や触覚の情報との照合作業が必要である。手を動かすときの不器用さや反応時間の遅延があるのは、視覚情報を運動や触覚の情報へ変換する認知的な情報処理過程の働きが不十分（処理過程が遅かったり正しく判断できない）なのである。次に手を伸ばす運動は筋の収縮に依存する。手を伸ばすとき、筋の緊張などの運動感覚がないと、とんでもないところに手を伸ばしたり、指に力を入れたつもりでも、つかみ損なってお茶をこぼしてしまったりする。つまり運動には筋の感覚の働き（運動感覚）が重要な役割を持つ。

　最後に茶碗を持ち上げて口に運ぶときはどのような失敗があるか？　皮膚に熱さを感じる温度感覚が感覚鈍麻していなければ、火傷をする前に普通は指を逃避反射的に離すだろう。口に運ぶときは茶碗の傾きに注意しなくてはならない。なぜなら、あふれんばかりにお茶の入っている茶碗は水平に保たなければならないからである。手を動かすときのイメージの働きの異常は「幻肢・幻影肢（phantom limb）」にもみられる。「幻肢」とは手足を切断したときに、欠損したはずの腕や手を感じる幻覚である。原因については諸説あるが、幻肢の起こるメカニズムは中枢にあり末梢神経からの入力が断たれたことにより起動し、また入力によりいろいろに修飾されると考えるとする説（岩村, 2001）や、記憶痕跡を呼び起こすとする説（積山, 1997）がある。現在の大方の見方としては末梢からの供給の一部が突然なくなることから機能的に分離された部分の幻想として現れたものである（沢村, 2000）とされる。ラマチャンドラン（2013）は、上面と前面を取り除いた段ボールの箱の中央に鏡を垂直に立てた「鏡の箱（ミラーボックス）」を作り、あたかも鏡に映っている健常な右腕が幻肢のある左腕のような錯覚をすることで左腕の幻肢が消失したことから、「鏡の視覚フィードバック」が学習された麻痺の「脱学習」をさせたとしている。

イメージ
認知心理学では「現実に刺激対象がないときに生じる疑似知覚的経験」と定義される。

反応時間

筋の緊張
筋は一定の緊張（筋緊張）を錘内勤などの受容器で保っている。
➡ p.94「正常な知覚」参照

幻肢
持続時間は6ヵ月から2年、幻肢は健側（残っている側）と同じ大きさで、切断部の断端を動かすと存在しない手が幻肢となって動く感覚があるとされている。

ラマチャンドラン
Ramachandran, Vilayanur S.
1951 〜

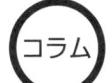 **コラム** 　福祉活動における遊びやおもちゃと心理学

　デイ・サービスなどの福祉活動の現場では利用者と時間を過ごすとき、レクレーションとして遊びやおもちゃを使う場面は一般的によく見られることである。筆者は「おもちゃを治療訓練場面に用いる活動」、つまりおもちゃをアクティビティ（活動）に用いるアクティビティ・トイとしての展開を提案している（松田，2005）。今回、高齢者の福祉活動における遊びやおもちゃを心理学的な考察を加えてアクティビティ・トイとして紹介する。

[1]　コラージュ

　コラージュ（Collsge）とは糊で貼るというフランス語に由来する貼り絵のことで、箱庭療法のように集団絵画療法の1つの技法として心理臨床に取り入れられている。雑誌やチラシに載っている写真を切り抜いて画用紙の台紙に思い思いに貼り付け、1セッション40〜60分で行われ、3〜5人ほどの小集団の活動に適している。コラージュは台紙に好きな写真を自由に選び貼り付けていく過程での自己の表現が重要で、絵画よりも技能が必要なく手指の不器用な症例などにも遊び感覚で導入しやすい。

　実際の老人保健施設での事例では、メンバーは認知症のある利用者女性3名、男性1名の小集団にて活動した。スタッフがファッション雑誌やスーパーのチラシを用意し、メンバーがハサミで思い思いに切り、切った写真を台紙に貼り付け40分ほどして完成した。メンバーから活動の間また終了時に作品に対する感想や意味などを聞くことで、メンバーとスタッフの会話が見られ、笑いがあるなど表情も和やかなものとなった。特に普段言語を発しない男性も言葉は多くないが笑顔が見られ、満足そうな表情であった。認知症の多様な症状のうち記憶障害と対人関係の障害について、非言語的方法で自己表現や回想、イメージを用いながら交流が図られるという点でコラージュという活動は有効であると思われる。

[2]　ジグソーパズル

　ジグソーパズルは1760年頃にロンドンの地図職人が最初に作ったと考えられている。木製のパズルは糸のこぎりでカットすることから「ジグソーパズル」と名付けられ、日本では1970年頃にインテリアとして人気が広まった。

　ジグソーパズルの特徴は色や柄をもとに場所や方向を合わせて、全

体を想像しながら完成させることにある。図と地の切り替えや位置などの記憶（ワーキングメモリ）、風景や動物の呼称や回想、手を動かす運動など、さまざまな脳の働きが必要となる。さらには、一緒に行うことでコミュニケーションに役立つ。たとえば、大きなピースを下絵に合わせながら何人かで行う高齢者向けのパズルがある。参加した人は「ピースの大きさがちょうどいい」「楽しかった、たまには頭を使わないと」などという声や、ほかの参加者の手伝いをしたり、話をする様子が観察された。また、パズルのやり方を忘れる様子から、普段の生活では気づかない、視覚的認知能力（目で見る力）の低下が評価されるという場面もあった。

目の衰えや手先の不器用さがあると遠慮しがちなジグソーパズルだが、自分のペースでも、みんなと一緒でもでき、脳の活性化が期待できるアクティビティの1つである。

[3] REMEMBER（テクスチャー神経衰弱）

神経衰弱とは一般にトランプの数字を合わせていくゲームである。この神経衰弱はトランプではなく幾何学模様のテクスチャーカードを用いる。テクスチャーを用いる特徴は、比較的言語化しにくい非言語的な刺激による手がかりを用いてマッチングするところにある。今回用いたカードは、ドイツ製で商品名 REMEMBER という。5cm × 5cm の正方形のこのカードは、コース立方体テストの刺激のようなものから旗のようなものまで22種類（各2枚）のカラフルな模様である。

臨床活動では模様の種類を減らし、数を統制した上で実施した。ある例では、個別療法として生活上では改善が見られている視空間障害（左視空間の無視傾向）を有する左片麻痺の既往のある男性に行った。カードはトランプより厚くて比較的つかみやすく、動作面での障害はみられなかった。正答についてはほぼ正しいカードを検索していたが、健常者と比較し明らかに反応時間は遅延していたことから、日常生活には現れにくい視空間障害の影響が考察された。

一般に、神経衰弱にはカードの空間における相対的な位置情報の処理と記憶が重要な働きを持つ。テクスチャーカードを用いることでカードのテクスチャー情報の記銘と保持を同時にすることは、認知過程における右脳の情報処理に深く関連するものと予測される。

引用参考文献 ● 芸術教育研究所監修／松田均『高齢者のためのおもちゃで楽楽作業療法』AptyCare 福祉現場シリーズ1，黎明書房，2005.

B. 意識

[1] 意識と意識の異常

　アメリカの心理学の祖ともいわれるジェームズが「意識の意味は誰かがそれを定義せよと言うまでは知ることはない」と述べているように「意識」を意識的に説明することは難しい。最近では、意識とはある人の内的な思考と感情と外的な環境についての気づきであるという定義が比較的広く用いられている。

　意識とは何かを知ろうとするなら、意識が失われた状態、もしくは意識に障害が生じている状態を考えてみるとわかりやすいかもしれない。

　意識の障害や異常にはどのようなものがあるのだろうか。強い疲労、薬物中毒、厳しい宗教での修行などのときには通常の意識からは「変容」してしまう。こういった状態は変性意識と呼ばれる。このような特殊な状況でなくても、日常生活でも意識の変容は見られる。たとえば、睡眠、夢、白昼夢などである。また、長い間走っていたり、音楽を聴いていたりしていても起こることもある。意識障害は意識の清明さの程度によって清明、朦朧、混濁、せん妄に分けられる。朦朧は、ついお酒を飲みすぎたときに経験することがあるかもしれない。意識の混濁はもっと飲みすぎて訳がわからなくなった状況に近い。せん妄はその程度がもう少し高いと考えてよいかもしれない。意識は流れである。流れが中断された例として、解離性障害もある。ここではまず、誰でも体験する意識の変容状態である夢見と催眠について取り上げてみよう。

[2] 睡眠と夢見

（1）睡眠

　睡眠中の脳波を調べた研究から、睡眠は4つの段階に分類することができることが明らかになった。覚醒から眠りに入ると、脳波の振幅は覚醒時より小さくなり、密度は幾分か低くなる。これが段階1であり、まだ眠ったという感じが乏しく、外部からの刺激に応答可能である。睡眠が深くなると段階2へ移行する。脳波に睡眠紡錘という糸巻のような形の波が出現することが指標の1つとなる。呼吸は規則正しくなり、外部刺激への応答は低下し、眠ったという感覚が生じ、NREM睡眠に入ったと判断される。さらに睡眠が進むと脳波上ではそれまで見られなかったゆっくりした大きな振幅の波（徐波）が出現する徐波睡眠（SWS）に移行する。徐波が現れる割合が20％以上だと段階3、50％以上だと段階4と判定される。この段階になると睡眠はさらに深くなり、名前を呼んでもなかなか目覚めなく

ジェームズ
James, William
1842 ～ 1910

意識

変性意識

睡眠

夢

白昼夢

意識障害

清明

朦朧

混濁

せん妄

解離性障害

NREM睡眠
REM睡眠ではないやや浅い睡眠の状態。

徐波睡眠
最も深い睡眠の状態。この時期には夢は現れない。

REM 睡眠
急速な眼球運動を伴う睡眠。入眠後概ね 90 分程度で訪れる。脳は活性化するが、骨格筋が脱力することから逆説睡眠と呼ばれることもある。この時期には鮮明な夢が生起する可能性が高いが、この睡眠が夢の発生の唯一の原因となるわけではない。

フロイト
Freud, Sigmund
1856 ～ 1939
フロイトの精神分析に関しては**第 11 章**を参照。

抑圧
記憶、空想、思考などは意識にのぼらないように無意識に抑え込む働き。

ホブソン
Hobson, J. Allan
1933 ～
睡眠研究者。活性化－合成仮説の提唱者として有名である。

活性化－合成仮説
activation-synthesis
theory

なる。一度段階 4 まで睡眠が深まると、今度は徐々に浅い睡眠に戻る。

入眠後 90 ～ 100 分程度で段階 2 まで戻った後、REM 睡眠が出現する。脳波の上では段階 1 と類似するが、急速な眼球運動（Rapid Eye Movement）が現れることからその頭文字を取り REM 睡眠と呼ばれる。この時期は外部からの感覚的な刺激はかなり遮断されること、骨格筋が脱力すること、鮮明な夢が現れる可能性が高いという特徴がある。その後は段階 2、3 へと睡眠が深まり、また 90 分程度で REM に戻るというサイクルを 5 回程度繰り返して目覚めに至るというのが平均的な睡眠の様子なのである。1950 年代に REM 睡眠が発見された当初は REM 睡眠のときにだけ夢を見ると考えられていたが、その後研究が進むにつれて、夢は REM 睡眠時のみに現れるわけではないことが知られるようになってきた。REM 睡眠が夢の原因になるのではなく、夢を生起させる状態を作る 1 つの要因に過ぎないことが近年明らかにされてきているのである。

(2) フロイトの精神分析的夢理論

夢に関する心理学的説明で最も古く有名な説はフロイトの精神分析である。彼は不快な記憶、空想、思考などは意識にのぼらないように無意識に抑圧されるが、常に表に現れようとする傾向をもっていると考えた。睡眠中にはこの抑圧がいくらか緩和されるために、無意識にあったものが表出した結果、夢が生起すると推測した。しかし、無意識がそのまま表出すると不快な内容であるために自我が傷つく恐れがあるので、夢に表現される前に真の内容を偽装する検閲という機能が働くと仮定した。検閲は、夢を歪曲したり、いくつかの内容を結合して圧縮したり、移動したり、抽象的な言葉を視覚化したり、象徴化を利用するという。このため、彼は、夢を理解するためには、夢をそのまま扱うのではなく、検閲にかかる前の姿を精神分析により探索すべきであると主張したのであった。この説は、REM 睡眠が発見された 1950 年代までは夢を説明する心理学的仮説として最も流布したが、現在では科学的根拠に欠ける点から批判も多い。

(3) ホブソンの活性化－合成仮説

REM 睡眠が発見されたことによって、脳波を指標にして脳科学的な観点から夢を調べる研究が爆発的に広がった。その 1 つの集大成となる理論にホブソンが提唱した、夢見の活性化－合成仮説がある。この理論によれば、REM 睡眠中に脳幹から発生した PGO 波という脳波が、大脳の視覚野を活性化させた結果、ランダムな視覚イメージが生成され、高次の認知機能がそのイメージを意味をなす物語になるように夢を作り出すと考える。夢の原因はランダムな視覚イメージなので、フロイトがいうように夢には目的や意味があるとはいえないと主張する。

しかし、夢がランダムな脳の活性化から始まるとしても、そこに現れたイメージは夢見る人の記憶にあるものであり、紡ぎだされた物語としての夢はその人の人格、動機、そして過去の経験に準拠するはずであるので、無意味であるとはいいきれない。フロイトは抑圧された無意識の表出こそが夢の目的であると考えたのに対して、活性化–合成理論は副産物として夢が派生すると考える点で違いがあるというべきである。近年改訂された活性化–合成仮説では、この点も考慮されるようになってきている。この理論は脳科学の知見をもとに構築された点では精神分析の理論よりも実証的、科学的であるが、その根拠となる PGO 波は人間ではあまり観測されていないこと、REM 睡眠がなくても夢を体験する報告があることなどから、その妥当性については疑問も呈されている。

(4) 神経認知理論

日本においては、夢を説明する心理学的理論は先に挙げた精神分析と、REM 睡眠を手掛かりとした脳科学的な研究が大半だった。しかし、近年そのどちらとも異なる夢見の「神経認知理論」が現れ、世界的には最も妥当性が高いと評価されつつある。相反しているように見える精神分析も、活性化–合成仮説も、夢見と覚醒時の意識体験は質的に異なると考える点で共通点を持つが、神経認知理論では、夢を特殊な環境下にはあるが覚醒時と同じ認知の一形態であると考え、認知心理学的観点から取り扱う点で根本的に異なるのである。この理論は精神分析とは異なり、実証的研究法を取るために REM 睡眠を使うことも多い。しかし、活性化–合成仮説のように REM 睡眠が夢を発生させるという立場はとらない。

この枠組みにある研究者は、人びとの夢を数多く集め、普通の人の日常的な夢の実態を明らかにすることを目指す。夢日記や思い出すことのできる一番最近の夢について報告を求めたり、実験室で眠ってもらって、途中で起こし、そのときの夢についてたずねるような方法をとる。多くの研究の結果、通常の夢の 90％以上は、普通の日常の出来事で、覚醒時の思考や経験とそんなに隔たっているものではないことが明らかにされた。フロイトがいうような偽装された不思議な夢や、ホブソンらがいうランダムなイメージに基づく荒唐無稽な夢が出現する割合は 1％にも満たない極めて稀な内容であったことが明らかにされているのである。

神経認知理論の最も重要な研究成果に、子どもの夢の発達の研究がある。乳児は REM 睡眠に膨大な時間を費やすが、5 歳以下の子どもを REM 睡眠中に起こしても夢を見ていたと報告することはまれである。さらに、もう少し年齢が上の子どもになると、REM 期に起こすと夢を報告するようになるが、それでも報告する割合は半分にも満たず、その内容は

夢見の神経認知理論
夢を目覚めているときと同じ思考の一形態であると考え、認知心理学的観点から説明を試みる理論。

動くことのないイメージであることがほとんどである。大人が見るような夢らしい夢は8歳を越えなければ現れないことも明らかにされたのであった。子どもの夢を調べると、夢に覚醒時に物事を捉える認知的能力がはっきりと反映されていることが明らかにされたのだった。

このように夢見の神経認知理論では、人の認知の仕組みを知るために夢について研究することが有望であることを示している。

［3］催眠

(1) 催眠とは

催眠とは催眠者と対象者という特別な人間関係の文脈で起こる、被暗示性が増大した状態である。催眠と睡眠は一見似ているが、催眠にかかった人は歩き回ったり、外界の世界とやり取りすることができるという点で眠っている人とは異なる。催眠にかかった人の脳波は大脳の視覚野の活動性が増大していることを除けば、目覚めている時によく似ている。

催眠は哲学者で外科医であった、メスメルによって始められた。メスメルは患者の体に磁石を近づけて上下すると身体の治療に効果があることを発見した。しかし、後に磁石を用いず、自分の手のひらだけを用いても効果があることを発見し、これは彼自身が磁石になったからだと考えた。彼の主張は「動物磁気説」といわれる。彼の死後、研究者たちが動物磁気を研究し続け、磁気ではなく暗示に関連した現象であることを見出し、それが後に「催眠」と呼ばれるようになったのである。

(2) 催眠誘導

メスメルは催眠とは自分自身の体から発せられるパワーなのだと考えたが、今日では練習することで誰でも催眠者になれると考えられている。催眠にかかるためにはそれを受け入れることから始まる。非協力的な人に催眠をかけることはできないのである。

催眠者はたとえば「あなたは眠り始めています。あなたのまぶたはとても重くなってきます。目が閉じてきます。あなたは深い、深い睡眠に落ちていきます」といったような教示を単調に繰り返し行う。そのあと、催眠者はあなたの腕には少し変な感じがし始め、引きつり始めると暗示する。この暗示のタイミングは重要である。なぜなら1ヵ所に長い時間立っている、もしくは座っているときには、実際に変な感じがし、引きつってくるからである。催眠者の暗示が、もしちょうどこのタイミングで行われると、あなたは「おう、その通りだ。手が少し変な感じがする。実際に言われた通りになってきた」と考えるだろう。催眠にかかったとあなたが感じることは、大きなステップになるのである。

催眠はリラックス、集中、行動の変容を生み出すことができ、時にその変容は催眠が終わってからも持続する。他の人よりも深く催眠にかかる人もいる。このような人は催眠感受性が高いといい、被暗示性が高いとも言い換えることができる。

(3) 催眠の利用

日本ではあまり見かけないが、医者や歯医者での手術で麻酔をかける代わりに催眠だけで済ませることも可能である。催眠にかかった人が痛みは感じないといったとしても、心拍数や血圧は催眠がかかっていない人と同じくらいまで上昇する。痛み刺激を受けているときに不快さを感じないようにという催眠的な暗示を受け入れている場合、体制感覚の受容野である大脳の頭頂葉は高い活性化を示すが、不快な感情の受容野である前頭葉は活性化しないことが知られているのである。

催眠からさめた後で何か特定のことを行ったり、何かを経験したりするようにという暗示（後催眠暗示）も有効である。たとえば、催眠の間に起こったことは忘れるようにと言われるとそうなることが多いが、慎重に調べてみると記憶は完全には消えていないことが明らかにされている。愛煙家に煙草を吸いたくなくなるという後催眠暗示をかける治療者もいるが、その効果は一般的には小さく、偽薬効果程度らしい。

催眠にかかった人は真実を言っているのか、それとも催眠者が言わせたいと思ったことを単に言っているだけなのだろうか。少なくともいくつかのケースでは被験者の報告は正しいことが知られている。ある研究では音を聞いているとき、音をイメージしているとき、催眠暗示の元で幻覚を体験しているときのそれぞれの状況下での脳の活動を調べた。催眠暗示下では実際に音を聞いているのと同じような場所が活性化したが、音をイメージしたときにはこれらの場所は活性化しなかった。催眠によって生じる幻覚は、イメージよりは現実の体験に近いことが示されている。

犯罪の捜査で催眠を利用することもある。目撃者が「私は1、2秒ほど犯人を見たのだが、今はうまく表現することができない」といった場合、治療家と警察官は失われた記憶を復元する望みをかけて催眠を行うことが時にはある。しかし、催眠状態にある人はとても暗示に影響されやすくなっている。「あなたは先に私たちに言った以上のことを思い出すことができるでしょう」というような素朴な暗示を受けたときですら、催眠を受けた人の多くは間違った情報を答えてしまうのである。もし、彼らが「その女性には子どもは1人ですか、2人ですか（本当は子どもはいないのだが）」といった間違いに導くような質問をされたら、催眠がかかった人は間違った情報を報告するように簡単に影響を受けてしまうのである。

催眠感受性
催眠のかかりやすさ。

被暗示性
暗示のかかりやすさ。

偽薬効果
プラセボともいう。

2. 何を覚えていて、何を忘れてしまったのか —記憶のメカニズム—

A. 記憶のメカニズム

[1] 記憶の概念

記憶とは何か。記憶がわれわれにとってこれほど馴染み深いものであるにもかかわらず、的確に定義することは難しい。われわれが記憶しているものは数多くあるし、記憶しているという事実を、いろいろな形で示すこともできる。しかし、これが記憶の実体だ、といえるものはまだ見つかっていない。

教科書のこの頁を読んでいる今まさにこの瞬間、皆さんは皆さん自身の記憶を利用している。"記"と"憶"の2つの漢字が結びついてできた"記憶（kioku）"という単語の読み方や意味が立ちどころに認識されるのは、以前蓄えた言葉の知識を利用しているからに他ならない。また、皆さんが自転車に乗ることができるとしたら、それは皆さんが自転車の乗り方を記憶しているからだと考えられる。このように、人間にはさまざまな種類の記憶が存在している。

しかし、言葉の記憶や自転車の乗り方の記憶を、脳の中から取り出して、これがその記憶だと指し示すことはできない。記憶は、それが働いて成立する行動（文章を読む、自転車に乗るなど）を観察することによってのみ、その存在を確認し得るものなのだ。いかなる記憶も、実体として捕捉されたことはまだない。記憶の基盤ではないかと考えられている生理学的な現象（たとえばシナプスの長期増強など）はいくつか見つかっているが、それらが記憶そのものであるという証拠はまだない。そういう意味で、記憶は、心理学の他の多くの概念（意識や性格など）と同様、「それ自体は目に見えないが、さまざまな現象（多くは行動）を説明するめに存在を仮定された概念」すなわち「構成概念」として定義されているのである。

記憶の主要な働きは、経験や情報を保存しておき、時間が経過した後に再びそれを利用できるようにするところにある。記憶の働きのお陰で、われわれは過去の経験を利用し、効率的に環境に適応してゆくことができる。

長期増強
特定の刺激を受け続けることにより、神経の接合部（シナプス）の伝導特性が長時間にわたって変化する現象。長期記憶の基盤の1つではないかと考えられている。

構成概念

[2] 記憶の3過程—記銘・保持・検索—

　記憶が成立するためには、3つの過程が働く必要がある。その第1は、新しい情報を取り込み、定着させる過程である。この過程は記銘(きめい)と呼ばれている。次いで、取り込んだ情報を一定期間保存しておく過程がある。この過程は保持と呼ばれる。最後に、保存されていた情報を取り出し、活用する過程が必要である。この過程は検索と呼ばれている。記憶が正常に働くためには、この3つの過程が正常に機能しなければならない。3つの過程のうちの1つでも機能しなくなれば、記憶は正確に働かなくなる。

[3] 記銘のしやすさ—符号化と処理水準—

　記憶のされやすさは一体何によって左右されるのだろうか。

　効果的な記憶法の開発は、人類にとって長い間重要な関心事であった。現在までに、さまざまな種類の記憶術が編み出されている。代表的な記憶術の1つに場所法がある。場所法は、馴染みの場所に関連づけて記銘すべき内容を記憶してゆくというものである。この場所法の起源はギリシャの詩人シモニデスにまで遡ることができる。

　記銘時になされる情報の加工のことを符号化という。符号化は記銘を促進するための有効な処理の1つである。情報をまとめたり、関連づけたり、既有の知識に合致させたりするのは、いずれも符号化の一例である。

　符号化は記憶者の刺激材料への意図的、戦略的な働きかけであるが、意図的な働きかけをしなくとも、記銘が促進されることがある。たとえば、記銘の際に、刺激のどの側面に注意を向けるかで、記憶成績が異なってくることが実験的に明らかになっている。それによると、形態的な処理よりも音韻的な処理が、また、音韻的な処理よりも意味的な処理が、言語刺激の記銘をより促進する。形態→音韻→意味と、より深い処理を行うことで記銘のされやすさが異なってくるとする考えは、処理水準説と呼ばれている。

　符号化や処理水準以外にも、記銘に影響を与えている要因はいくつか存在する。その1つは情動である。強い情動を伴う出来事ほど、記銘されやすいという報告がある。また、イメージも記銘に影響を与える要因の1つである。見た光景を、そのまま写真に撮るように、映像イメージとして記憶できる人たちが存在する（直観像の保有者と呼ばれる）。高いイメージ能力を持つ直観像保有者にとって、事物を記憶することは、一般の人びとよりはるかに容易であるようだ。ロシアの記憶術者シェレシェフスキーは、卓越したイメージ能力を駆使することによって、驚異的な記憶力を示した。しかし、シェレシェフスキーにとっては、一度覚えたイメージを消

記銘

保持

検索
再生または想起と呼ばれることもある。

記憶術

場所法

シモニデス
Simonides
B.C. 556 頃 ～ 468 頃。古代ギリシャの詩人。宴席の際に建物が落下。建物の下敷きになって死んだ人たちを、場所の記憶に基づいて見事に言い当てたという話が伝わっている。

処理水準説
クレイク, F. I. M. とロックハート, R. S. によって1972年に提唱された。

情動

イメージ

直観像

シェレシェフスキー
Shereshevskii, Solomon
Veniaminovich
1892 ～ 1958
ロシアの元新聞記者。彼の記憶能力については、ロシアの心理学者ルリア, A. R. による詳細な報告がある。

し去ることは非常に難しかったといわれている。

［4］保持と忘却—崩壊か、干渉か—

　記憶された情報はその後どのようになるのか。そのままの状態で保持されているのか、それとも、いずれは減衰し、最終的に崩壊してしまうのであろうか。

　日常的な経験からすると、一度覚えた事柄のいくつかは、繰り返し使用しない限り、いずれは忘却される。忘却は、記憶と逆の現象、すなわち、一度記憶された情報が何らかの理由で減衰・崩壊してゆく過程と考えられている。

　忘却の過程を最初に実験的に確かめたのは、エビングハウスである。無意味綴りや部分学習と全体学習の効果の相違など、重要な記憶研究の成果のいくつかは、彼によってもたらされた。彼は無意味綴りを刺激として次のような実験を行った。単語（無意味綴り）のリストを用意し、その単語リストを完全に記憶させた。その後、何種類かの時間間隔で、同一の単語リストの再学習を行わせた（再学習法）。最初の学習に要した時間に対して、再学習時に節約された時間の割合（節約率）を算出し、グラフにプロットしたのが**図7-4**である。この曲線は忘却曲線と呼ばれている。

崩壊
記憶痕跡が消えてなくなること。

忘却

エビングハウス
Ebbinghaus, Hermann
1850 ～ 1909

無意味綴り
RJY、TAK、ヤテ、ワモ等、人工的に作られた連想価の低い綴りのこと。記憶学習の材料として用いられる。

部分学習と全体学習
分習法と全習法とも言われる。通常学習材料を分割して学習する分習法の方が、全体を通して学習する全習法よりも学習効率が高い。

節約率

忘却曲線

図7-4　エビングハウスの忘却曲線

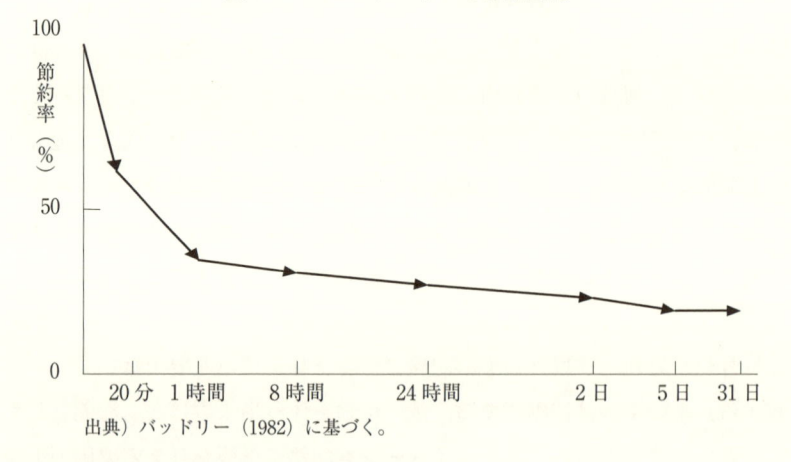

出典）バッドリー（1982）に基づく。

　忘却曲線からエビングハウスは忘却の過程について次のように推測した。まず、記銘後約1時間までは節約率の低下の程度が大きい。これは忘却が急激に進むことを示している。1時間を過ぎると節約率の低下の程度は小さくなる。一定の時間（約1時間）が経過した後は、忘却の速度は極めて緩やかになる。いまひとつ注目すべき点は、節約率が決して0％にはならないということである。これは、再学習時に学習時間の短縮（節約）

が生じることを示している。このことから、記銘された情報がすべて失われるわけではなく、情報の一部は何らかの形で保持されており、後の学習を促進するという可能性が示唆される。

　一方、忘却が記憶痕跡の崩壊によって起こるものではなく、干渉（または抑制）によって生じる、とする考え方もある。この考え方に基づけば、忘却は干渉（または抑制）によって生じた検索の失敗ということになる。このとき、前に記憶した内容が後の記憶の検索を妨害することを順向（順行）抑制、逆に、後の記憶が前の記憶の検索を抑制することを逆向（逆行）抑制という。干渉説に基づけば、一度記銘された情報は、ずっと保持されており、決して消失しないと考えられる。忘却されたと思われていた情報でも、検索手がかりさえ与えられれば、再び思い出せる可能性があるということである。

　干渉が忘却の原因となっている可能性を示す事例がいくつか報告されている。ある人に街で出会ったとき、見覚えはあるのだが、誰だったのか、どこで会ったのか、どうしても思い出せないということを経験したことはないだろうか？　こういった心理状態を“TOT現象”という。TOT現象は記憶についていくつかのことを教えてくれる。まず、同じ事物の異なる側面（顔、名前、エピソード、既知感など）が記憶の中で別々に貯蔵されている可能性があるということ、いまひとつは、忘却が一時的な検索の失敗であるという可能性、である。

　忘却の干渉説を支持するいまひとつの証拠が、脳外科手術の事例からも得られている。カナダの脳外科医ペンフィールドが執刀し、1958年に報告されたJ・Vという女性の事例がそれである。当時、てんかん患者の発作を抑制するために、脳の白質を切除するという手術が一般的に行われていた（そのうちの最も有名な手術法がロボトミーである。その後、脳の部分的な除去が深刻な後遺症を残すことがわかり、こういった手術は現在ではほとんど行われていない）。切除部位を決める際、患者に部分麻酔がかけられ、脳部位と精神機能との対応について検査が行われた。ペンフィールドが彼女の側頭葉を電極で刺激したとき、彼女は幼い頃体験した光景を生き生きと思い出した。

　知覚体験と同様の生々しい体験の想起はフラッシュバックと呼ばれている。忘れられていた記憶のフラッシュバックは、忘却が、崩壊ではなく、干渉によって生じた一時的な想起の失敗である可能性を示唆するものである（現在では、このときJ・Vが見た光景は、記憶そのものではなく、電気刺激によって引き起こされた夢もしくは幻覚のようなものではないかとも考えられている）。

干渉

抑制

順向（順行）抑制

逆向（逆行）抑制

検索手がかり
検索に先立って与えられる手がかりのこと。検索は、再認（recognition）、手がかり再生（cue recall）、再生（recall）の順に難しくなる。

TOT現象
tip of tongue（喉まで出かかる）という熟語の頭文字をとってTOT現象と呼ばれる。“喉まで出かかる”現象（舌端現象、TOT現象）。
➡ p.85 側注を参照

ペンフィールド
Penfield, Wilder
1891〜1976

てんかん
脳のニューロンの異常発火によって起こる反復性発作を主症状とする疾患。

白質
大脳の灰白質が主として神経細胞の細胞体によって構成されるのに対し、白質は神経線維によって構成される。

ロボトミー
前頭葉の白質を切截する外科手術法。

側頭葉

フラッシュバック

臨床心理学の分野の忘却理論として有名なものは、フロイトの抑圧説である。フロイトは、忘却が記憶の無意識下への抑圧によって生ずると考えた。大きな心の傷（トラウマ）となった経験は、通常は思い出せないが、無意識レベルではずっと保持されている。これらの記憶は、決してなくなっておらず、絶えずその人の性格や行動に影響を与えている。ヒステリー患者の症例に基づいて提唱されたフロイトの抑圧説は、臨床心理学の分野で今なお強い影響力を持っている。甚大なショックを伴った出来事を経験した後に引き起こされる PTSD の症状のいくつか（生々しい体験の侵入的想起など）は、抑圧の機制が実際に働いている可能性を示唆している。

[5] 記憶の分類と記憶のモデル

(1) 記憶の多段階貯蔵モデル

記憶の代表的なモデルは、多段階貯蔵モデル（図7-5）である。このモデルは、情報が保持される時間の長さによって、記憶を感覚記憶、短期記憶、長期記憶の3つに分類している。

図 7-5　アトキンソンとシフリン（1971）による記憶の多段階貯蔵モデル

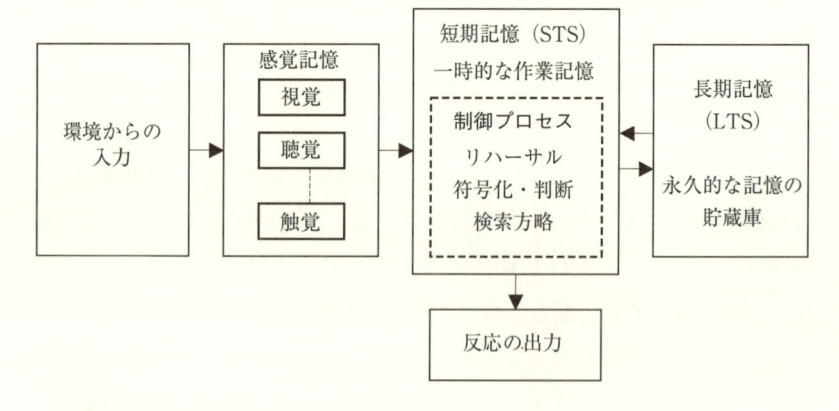

1）感覚記憶

最も保持時間の短い記憶は感覚記憶または感覚情報貯蔵と呼ばれる。感覚記憶の存在は、スパーリングの部分報告法を用いた実験によって確かめられた。スパーリングは4列×3行から成る数字のマトリクスを参加者に短時間（50ミリセコンド）呈示し、見た文字を再生させるという実験を行った。通常参加者は4～5文字しか思い出せないが（全体報告）、文字刺激の呈示直後に高い音、中位の高さの音、低い音を鳴らし、高い音の場合は一番上の行、中位の音の場合は真ん中の行、低い音の場合は一番下の行というふうに報告させると、参加者はどの行についてもほとんどすべての文字を思い出すことができた（部分報告）。スパーリングの用いたこの

実験法は部分報告法と呼ばれる。

スパーリングの実験によって、人間には、見たままの情報を数分の1秒という短い時間だけ貯蔵しておく記憶（貯蔵庫）が存在しているということが証明された。スパーリングは、この記憶をアイコニック・メモリーと名付けた。アイコニック・メモリーは視覚における感覚記憶であるが、その後、感覚ごとに異なる感覚記憶が存在することが明らかになった。聴覚における同様な記憶はエコイック・メモリーと呼ばれている。

感覚記憶の特徴は①情報の保持時間はせいぜい数百ミリセコンド〜数秒である、②感覚器官が受容した情報が感覚印象としてほぼそのまま保存される、③情報の性質は感覚ごとに異なっている、などである。

2）短期記憶

感覚記憶に蓄えられた情報は、そのままだとごく短時間で消失してしまう。ただし、注意による選択を受けたり、パターン認識された情報は、次の短期記憶（作動記憶または作業記憶とも呼ばれる）へと送られる（転送される）。短期記憶は、比較的短い間（数十秒〜数分程度）情報を蓄えておくための記憶である。たとえば電話をかけるとき、電話番号を一時的に覚えておくことがあるが、そのとき利用される記憶がこの短期記憶である。

短期記憶の存在は実験的にも立証されている。中でも、単語リストの自由再生の実験は最も有名である。

十数個から20個程度の有意味な単語のリストを記憶させ、項目を自由に再生させたとき、単語の呈示された順番（系列位置）によって再生成績が異なることが知られている（系列位置効果）。系列位置効果は、通常リストの初頭部および末尾部における再生成績の上昇として生じる。ポストマンとフィリップスは、リストの記銘直後に妨害課題を挿入することで、新近性効果だけが消失することを見出した。新近性効果は短期記憶からの再生に依存して生じるため、妨害課題（ディストラクタ）によって短期記憶の情報が消失し、再生成績が低下する、と解釈されている。短期記憶の特徴は、①情報の保持時間は数十秒〜数分程度、②容量限界が存在する（項目数にして約7±2項目といわれる）、③短期記憶の情報の形式（表象）はさまざまだが、特に音韻情報が優勢であるといわれる、等である。

②の短期記憶の容量限界の存在はとりわけ有名である。アメリカの心理学者ミラーはこれを"魔法の数7"（マジカルナンバーセブン）と呼んだ。"マジカルナンバー7"は項目が7個しか蓄えられないということを意味しない。項目の単位をより大きな単位（チャンクと呼ばれる）にまとめることで、実質的に短期記憶の容量を増やすことができる。たとえば、無関連

部分報告法

アイコニック・メモリー

エコイック・メモリー

パターン認識

作動記憶または作業記憶
ワーキングメモリともいう。短期記憶を、心的操作を行う意識の作業場として捉えるとき、このように呼ばれる。たとえば暗算を行う際には、数字を一時的に覚えておき、暗算課題を遂行するための心的操作を加えなければならない。このように、課題遂行のための情報の短期的保持を重視するとき、短期記憶は作動記憶または作業記憶と呼ばれる。

自由再生
覚えた単語を、順番にこだわらず自由に再生する課題。

ポストマンとフィリップス
Postman, L. & Phillips, L. W. (1965)

新近性効果
リスト初頭部の成績上昇は初頭効果、リスト末尾部のそれは新近性効果と呼ばれる。

ミラー
Miller, George Armitage
1920 〜 2012

チャンク
記憶を蓄える際に作られる情報のまとまりのこと。

な数字をそのまま記憶する際の容量は7個前後であるが、それらをまとめて（符号化して）、794（ナクヨ）、1192（イイクニ）などと加工すると、それらのまとまりが7個前後蓄えられることになり、数字に換算したときの容量は3〜4倍に増大する。また、短期記憶の情報は、意識上で何度も復唱する作業を行うことにより、消失させずに維持することができる。このような操作はリハーサル（維持リハーサル）と呼ばれる。

維持リハーサル

3）長期記憶

短期記憶内の情報の一部は、長期記憶へと送られ（転送され）、長く安定した記憶として保持されるようになる。われわれが通常記憶と呼んでいるのは長期記憶のことである。長期記憶には、さまざまな種類の情報（言語、画像、運動、行為等）が蓄えられている。われわれが物事を適切に認識でき、その場にあった行動をとれるのは、長期記憶に蓄えられた過去の情報を利用できるからである。

短期記憶から長期記憶へと情報を転送する処理の1つに、転送機能をもったリハーサル（精緻化リハーサル）があるといわれている。また、既有の知識を利用して情報を加工（符号化）することも、情報を長期記憶に転送するための有効な手段である。

精緻化リハーサル

長期記憶の特徴は、①忘却が起こらなければほぼ一生保持される、②個人が一生を送るという意味で容量はほぼ無限と考えてよい（歳をとっても脳が健康であれば新しいことは覚えられる）、③感覚情報よりも、抽象的な情報とりわけ意味情報が優勢である、等である。

多段階貯蔵モデルは、記憶の分類にとどまらず、感覚器官で受容された情報が、段階的に処理され、徐々に長期記憶として定着してゆく情報処理の流れを示したモデルともなっている。

(2) スクワイヤーの記憶分類

スクワイヤー
Squire, Larry Ryan
1941〜

その他の記憶モデルとして、スクワイヤーの記憶分類（**図7-6**）を紹介する。スクワイヤーのモデルは、長期記憶を、蓄えられた情報の性質によって分類したモデルである。スクワイヤーは長期記憶を陳述的記憶と手続的記憶の2つに大別した。陳述的記憶は、主に言葉によって表現される情報の記憶で、エピソード記憶と意味記憶に大別される。エピソード記憶は個人的な体験の記憶のことである。いつ、どこで、何をしたか、という、時間や空間と結びついた個人の経験の記憶（自伝的記憶）であり、いわば個人史である。意味記憶は、「テレビとはどういうものか」や「磁石にはS極とN極がある」といった抽象的で一般的な知識の記憶である。手続的記憶は、主として言葉で表現できない情報の記憶で、①運動技能や認知技能・行為の記憶（熟練運動・認知的技能）、②特定の刺激によって誘発

陳述的記憶

手続的記憶

エピソード記憶

意味記憶

自伝的記憶
日時や場所の情報を伴う個人の生活史に関する記憶を自伝的記憶と呼ぶことがある。

される反応パターンの記憶（条件反射）、③意識化されないが、それが賦活することにより、種々の反応を促進したり、抑制したりする関連情報の記憶（プライミング効果と呼ばれる）などに分類されている。

図7-6　スクワイヤー（1987）による記憶の分類

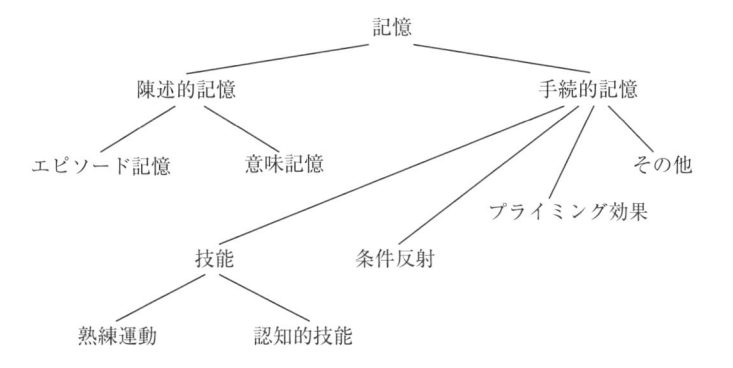

条件反射
経験によって獲得された新しい刺激 – 反応の結びつき。学習の項参照。

プライミング効果
たとえば、"動物"というカテゴリー情報を先に与えておくと、後に提示される動物名（"犬"など）の認識が促進されることがある。事前に与えた情報が後の情報処理に促進的または妨害的に働く現象のことをプライミング効果という。

B. 記憶の異常

[1] 記憶研究の中で最も有名な患者 H・M

　もし、皆さん自身の記憶がなくなってしまったら、と想像してみよう。皆さんは、自分が何者で、なぜ自分がここに居て、何をすべきなのかまったくわからなくなる。それはもはや、皆さん自身が一人の自立した人間として存在できないということを示している。

　個人の社会生活を可能にしているのは、個人が有しているさまざまな記憶である。生まれてから現在に至るまでの過去の出来事だけでなく、自分がどんな人間で、これから何を目指し、どのような人生を送っていくのかという未来に至るまで（このような記憶を展望記憶と呼ぶことがある）、自己の存在証明（アイデンティティ）のすべては記憶によって支えられているといえるだろう。

　自己の存在の根幹にかかわる記憶を失ってしまった不幸なケースが実際に存在する。記憶研究の世界で最も有名な患者といわれている H・M のケースがそれである。

　「1953 年 8 月アメリカのコネティカット州にあるハートフォード病院で1 人のてんかん患者の脳切除手術が行われた。執刀医は同病院の神経外科医のスコヴィルである。患者の H・M はそれまで重度のてんかん発作に悩まされていた。手術でスコヴィルが取り除いたのは H・M の両側の海馬とその周辺領域であった。H・M の発作は多少緩和されたものの、深刻な障害が残存することとなった。H・M は新しい経験をまったく記憶でき

展望記憶
未来に行うべき行為のプランに関する記憶。

スコヴィル
Scoville, W. B.
1906 ～ 1984

海馬
情報を長期記憶へと定着させる際、重要な役割を果たしていると考えられている脳の器官。大脳辺縁系の一部をなす。

なくなってしまったのである。彼の思考は無傷であった。提示された数字列を唱えられたし、クロスワードパズルを解くことができた。また自分が誰であるのかという自己意識も明確に保たれていた。推測を働かせることで、その場の状況に合わせた行動をとることもできた。手術以前に経験した過去の出来事はある程度記憶していた。しかし、手術以降に経験した出来事はまったく記憶できなかった（重度の前向健忘）。手術後に起こったあらゆる出来事、手術後に出会ったすべての人びとを、彼は覚えることができなかった。H・M は自分の意識状態を『朝知らないホテルで目覚めたときの混乱状態のようだ』と述べている。不思議なことに、鏡映描写など、いくつかの知覚－運動技能は学習によって上達させることができたといわれる。H・M の時間は 1953 年 8 月の朝からずっと止まったままだった。」（記憶研究に多大な貢献を果たした H・M は 2008 年 12 月 82 才で亡くなった。）

前向健忘
頭部外傷などの後に、記銘力が著しく低下すること。

［2］H・M の何が失われたのか—記憶モデルとの対応—

　先に述べた記憶のメカニズムに照らして、H・M の示した症状を解釈してみよう。手術によって H・M の何が失われてしまったのだろうか。

数唱課題
何桁までの数を覚えられるかによって短期記憶の容量を測定する課題。

　まず、数唱課題など、一時的な情報の保持が可能であることから、H・M の感覚記憶や短期記憶は正常に機能していることがわかる。また、青年時代の出来事は覚えているので、手術以前の経験（エピソード記憶）もある程度保持されていると考えてよいだろう。クロスワードパズルが可能であり、自分の置かれた状況への適切な対応が可能であることから、意味記憶や手続記憶も保持されており、それらを適切に検索し、利用することができる。

　それでは H・M は何を失ったのか？　前述のアトキンソンとシフリンのモデルでいうと、H・M は、短期記憶から長期記憶へと情報を転送することができなくなったと解釈できる。短期記憶にインプットされた情報を長期記憶へと固定化させることができず、すべて消失させてしまっていると考えられる。短期記憶の情報を長期記憶へと固定化させる機能を担っていると考えられているのが、海馬とその周辺領域である。H・M の事例から、海馬が、情報を長期記憶へと固定化するための装置として働いている可能性が強く示唆されるのである。

海馬

　注目すべきは、H・M が運動技能を獲得することができた、という事実だ（ただし、H・M 自身は、自分がその技能を獲得したということをまったく覚えていなかったが）。スクワイヤーの記憶モデルからも示唆されるように、手続的記憶は陳述的記憶とは別種の記憶であり、その形成に海馬

はそれほど関与していないという可能性が示唆される。一方、H・M はエピソード記憶の形成が困難であったため、新しい陳述的記憶が H・M の中で固定化されることはほとんどなかった。この事実は、エピソード記憶が陳述的記憶形成の上で重要な役割を担っている可能性を示唆している。

H・M の症例からはっきりと示されるのは、記憶が決して単一構造ではないということである。スクワイヤーのモデルが示しているように、異なった種類の記憶が脳の中で別々に貯蔵されている可能性が高い。認知症の患者においても、あらゆる記憶が一度に失われることは稀で、物の名前、日常の出来事、人物、時、場所など、異なった内容の記憶が、徐々に脱落してゆくのが一般的である。

脳損傷患者のさまざまな症状を調べることによって、脳の機能局在（心理機能と脳との対応）を明らかにしようとする分野が神経心理学である。実験心理学や神経心理学の進歩により、人間の記憶や脳の仕組みの解明が徐々に進みつつある。

認知症
一度獲得された知能が徐々に喪失されてゆく疾患の総称。脳の器質的病変を伴うことが多い。

ジェネリックポイント

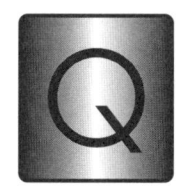 臨床心理学という心の問題を扱う学問において、知覚や意識、記憶といった基礎心理学的な観点は必要なのでしょうか。この２つの分野は、むしろかけ離れたもののように思えますが……。

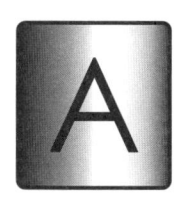 私たち個人は異なる自我を持ち、それぞれ違う経験を踏まえて成長します。したがって、心の問題を解決するには、対人的なアプローチをすることが必要となってくるでしょう。

しかし一方で、人は誰でも同じように物を捉え、考え、行動する生物であるということも忘れてはいけません。つまり、人の心を理解し、その問題点を解決していくには、人間が外界を知覚するシステムや、頭の中で知識を蓄えて考えるというシステムがどういうものであるかを理解することも大切なポイントなのです。

たとえば、高齢者が抱える心の問題として、孤立感があります。この孤立感の要因には、その人の心の状態や周囲の人間関係だけでなく、加齢において生じる知覚機能の低下もかかわってくるのです。なぜなら、知覚機能が低下すれば外界の情報を取り入れるのが困難になります。つまりそれ

は高齢者と外界との関係が希薄な状態になってしまい、他者とのコミュニケーションが減ることにつながるのです。

　このように、知覚や記憶といった人の心の基本的な機構を知ることは、その機構に障害が生じた場合の心理特徴を理解することへの早道となるのです。

演習問題

①高齢者の立場になったとき、身の回りの情報をどれだけ捉えることができるのか、逆にどれだけの情報を捉えられなくなるのか考えてみよう。たとえば、薬品ラベルに書かれた注意書きは見易いだろうか？　ターミナルの音声案内は正確に聞き取れるだろうか？　また、そのときに高齢者にかかる精神的負担についても考えてみよう。

②聴覚障害者や精神障害者や身体障害者の方々は健常者とは異なる夢を体験するのだろうか、それとも同じなのだろうか。考えてみよう。

③日常生活の中で、自分がいまどんな記憶を使っているかを考えてみよう。たとえば、買い物をするとき、電車に乗るときにはどうだろうか。また、うっかり忘れ物をしてしまったときは、何を、なぜ忘れてしまったのだろうか？　できればその都度、そういった記憶が記憶モデルの中でどのように説明されていたかを確認してみよう。

④ものを覚える際、いかに工夫すればそれが覚えやすくなるのかを考えてみよう。

▌理解を深めるための参考文献

● 松田隆夫『「知覚不全」の基礎心理学』ナカニシヤ出版，2007.
　視覚および聴覚の基本的な機能と、さまざまな視覚障害および聴覚障害について、詳細に説明してある。特に、視覚障害についてはさまざまな症例による視対象の見え方がグラフや写真を添えて説明されており、理解しやすい。

● 横山詔一・渡邊正孝『記憶・思考・脳』キーワード心理学シリーズ3，新曜社，2007.
　「キーワード心理学」シリーズ（全12巻）のうちの1冊である。記憶・思考に関する心理学の基本知識だけでなく、脳科学の知見についても幅広くまとめられている。キーワードごとに項目が整理されているので、知識を確認するのにも最適である。

● 岡田斉『「夢」の認知心理学』勁草書房，2011.
　夢見を引き起こす脳内メカニズム、夢見の認知心理学的研究、睡眠時に外部からの刺激がどう取り込まれるか、夢は記憶の定着に役立つとは限らない、といったこれまであまり知られてこなかった夢見の心理学的研究の最前線を紹介している。夢についてより理解を深めたい人に勧める。

第8章 どんなことをどのようにして学ぶのか —学習・行動心理学—

1

私たちが行っている行動や生理的反応には、
過去の経験を通して形成されたものが多い。
このような過去の経験によって生じる行動の変化や
生理的反応の変化を、心理学では学習と呼ぶ。
本章では、学習のメカニズムについて考えていく。

2

特定の対象物に対して生じる生理的反応や、
特定の状況におかれたときに行う自発的な行動の中には、
古典的条件づけやオペラント条件づけなどといった
学習様式によって学習されたものが多い。
また、直接に体験しなくとも
他者の行動を観察するだけで学習できる場合もある。
本章ではこれらの学習様式について理解していく。

3

ある対象物に対して生じてしまう生理的反応や
やめたいと思っているがつい行ってしまう行動などを
解消するために役立つ消去や拮抗条件づけ、
シェーピングなどといった、
学習のメカニズムを応用した方法について理解していく。

1. 古典的条件づけ

A. 心理学における「学習」とは

　学習という言葉を聞くと「学校での勉強」といったイメージを抱くかもしれない。確かに学習には学校で学ぶような知識の習得という意味も含まれている。しかし、心理学における学習は、もっと広い意味をもっている。イヌを怖がる、赤信号で立ち止まる、授業中に騒ぐ、ギャンブルにはまるなど、日常生活の中で見られる生理的反応や行動は、生まれつき身についていたものばかりではない。その多くはさまざまな経験の中で獲得されてきたものであり、その背後には多様なタイプの学習様式が関係している。つまり心理学における学習は「経験によって生じる行動や認知、生理的な反応などの比較的永続的な変化」と定義づけることができる。

B. 古典的条件づけとは

　レモンをギュッと絞って果汁が飛び散っているところを想像すると唾液が出てしまう。これはなぜだろうか。ヒトも含めて動物は生得的な自律神経系の働きによってさまざまな生理的な反応をするが、唾液の分泌もこれに当たる。ロシアの生理学者パブロフは、イヌに肉粉を与えるたびに音叉^{おんさ}の音を聞かせた。これを何度も繰り返したあと、今度は肉粉を与えずに音叉の音だけを聞かせてみた。するとイヌは肉粉を食べていないにもかかわらず、音叉の音を聞いただけで唾液を分泌するようになったのである。これは古典的条件づけあるいはレスポンデント（受動的）条件づけと呼ばれる学習様式である。つまり肉粉のように無条件に特定の生理的反応を生じさせる刺激（無条件刺激）と、音叉のようにその生理的反応とは直接は関係のない刺激（条件刺激）を時間的に接近して提示（対提示）する。このような刺激提示の手続きを強化というが、強化を繰り返すことで、条件刺激のみの提示によってもその生理的反応（条件反応）を示すようになる。

　古典的条件づけはイヌやネズミなどといった動物だけではなく、ヒトにおいても生じる。たとえば化粧品などのコマーシャルで美しい女優が起用されるのはなぜだろうか。これは古典的条件づけによって説明できる。つまり好印象を反射的に生じさせる女優（無条件刺激）を化粧品と対にして

学習
learning
経験を通して、行動や認知、生理的反応などが比較的永続的に変化すること。

パブロフ
Pavlov, Ivan Petrovich
1849 ～ 1936
ロシアの生理学者。古典的条件づけを発見し、消化腺の研究に関する功績により 1904 年にノーベル生理学・医学賞を授与された。

古典的条件づけ / レスポンデント（受動的）条件づけ
classical conditioning/
respondent conditioning

無条件刺激
UCS:
unconditioned stimulus

条件刺激
CS:
conditioned stimulus
無条件刺激と対提示することで、条件反応を引き起こすようになる刺激。

強化
reinforcement
条件づけにおいて、特定の刺激と反応を結びつけるための手続きのこと、あるいは結びつきが強まること。古典的条件づけにおいては、無条件刺激と条件刺激を対提示する手続きのこと。

条件反応
CR:
conditioned response

提示することで、もともとは特に魅力を感じなかった化粧品（条件刺激）にも好印象（条件反応）を抱いてしまう条件づけが形成されたと考えることができる。このように古典的条件づけはいわゆる生理的な反応だけでなく、物事に対する印象や価値観などの形成や変容にも深く関わっている。

　古典的条件づけが形成される速さや条件反応の大きさは、いくつかの要因の影響を受けている。まず強化の回数が多ければ多いほど、条件づけは強固なものとなる。また条件刺激と無条件刺激の間の時間的な間隔も重要な要因の1つである。一般的に無条件刺激の提示直後に条件刺激を提示した場合に条件づけは最も強力となるが、これを接近の法則と呼ぶ。

C. 古典的条件づけにおける刺激般化・弁別と消去

　特定の対象に恐怖を感じてしまう恐怖症の背景にも古典的条件づけが関わっている。ワトソンはヒトの幼児を被験者にして、次のような実験を行った。まずハンマーによる打撃音を無条件刺激として用いた。この打撃音は、幼児に恐怖を引き起こすものである。また、その幼児が日常的に馴染みのある白ネズミを条件刺激として用いた。そして白ネズミと打撃音を数回繰り返して対提示すると、古典的条件づけが形成された。つまり幼児は白ネズミだけが呈示されたときにも恐怖を示すようになった。しかし条件づけの効果はこれにとどまらなかった。この幼児は白ネズミに似た他の物（白ウサギや毛皮のコート、毛のついたお面など）にも恐怖を示すようになったのである。このように直接、条件づけられた刺激だけでなく、それに類似した他の刺激にまで条件反応を示すことを刺激般化と呼ぶ。一方、特定の条件刺激を提示したときにだけ無条件刺激を与え、条件刺激に類似した別の刺激を提示するときには無条件刺激を与えないという操作を繰り返すと、類似刺激には条件反応を示さなくなる。これを弁別と呼ぶ。

　では、条件づけられた恐怖反応を取り除くにはどうすればいいのだろうか。1つの方法は、条件刺激（白ネズミ）のみを提示し、無条件刺激（打撃音）は提示しないという経験を何度も繰り返すことである。これにより条件反応は次第に見られなくなるが、これを消去と呼ぶ。他にも拮抗条件づけと呼ばれる方法が有効である。つまり一度条件づけが形成された後、無条件刺激とは異なる別の刺激を条件刺激と対提示するのである。この方法により条件反応は抑制される。前述の幼児の例でいえば、打撃音の代わりに、幼児が好きなお菓子を白ネズミと一緒に繰り返し提示する。これにより白ネズミと打撃音の関係は弱まり、恐怖反応は減少する。拮抗条件づけを用いた手法は、恐怖症の治療などにも実際に応用されている。

ワトソン
Watson, John Broadus
1878 ～ 1958
アメリカの心理学者。心理学を自然科学として位置づけるため、「意識」を研究対象から排除し、客観的に観察可能な刺激と反応の因果関係によって説明しようとする「行動主義」を唱えた。

刺激般化
stimulus generalization

弁別
discrimination
2つ以上の刺激を区別して、それぞれの刺激に対して異なる反応が生じること。

消去
extinction

拮抗条件づけ
counterconditioning

2. オペラント条件づけ

A. オペラント条件づけとは

　学習によって変化するのは生理的反応だけではない。いつも同じ食堂で食事をしたり、悩み事があるたびに友人に相談するなどといった、自発的な行動もまた学習によって形成されたものである。自発的に行動し、その結果もたらされた報酬や罰を体験することで、その後、その行動の頻度は増減する。これをスキナーはオペラント（操作的）条件づけと呼んだ。また、この条件づけは道具的条件づけとも呼ばれる。たとえば、近所の食堂に初めて行ってみたら料理がおいしかったとしよう。その後、その食堂に頻繁に通うようになったならば、「食堂に行く」という「行動」と「おいしい料理が味わえた」という「結果」の随伴関係が学習されたことになる。このようにある行動によって生じた結果を経験することで、その行動の頻度が増えることを強化と呼ぶ。強化には2種類ある。1つは、自分にとって好ましい結果が得られたときに行動が増える場合で、これを正の強化と呼ぶ。一方、悩み事を友人に相談したら解消されて気が楽になったので、その後、悩みがあるたびにその友人に相談するようになった場合のように、ある行動によって嫌なものが除去された場合にもその行動は増える。これを負の強化と呼ぶ。また正の強化と負の強化を引き起こすきっかけとなった状況の変化をそれぞれ正の強化子と負の強化子と呼ぶ[1]。つまり、学習を通してある行動の頻度が増加するのは、その行動によって正の強化子が得られた場合と、負の強化子がなくなった場合である。

　一方、ある行動の結果を経験することで、行動の頻度が減少することもある。このような行動の減少は罰と呼ばれ、2種類に分類できる。ある行動の結果、嫌悪刺激が与えられた場合（正の罰）と、正の強化子が与えられなくなる場合（負の罰）である。いずれの罰も行動を抑制する効果をもつが、たとえば授業中に騒ぐといった子どもの問題行動を減らすにはどちらのほうが効果的だろうか。子どもが騒いでいると、つい「怒鳴る」などといった正の罰に該当する行為を用いたくなる。しかしこのとき、「教師や周囲の注意が自分に向くこと」が正の強化子として機能している可能性もある。この場合、子どもに注意を向けて怒鳴ることは、子どもの「騒ぐ」という行動をさらに強化してしまい、その行動を増加させ、逆効果に

なる恐れがある。それよりはむしろ、問題行動に注意を向けず無視すること（負の罰）によって、その行動を消去したほうがよい場合も多い。

B. 強化スケジュール

　パチンコや競馬などといったギャンブルにのめり込むとなかなかやめられなくなるのはなぜだろうか。ギャンブルもまたオペラント条件づけによって強化された行動の1つである。そしてギャンブルにはまる原因の1つは、どのようなタイミングで報酬（強化子）が得られたかという強化スケジュールにある。ある行動をしたときにはいつも強化子が得られることを連続強化と呼ぶ。一方、いつも強化子が得られるのではなく、時々しか得られないことを部分強化（間歇強化）と呼び、さらに4つに分類できる。まず一定の時間間隔のたびに強化子が得られる定間隔強化と、ある時間間隔の後に強化子が得られるが、その間隔が一定でない変間隔強化がある。他にも、一定回数の反応の後に強化子が得られる定率強化と、ある回数の反応の後に強化子が得られるが、その回数が一定でない変率強化がある。

　一般的に、時々しか強化子が得られない部分強化よりも、強化子が毎回得られる連続強化のほうが行動は速やかに強化される。一方、強化された後に強化子がまったく提示されなくなった際に生じる行動の減少（消去）は、連続強化よりもむしろ部分強化でのほうが起こりにくい。部分強化の場合、強化子が得られないことは学習段階においても時々あったため、強化子が得られなくなっても消去は生じにくいのである。さらに消去に要する時間は定間隔強化が最も短く、ついで変間隔強化、定率強化と続き、変率強化は最も消去に時間を要する。ギャンブルは必ず勝つとは限らないという意味では部分強化であり、報酬が得られるタイミングが一定していないので、変率強化に該当する。したがって一度ギャンブル行動が条件づけられてしまうと、その行動の消去は難しくなる。

C. シェーピング

　テレビで時々見かける、サルやイルカによる高度な芸もまたオペラント条件づけによって形成された行動である。つまり目標とする行動をしたときに報酬を与えることを繰り返すことで、その行動は強化される。しかし、このような場合、最初から高度な行動を学習させることはなかなか難しい。そこで利用されるのがシェーピング（反応形成）という条件づけの手法である。これは、高度で複雑な目標行動そのものを直接に強化するの

強化スケジュール
schedule of
reinforcement

連続強化
continuous
reinforcement

部分強化（間歇強化）
partial reinforcement
（intermittent
reinforcement）

定間隔強化
fixed interval
reinforcement

変間隔強化
variable interval
reinforcement
ある時間間隔がすぎれば
強化子を提示するが、その間隔が一定ではないスケジュール。ただし、平均すると一定の時間間隔で強化している。

定率強化
fixed ratio
reinforcement

変率強化
variable ratio
reinforcement
ある回数の行動の後に強化子を提示するが、その回数が一定ではないスケジュール。ただし、平均すると一定の回数の割合で強化している。

シェーピング（反応形成）
shaping

ではなく、その行動をいくつかの段階に分けてそれらを個々に強化していくことで、徐々に目標行動に近づけていくという方法である。

　この手法は動物に芸を教え込むときだけに有効なものではない。たとえば子どもに後片づけ行動などを習得させるときにも利用できるものである。また臨床場面における行動療法などにおいても多く利用されている。

3. さまざまな学習様式

A. 観察学習

　私たちが何らかの学習をするには、強化や罰を直接、経験することが必ずしも必要なわけではない。たとえば目の前のキノコが毒をもっているかどうかを学習するために、自らそのキノコを食べて失敗と成功を重ねていたのでは、死んでしまう可能性もあるのでリスクが大き過ぎる。そこで先人たちの経験を利用して毒キノコを選別することになる。このように他の個体（モデル）が行っている行動を間接的に見たり聞いたりすることによって行動を学習することを、バンデューラは観察学習と呼んだ。この学習様式はスポーツや音楽などの技能を効率よく習得する際に役立つだけでなく、子どもがある特定の社会的環境の中で攻撃行動や道徳的行動、性役割行動などを身につける上でも重要な役割をもつ。

B. 試行錯誤学習・洞察学習

　私たちは毎日の生活の中で多様な問題に直面するが、その解決方法を学ぶことで、再び同様の問題に直面したときにも対処できるようになる。では私たちはどのようにして問題解決行動を学習しているのだろうか。

　ソーンダイクが行った実験では、被験体のネコは仕掛けのある箱の中に入れられた。この箱はペダルを押すなどの特定の手続きを踏めば、扉が開き脱出できるのだが、ネコはそれを知らない。ソーンダイクはこの箱からネコが脱出するまでの時間を計測した。その結果、1回目の試行では脱出までにかなりの時間を要したものの、たまたま扉を開くための行動をして箱から脱出できた。次にもう一度ネコを同じ箱に入れると、失敗を繰り返していく中で再び偶然に目標行動をして脱出することができた。これを何

度も繰り返していくうちに、ネコが脱出するまでの時間は徐々に短縮していった。つまりネコは脱出行動を学習したのである。これはネコが積極的に環境に働きかける中で、満足をもたらす（脱出に結びつく）反応が促進される一方で、不満足をもたらす反応は抑制されるという効果の法則が作用した結果である。こうして次第に脱出に結びつく行動だけが定着することで問題解決行動を学習し、脱出に要する時間が短縮したと考えられる。このような学習は、成功と失敗を繰り返す中から次第に問題解決行動を学習するという意味で、試行錯誤学習と呼ばれる。

　一方、ケーラーはチンパンジーを被験体とした実験を行った。そして、実際に行動を起こして試行錯誤を繰り返さなくとも、今直面している問題状況について深く洞察することで問題の解決方法を学習できることを示した。彼はチンパンジーの前でバナナを天井から吊るした。するとチンパンジーはバナナを手に入れようと懸命にジャンプして手を伸ばそうとする。しかし、バナナにはなかなか手が届かない。これを何度も繰り返すと、チンパンジーはあきらめたかのように何もしなくなるが、そのうち突然、そばにあった木箱を積み上げると、そこに登りバナナをつかんだのである。これは試行錯誤を通して徐々に獲得された行動ではなく、目的を達成するためにはどんな手段をとればよいかという目的－手段の観点から問題状況を捉え、それについて頭の中で洞察したことによって獲得された行動である。このような学習を洞察学習と呼ぶ。

　これらの試行錯誤学習と洞察学習は、どちらか一方が正しいというものではない。私たちは直面している問題状況の特性に合わせて、この2つの学習様式を使い分けている。

注)

(1) 水や食べ物などといった本能的な欲求を満たす刺激や、大きな音や電気ショックのような生理的苦痛を与える刺激を一次強化子と呼ぶ。一方、金銭や称賛の言葉などは、本来は強化する力をもたないが、特定の社会や文化の中で一次強化子と対提示されることで、次第に強化力をもつようになる。このような刺激を二次強化子と呼ぶ。

■理解を深めるための参考文献

●山内光哉・春木豊編『グラフィック学習心理学—行動と認知』サイエンス社，2001.
本章でも取り上げたさまざまな学習様式について、多くの図版を取り入れながらわかりやすく書かれている。また学習を広く捉えて、記憶や言語獲得についても取り上げられている。

●森敏昭・岡直樹・中條和光『学習心理学—理論と実践の統合をめざして』培風館，2011.
本章で取り上げた学習心理学の基礎的見知に加えて、問題解決や認知発達、動機づけ

効果の法則
law of effect
ある状況と、そこでの反応の間の結びつきは、その反応が満足な結果をもたらすときには強まり、不満足な結果をもたらす場合には弱まること。

試行錯誤
trial-and-error

ケーラー
Köhler, Wolfgang
1887 ～ 1967
ドイツ・アメリカの心理学者。類人猿の知能について研究し、動物の問題解決行動における洞察の働きを見出した。

洞察
insight
問題状況において、試行錯誤を通して徐々に解決するのではなく、問題状況の構造や仕組みを認知的に把握し、目的－手段の観点から問題を捉えることによって、問題解決に至ること。

一次強化子
primary reinforcer
本能的欲求を満たす刺激や、生理的苦痛を与える刺激などのように、もともと強化する力を持っている刺激。

二次強化子
secondary reinforcer

などと学習の関係に関する応用的知見についても、幅広く取り上げられている。

● カレン・ブライア著／河嶋孝・杉山尚子訳『うまくやるための強化の原理』二瓶社, 1998.
自分や他者、あるいは他の動物の行動を変えるために、オペラント条件づけをどのように利用すればよいかについて、強化やシェーピングの方法を取り上げながら具体的に書かれている。

ジェネリックポイント

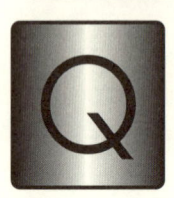

私たちの生理的反応や自発的な行動のすべてが学習によって獲得されたものなのでしょうか。生まれつき身につけていたものも多いと思うのですが……。

確かに周囲の環境によって生じる生理的な反応や、環境に対する積極的な行動のすべてが学習によって獲得されたわけではありません。その中には私たちが生まれつき獲得していたものも多くありますし、それらの生得的な機能は私たちが生存する上で重要なものです。ただし私たちが生活している環境や人間関係は絶えず変化しているため、生得的な反応や行動だけでは、環境に対応しきれません。そこで、環境に適応するために、さまざまな経験を通して反応や行動を変化させることが必要となります。このような環境への適応を可能にするのが学習なのです。

適応

演習問題

① 日常生活の中での自分の生理的反応や自発的行動を思い返してみてください。それぞれ、どのような学習様式によって形成されたものか考えてみましょう。

② 変えたい、やめたいと思っているのにそれができない行動や癖がありませんか。そういった行動の多くは消去やシェーピングといったオペラント条件づけの手法を使うことで変えることができます。具体的にどのような手順を踏めば行動を変えることができるか考えてみましょう。

1. 情動と動機づけの障害

A. 情動の障害

気の合う仲間と過ごせば喜びを感じるし、他人から不当な扱いを受ければ怒りを感じる。また、友人がまったく連絡をくれなければ悲しみを感じるし、趣味に時間を使うことができれば楽しみを感じる。このように、われわれは日々さまざまな情動を感じており、そのことによって日常生活が極めて豊かなものになっているといえる。その一方で、愛する者を失ったことで悲嘆にくれ、ひどい苦痛を感じたり、時には電車に乗ることに不合理なほどの恐怖を感じ、電車に乗ることを考えただけでもめまいや動悸とともに強い不安を感じたりする人がいるように、情動はわれわれを悩ますものでもある。それでは、情動に関連した障害にはいったいどのようなものがあるだろうか。以下では、その代表的なものについて概観する。

[1] うつ病

非常に憂うつに感じ、ひどく気分が落ち込んで（抑うつ気分）、何をやろうとしても気力がなく、以前は楽しんでやることができていた趣味でさえも興味がもてなくなる（興味、喜びの減退）。また、食欲もなくなって体重が減少し（食欲減退、体重減少）、寝つきが悪かったり、朝早く目覚めてしまって気分が悪く、起き上がることもできない（不眠）。これらは、うつ病に典型的にみられる症状であるが、われわれも仕事が忙しすぎて疲れてしまったり、人間関係でトラブルを抱えてしまったりすると、日常生活においてもこのような状態に陥ることが比較的多いといえる。そのため、うつ病になったのは本人がしっかりしていないからだとか、精神的に弱いからだといったように、気持ちのもちようが原因だと誤解されがちである。しかしながら、われわれが日常的に経験する抑うつとうつ病とでは、うつ病のほうが感じられる抑うつ気分が極めて強いために非常に苦しい思いをし、はるかに長く持続するために生活に支障が生じる程度も大きく、自分でコントロールすることができないという点において異なる。また、うつ病は心の風邪のようなものだとたとえられることがある。確かに、およそ10人に1人は、生涯のうちで一度はうつ病を経験するといわれており、非常に多くの人がかかるということ、再発しやすく何度もかか

ることがあるということなどを考えると風邪に似ているといえる。しかし、うつ病は強い苦痛を伴うこと、慢性化しやすいこと、死につながる危険性があることなどが風邪とは異なるといえる（大野, 2000）。

[2] 双極性障害

双極性障害は、うつ病にみられるようなうつ状態と躁状態とが交代で現れるのがその特徴である。躁状態はうつ状態の正反対と考えることができ、気分が高揚して愉快で陽気になり、気力が高まって活動性も増大するために口数は多くなって早口になる。また、1人で何でもできるように感じられるくらい自尊心が肥大し、周囲の人たちが無能に見えてしまうために他人を責めることが多くなる。さらに、うつ病と同様に不眠になるが、これは眠りたくても眠れないのではなく、眠らなくてもよいと感じているものであり、この点でもうつ状態とは正反対といえる。

[3] 不安障害群

われわれは誰でも、身の危険を感じるような脅威にさらされれば不安や恐れを感じるが、これは適応的な生活を送る上では正常な反応といえる。しかしながら、不安障害に苦しむ人は、われわれの多くが何とも思わないような状況を極めて恐ろしいと感じ、そうした状況が現実には起こりにくいと考えられるにもかかわらずそれを恐れるために、日常生活に大きな支障をきたす。パニック障害はそのような不安障害のうちの1つとして位置づけられており、パニック発作を繰り返す障害である。パニック発作とは、心臓がドキドキしたり、汗をかいたり、呼吸が早まって息苦しく感じたり、胸がしめつけられるような感じがしたり、めまいが生じたりする症状のほか、コントロールすることができなくなって、このまま死んでしまうのではないかという激しい恐怖感と不安感が突然出現し、10分以内にそのピークに達するものである。このようなパニック発作を繰り返し経験すると、突発的な発作が再び起こるのではないかという予期不安を抱くようになる。その結果、発作を起こすかもしれないと考えられる、あるいは以前発作を起こしたことのある場面を避けようとするようになるのがパニック障害の特徴である（坂野, 2002）。

一方で、たいていの人があまり危険とは感じていない刺激や状況、場面を著しく恐れるのが恐怖症であり、広場恐怖症、社交恐怖、限局性恐怖症などがある。広場恐怖症は、逃げるに逃げられないような場所や、前述したパニック発作が起こったときに助けを呼ぶことができないような場所を恐れるものである。そのため、1人で外出したり、バスや電車などの乗

双極性障害
bipolar disorder
うつ病の症状と、それとは正反対で活力と自信に満ち、幸福感にあふれている躁状態とを繰り返すことを特徴とする。

パニック障害
panic disorder
パニック発作を予期せず、繰り返し経験することを特徴とする。

パニック発作
panic attack
急激で圧倒的な不安や恐怖に襲われ、動悸、息切れ、めまい、呼吸困難が伴われる。

予期不安
expectation anxiety
過去に経験したパニック発作が再び起こるのではないかという恐怖感が伴われる。

広場恐怖症
agoraphobia
混み合ったにぎやかな場所、密閉された場所、広々とした場所などを恐れることを特徴とする。

社交恐怖
social phobia
他者から評価される状況や自分の不安を知られてしまう状況などを恐れることを特徴とする。

限局性恐怖症
specific phobia
ある特定の状況や動物、自然環境などを恐れることを特徴とする。

り物に乗ることに不合理な恐怖を感じる。社交恐怖は、人前で注目を浴びるかもしれないことへの恐怖である。手や声が震えてはいないかとか、顔が赤くなったりしてはいないかなどのように、人前で恥をかくのではないかとひどく恐れる。限局性恐怖症は、たとえばヘビや高所、閉所、あるいは飛行機などのある特定の対象や状況に対して過剰な恐怖を感じるものである。恐怖症を抱える人たちは、自分が感じる恐怖が不合理であると自覚しているにもかかわらず、不安を感じてしまい、結果として恐怖をもたらす事態を避ける以外に方法がないと思い込んでいるのが特徴である。

[4] 強迫性障害

強迫性障害は、ある考えや衝動、イメージが反復して生じるために強い不安を引き起こす強迫観念や、そうした不安や苦痛を軽減したり、解消したりしようとするために行う強迫行為を繰り返すことを特徴とする。たとえば、外出した後で玄関に鍵がかかっているかどうか心配になって、来た道を引き返して確認する。こうした行動は誰でもたまには行うことである。しかし、強迫性障害の場合は1度確認した後でもまた鍵をし忘れたのではないかという考えに支配されており、何度も確認せずにはいられなくなる。そのため、多くの時間が費やされてしまい、日常生活が困難になる。本人はそうした考えや行為が不合理でばかばかしいと理解しているが、納得できるまでは行為を繰り返してしまう。

B. 動機づけの障害

われわれは、のどの渇きを癒したいから水を飲み、寒さを防ぎたいから上着を着る。また、金銭を得たいからアルバイトをし、知識を身につけたいから勉強をする。こうした例からも明らかなように、人間の行動はそれを引き起こす欲求によって動機づけられている。われわれの行動の基礎をなす動機づけにはどのような障害がみられるであろうか。ここでは、その代表的なものとして、摂食と睡眠に関する障害を取り上げる。

[1] 摂食障害

人間にとって最も基本的な欲求の1つが空腹であり、この欲求によって動機づけられているのが摂食行動である。そして、摂食行動に異常をきたしたのが、神経性無食欲症と神経性大食症である。

神経性無食欲症は一般的には拒食症と呼ばれ、主に10代、20代の女性に発症することが多い。強烈にやせたいと願うとともに肥満を極端に恐

れ、過度の食事制限のために体重が標準の85％以下にまで減少する。低
体重が原因で死に至る場合もあるが、本人は問題の重大さを認めようとし
ない。

　また、一般的には過食症と呼ばれるのが神経性大食症であり、衝動的に
食べるむちゃ食いを繰り返すとともに、体重の増加を恐れて嘔吐したり、
下剤を乱用したりすることを特徴とする。この背景には、やせ願望と肥満
恐怖があることが拒食症と共通している。

［2］睡眠−覚醒障害群

　睡眠もまた、空腹と同様に基本的な欲求の1つであり、これに異常がみ
られることがある。この場合、適切な睡眠をとることができないために、
昼間に強い疲労を感じたり、眠気を感じたりする。また、注意力や判断力
が低下するので、学業成績や職場での作業効率が悪化して、日常生活に支
障をきたす症状がみられる。このうち、寝つきが悪かったり、寝ついても
途中で目が覚めるなど、睡眠が不足するものを不眠障害という。それとは
反対に、夜の睡眠時間が長かったり、昼間寝てしまうなど過剰な眠気に悩
まされるものを過眠障害という。

2. 情動

A. 情動とは

　人間の心の働きは、知・情・意に分けることができ、このうち「情」に
関する現象を表す用語には、情動、気分、感情などがある（濱，2001）。
これらの用語の厳密な定義は非常に困難であるが、次のように理解するこ
とができる。情動は、内臓反応などのはっきりとした生理的変化を伴い、
表情や行動として表出される。その強度は強いが、急激に生じて秒から分
の単位の短時間しか持続しない。その情動を引き起こした明確な原因が存
在する。気分は、漠然としていて比較的弱く、数日から数週間の単位で長
期にわたって態度や行動に反映される。生起した原因は曖昧である。感情
は、広義には心の「情」的側面を表す包括的な語であるが、狭義には快−
不快を両極として、さまざまな中間状態をもち、数時間から数日の単位で
持続する。

過食症
bulimia nervosa
一気に大量の食物を摂取
し、それに伴う体重増加
を防ぐための嘔吐、絶食
などの代償行動を特徴と
する。

不眠障害
insomnia disorder
寝つきが悪い、眠りを維
持できない、朝早く目覚
めることなどを特徴とす
る。

過眠障害
hypersomnolence
disorder
充分寝ているにもかかわ
らず、日中に過剰な眠気
が生じることなどを特徴
とする。

気分
mood
数日から数週間の単位で
持続する、弱く、漠然と
した感情状態を指す。

感情
feeling/affection
狭義には、数時間から数
日の単位で持続する、快
−不快の印象を伴う感情
状態、または感情体験を
指す。

B. 情動の構成要素

　情動は、非常に多面的な現象であるが、一般的には少なくとも主観的情動体験、生理的反応、情動表出の3つの側面からなると考えられている。主観的情動体験は、喜びや悲しみを感じるように、意識的に情動を体験している状態であり、われわれが最もよく認識できる側面である。生理的反応は、自律神経系を中心とした身体内部の反応である。たとえば、恐怖を感じたときには、鼓動が高まったり、手に汗握ったり、身体が震えたりするが、これらが生理的反応である。情動に関連した代表的な生理的反応には、心拍数や血圧、呼吸数、手の発汗を反映するGSRなどがあり、うそ発見器として知られるポリグラフはこれらを同時に測定するものである。また、われわれが怒りを感じているときにはそれを言葉で表したり、表情に出したり、態度やしぐさなどで示したりする。このように、情動を外的に表したものが情動表出である。情動表出のうちでも、特に表情に関する研究は膨大な知見が蓄積されている（竹原, 2004）。

C. 情動の理論

　映画やドラマの登場人物に感情移入して、思わず涙を流してしまった経験のある人は多いと思われる。このようなとき、登場人物の境遇を見て「悲しいから泣く」のだと考えるのがわれわれの常識的な理解だろう。それに対し、「悲しいから泣くのではなく、泣くから悲しいのだ」と考えるのがジェームズ゠ランゲの末梢起源説である。つまり、心拍数や血圧のような末梢における身体的な変化が先に生じ、それが大脳皮質へフィードバックされた結果が情動体験であるとされる。

　他方で、「泣くから悲しいのではなく、悲しいから泣くのだ」とし、ジェームズ゠ランゲ説と正反対の立場をとるのが、キャノン゠バードの中枢起源説である。キャノンは、内臓を中枢神経から切り離しても情動反応がみられることを動物実験により示し、内臓反応は情動体験に必ずしも必要ないと結論づけた。そして、情動を引き起こす刺激は、まず大脳の視床で処理され、その後大脳皮質へ送られたものが情動体験となり、視床下部へ送られたものが生理的変化をもたらすと主張した。

　これらの理論に対し、シャクターは、情動体験には生理的要因と認知的要因の両方が必要であるとする情動の二要因説を唱えた。この説によると、内臓反応などの生理的覚醒が情動体験の前提条件になるが、これだけではどんな情動が生起しているのかは決定されない。それに加えて、自分

自律神経系
autonomic nervous system
内分泌腺や内臓器官の平滑筋を支配する神経系を指し、その活動は感情と密接に関係している。

ジェームズ
James, William
1842 ～ 1910

ランゲ
Lange, Carl George
1834 ～ 1900

末梢起源説
James-Lange theory
情動体験を説明する理論の1つで、「泣くから悲しい」と考え、情動体験における末梢の機能を重視する。

キャノン
Cannon, Walter Bradford
1871 ～ 1945

バード
Bard, Phillip
1898 ～ 1977

中枢起源説
Cannon-Bard theory
情動体験を説明する理論の1つで、「悲しいから泣く」と考え、情動体験における大脳による中枢の機能を重視する。

シャクター
Schachter, Stanley
1922 ～ 1997

情動の二要因説
two-factor theory of emotion
情動体験を説明する理論の1つで、身体の生理的変化と状況に対する認知的評価の2つの要因を考慮する。

が置かれている状況から推測してその生理的覚醒を解釈し、ラベルづけする認知の働きによって初めて情動体験が生じると考える。

3. 動機づけ

A. 動機づけとは

　動機づけは、行動を開始させ、ある一定の方向に方向づけ、維持させる過程であると定義される。

　動機づけに関連した用語には、欲求、動因、誘因などがある。これらのうち、欲求と動因はほぼ同義に用いられることが多く、行動に向かわせる内的な要因を指す。

　これに対して誘因は、外部にあって行動を引き起こす要因を指す。空腹になったのでカレーライスを食べたというような場合には、空腹が動因となり、カレーライスが誘因となる。

B. 欲求の種類

　われわれを行動に駆り立てる欲求にはさまざまなものがあるが、一般的に一次的欲求と二次的欲求に大別することができる。一次的欲求は、生存のために不可欠で、生得的に備わっている欲求であり、生理的欲求とも呼ばれる。これには、摂食、飲水、睡眠、体温調節などの欲求がある。一次的欲求の多くは、身体的・生理的状態を常にある一定の範囲内に維持するホメオスタシスの働きによって制御されている。二次的欲求は、人間が社会生活を営むことによって生後獲得される欲求であり、社会的欲求とも呼ばれる。他人と親しくなりたい親和欲求や困難なことをやり遂げようとする達成欲求は、二次的欲求である。

　マズローは、欲求を5つのカテゴリーに分類し、それらが階層構造をなしていると考える欲求階層説を提唱した（図9-1）。この説では、最下層には生理的欲求があり、その上位には安全の欲求が位置している。そして、所属と愛の欲求、承認の欲求の順に続き、最上位には自己実現欲求が仮定されている。この欲求階層は、低次の欲求が満たされて初めてその上位の欲求が充足される機能をもつと考えられている。

欲求
need
行動を生起させる内的状態を指す。

動因
drive
欲求とほぼ同義。

誘因
incentive
行動を生起させる外的条件を指す。

一次的欲求
primary need
生得的に備わっている基本的な欲求を指す。

生理的欲求
physiological need
一次的欲求と同義。

ホメオスタシス
homeostasis
生存のために、体温などの内的な状態を一定に維持しようとする傾向を指す。

二次的欲求
secondary need
学習の結果、社会的に形成された欲求を指す。

社会的欲求
social need
二次的欲求と同義。

達成欲求
achievement need
困難なことを高い水準で遂行しようとする欲求を指す。

マズロー
Maslow, Abraham Harold
1908 ～ 1970

図9-1 マズローの欲求階層説

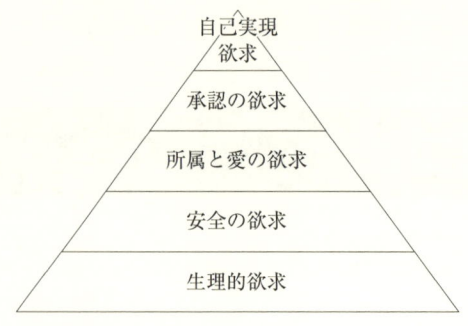

出典）Maslow, A.H.（1970）

C. 動機づけの理論

　学習という行動を例にとった場合、われわれは、もっと詳しく知りたいから、あるいは学ぶこと自体が楽しいから自ら進んで学習することもあれば、親などの誰かに褒められたいから、あるいは誰かに勉強しなさいと言われたから仕方なく学習することもある。前者のように、ある行動それ自体が目的であり、自律的に生起している場合、その行動は内発的動機づけに基づく。他方、後者のように、ある行動が手段であり、他律的に生起している場合、その行動は外発的動機づけに基づく。

　動機づけにおいて、個人の置かれた状況や自身の状態についてどのように考えるかという認知的過程が行動に大きな影響を与えるとする立場をとるのが、認知的動機づけ理論である。その代表的な考え方に、期待－価値理論がある。一般の人がオリンピックに出ようとは思わないように、われわれは成功する見込みがないと思う行動をとることは少ない。一方で、たとえ成功する見込みが高いと思ったとしても、それに価値がないと感じれば行動することはない。このように、どの程度成功する見込みがあるかについての評価を期待とし、期待と価値との積によって動機づけが決定されると考えるのが期待－価値理論である。この理論では、達成動機が高い人は、100％成功するような簡単な課題よりも50％しか成功しないような困難な課題に最もよく取り組むことが予測されている。

　試験でよい成績をとったときに、課題が簡単だったからだと考える人もいれば、自分の能力が高かったからだと考える人もいるように、その原因を何に求めるかは人によってさまざまである。このように、結果に対してどのようにその原因を考えるかは原因帰属と呼ばれ、それが動機づけに影響を及ぼすと考える動機づけの帰属理論が提唱されている。ワイナーは、成功と失敗の原因について整理し、能力、努力、課題の難しさ、運の4つ

の要因を抽出した。そして、これら4つは、その原因が個人の内部にあるか外部にあるかの原因の所在の次元と、時間が経過しても変化するかしないかの安定性の次元の2つの次元によって説明できると考えた。つまり、自分の内部にあって時間によって変わりにくいのが能力で、変わりやすいのが努力である。一方、自分の外部にあって時間によって変わりにくいのが課題の難しさで、変わりやすいのが運である（**表9-1**）。4つの原因のうち、努力に帰属した場合に動機づけが高いことが、その後の研究により明らかにされている。

表9-1　ワイナーの帰属次元

安定性 （固定性）	統制の次元	
	内的	外的
安定 （固定）	能力	課題困難度
成功 　　　失敗	私は頭がいい 私は頭が悪い	簡単だった 難しすぎた
不安定 （非固定）	努力	運
成功 　　　失敗	私は一生懸命やった 私は熱心に努力しなかった （努力のほかに、ムード、疲労、病気）	運が良かった 運がなかった

出典）藤生，1995

▋理解を深めるための参考文献
- 遠藤利彦・石井佑可子・佐久間路子編『よくわかる情動発達』ミネルヴァ書房，2014.
 情動とその発達にかかわる基本事項についてコンパクトにまとめられているとともに、子供の障害と情動発達の関係についても解説されている。
- 島義弘編『パーソナリティと感情の心理学』ライブラリ心理学を学ぶ6，サイエンス社，2017.
 心理学において相互に影響を与え合ってきた感情とパーソナリティについての重要な知見がわかりやすく解説されている。
- 速水敏彦『感情的動機づけ理論の展開─やる気の素顔』ナカニシヤ出版，2012.
 動機づけにかかわる基本的事項とともに、日常生活における動機づけの例がふんだんに盛り込まれており、平易で読みやすい。

ジェネリックポイント

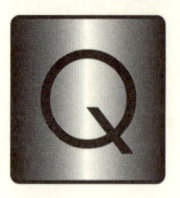

情動と動機づけに類似しているポイントには、どのような点が挙げられるでしょうか。

情動と動機づけはいずれも日常生活のさまざまな場面にかかわり、行動と直接的に関係するものであるという点で類似しているといえます。また、感情を抑えきれないとか、やらなければならないことをわかってはいるのにやる気が起きないといったように、常に合理的に働くわけではないというところも類似しています。これらのことを考えると、情動と動機づけは、人間のさまざまな心の働きの中でも、最も人間らしい側面だといえるでしょう。さらに、どちらもいろいろな側面をもち合わせていることも共通しています。そのため、心理学では情動と動機づけがもつ多様な側面のそれぞれから捉えようと多面的に研究が積み重ねられていることを理解しましょう。

演習問題

①情動、気分、感情はそれぞれどのように理解することができるか、それぞれの特徴を説明してみよう。

②マズローの欲求階層説にはどのような欲求があり、それらがどのような順序になっているか説明してみよう。

第10章 何ができ、何ができないのか、そして、それを測るには
——知能と心理検査の心理学——

1. 知能

A. 知能とは何か？

「知能」という言葉を聞いてどんなことをイメージされるだろうか？ある人が知的に優れているかどうかを知るためのものといったイメージを抱かれることが多いかもしれないが、知能とはそのような単純なものではない。その定義はさまざまだが、知能検査を開発したウェクスラーは「個人が目的をもって行動し、合理的に思考し、自らの環境を効果的に処理する総合的、全体的能力」であると述べている。また一方、操作的定義として、「知能とは知能検査によって測定されたものである」とする考え方もある。

B. 知能の研究と検査開発の歴史

知能は目に見えるものではない。そのような知能を主観的にではなく、客観的に測定できるようにするため、知能検査は開発されていった。

[1] ビネー式知能検査の開発

1905 年、フランスで、子どもが普通教育に適しているかどうかを客観的に識別するため、心理学者ビネーが弟子の医師シモンの協力を得て、ビネー・シモン尺度を作成した。子どもの能力を主観的にではなく、客観的に測定できる検査が開発されたことは非常に画期的なことであり、この尺度は諸外国に紹介されていった。アメリカのターマンは 1908 年の改訂版を元にして、1916 年、スタンフォード・ビネー式知能検査を発表した。

[2] 知能の構造についての研究

知能についての理論的研究もさかんに行われるようになっていった。知能は単一の因子で構成されるのではなく多数の因子から構成される、とする知能の多因子説が登場するようになる。

(1) スピアマンの 2 因子説

スピアマンは、知的活動一般に作用する一般因子（g 因子）と、知的活動個々の領域において作用する特殊因子（s 因子）があるとした。

(2) サーストンの多因子説

　サーストンは、7つの因子（言語理解、語の流暢さ、数、空間認知、記憶、知覚の速さ、推理）の組み合わせによって、知的活動は行われるとした。

サーストン
Thurstone, Louis Leon
1887 ～ 1955

(3) キャッテルの流動性知能と結晶性知能

　キャッテルは、新しいことを学んだり新しい環境に適応したりするときに働く、生得的に備わっている流動性知能と、過去の経験や知識を活かして考えたり判断したりするときに働く、経験をもとにして徐々に向上する結晶性知能の2つの因子から知能は成り立つと考えた。

キャッテル
Cattell, Raymond Bernard
1905 ～ 1998

(4) ギルフォードの知能構造モデル

　ギルフォードは、情報の内容・所産・操作といった3種のカテゴリーを、三次元空間において三軸構成にとった場合、合計120個の知能因子を想定することができるとする理論的な知能構造モデルを主張した。

ギルフォード
Guilford, Joy Paul
1897 ～ 1983

知能因子

[3] ウェクスラー式知能検査の開発

　多因子説の流れをくむ知能検査として、1939年、アメリカのウェクスラーは、知能を細かに診断することを目的としてウェクスラー・ベルビュー知能尺度を作成した。全体的な知能水準の測定だけでなく、言語性知能と動作性知能の水準を測定できることも特徴である。

ウェクスラー
Wechsler, David
1896 ～ 1981

言語性知能

動作性知能

[4] 集団式知能検査の開発

　第一次世界大戦の頃、アメリカで短時間に多数の兵士を選抜し、適材適所に配置するため、集団実施可能な検査が必要となった。言語性の課題からなるA式（α式）が最初に開発され、英語に不自由な被検者を対象とする非言語性の課題からなるB式（β式）も後に作成された。

A式検査・B式検査
A式（α式）は言語性検査、B式（β式）は非言語性検査ともいう。混合型のAB式（αβ式）も開発されている。

C. 知能検査の結果の表し方

[1] 精神年齢（MA : Mental Age）

　知能検査の測定値に基づいて、精神発達を年齢段階に基づいて示そうとするもの。何歳何ヵ月相当の問題まで正答したかということをもとに導き出される。基底年齢に、それ以上の年齢級で正答した問題数を、月数単位で換算して合算して導き出す。

基底年齢
知能検査を実施したとき、被検者がある年齢級の問題にすべて正答した場合、その年齢の1つ上の年齢が基底年齢となる。

[2] 知能指数（IQ : Intelligence Quotient）

　知能検査の結果を表す指標の1つであり、最も代表的なものである。精

神年齢と生活年齢の比から算出する（IQ=MA/CA × 100）。知能指数の分布は、きれいな正規分布曲線を描くとされる。

[3] 知能偏差値（ISS : Intelligence Standard Score）

精神年齢を考慮せず、同じ年齢集団の中で相対的にどの位置にあるかを表示するもの。知能を偏差値の形で示すものであり、50 を中心とする。

D. 知能の偏りについて

[1] 知的障害（精神遅滞）

知能の発達が全体的に遅れた状態に留まっていると、コミュニケーションをとることが難しかったり、社会生活に困難が生じたり、適応行動に著しい制限を受けることになる。

(1) 診断基準

DSM-5 では、知的障害の診断は、これまでの知能指数（IQ）による診断基準を見直し、概念的領域、社会的領域、実用的領域において、それぞれの達成課題や適応状況などを考慮して、軽度、中等度、重度、最重要度を判定し診断するようになっている。

(2) 原因

知的障害の原因はさまざまである。ダウン症などの染色体異常、フェニールケトン尿症などの代謝障害、クレチン症などの先天性疾患、周産期の外傷、乳幼児期の感染症などに原因が認められる。特に疾患があるわけではなく、両親のいずれかが知的障害者であったり、たまたま知能指数が低く出たりするような遺伝子の組み合わせに原因があったりする場合もある。また、乳幼児期の栄養不良や虐待など養育環境不良も原因となりうる。

[2] 天才

天才とは、先天的に極めて優れた才能をもつ者のことをいう。かつて知能指数の優れた者を天才とみなしたこともあったが、現在では知能指数だけではその人が天才であるかどうか図ることは難しいと指摘されている。また、子どもの知能を伸ばすため、まだ子どもが幼いうちから早期教育・英才教育を受けさせる保護者がいるが、早くからの行き過ぎた教育は、かえって子どもの成長を妨げる危険性もある。

生活年齢
CA : Chronological Age
実際の暦年齢のこと。

正規分布曲線
テストを行った際、平均点に近いほど人数が多く、100 点や 0 点に近づくほど人数が少なくなるという現象をグラフにすると、全体として左右対称の釣鐘型である正規分布曲線が描かれる。

知的障害（精神遅滞）
➡ p.59「発達障害」参照

適応行動

DSM-5
精神疾患の分類と診断の手引
米国精神医学会（APA）が作成した診断基準。

ダウン症

フェニールケトン尿症

代謝障害

クレチン症
先天性甲状腺機能低下症

周産期の外傷

早期教育

英才教育

［3］サヴァン症候群

　知的障害がありながらも、ある特定分野において際立って優れた能力、たとえば驚異的な記憶力や計算能力をもっていたり、音楽の演奏や絵画などに優れた能力を示したりする者のことをいう。具体的には、映画『レインマン』をイメージするとわかりやすいかもしれない。映画の中でダスティン・ホフマンが演じた人物は、サヴァン症候群である実在の人物、キム・ピーク（Kim Peek）氏をモデルとしている。

E. 遺伝と環境の影響

　知能の発達には、遺伝の要因が大きいのか、あるいは環境の要因が大きいのか？　この問題を調べる方法に、双生児研究がある。一卵性双生児の遺伝子は 100％同じであり、二卵性双生児は 50％が共通したものであることから、一卵性双生児、二卵性双生児を比較することで、遺伝因か環境因かを明らかにしようとするのが双生児研究である。

　いくつかの調査の結果、一卵性双生児の知能のほうが二卵性双生児よりも高い相関が認められることから、知能の発達には遺伝の影響があることが明らかになっている。しかしまた一方で、同じ環境で育った一卵性双生児と、異なる環境で育った一卵性双生児とを比較した場合、異なる環境で育ったほうが低い相関を示すという結果もあり、発達には環境の影響があるということもまた明らかになっている。こうしたことから、知能の発達には、遺伝的な要因が影響しているが、環境の影響も無視できない、という結論を導き出すことができよう。

双生児研究
一卵性双生児と二卵性双生児の類似性を統計的に比較することによって、遺伝因と環境因とを明らかにする方法。一卵性双生児の間に差異が認められる場合、そこには環境因があると考えられる。二卵性双生児の間に差異が認められる場合は、遺伝因と環境因の両方の結果であると考えられる。

一卵性双生児

二卵性双生児

2. 心理検査

A. 心理検査とは

　人の心は目に見えない。人の心のありようを知るため、人を理解する手がかりを得るため、数多くの心理検査が開発されてきた。臨床現場では、手続きに沿って標準化された心理検査を使用することが必要である。よい検査であるためには、以下のいくつかの条件を備えていなければならない。

妥当性
validity
妥当性は、基準関連妥当
性、内容的妥当性、構成
概念妥当性の3つの観点
から検討される。

信頼性
reliability
検査の信頼性の程度は、
信頼性係数を算出するこ
とによって、数値で示す
ことができる。その求め
方には、再検査法、平行
検査法、内的整合性によ
る方法（①折半法、②α
係数）などがある。

客観性
objectivity

田中ビネー知能検査V

鈴木ビネー知能検査

ウェクスラー式知能検査
の適用年齢
WPPSI は 3 歳 10 ヵ月～
7 歳 1 ヵ月、
WISC-IV は 5 歳～16 歳
11 ヵ月、
WAIS-III は 16 歳～89
歳。

言語性 IQ
言葉を使った問題からな
る言語性の検査によって
測定される。

動作性 IQ
作業を行う問題からなる
動作性の検査によって測
定される。

ディスクレパンシー
言語性 IQ と動作性 IQ
の差。

新田中 B 式知能検査

京大 NX 知能検査

遠城寺式乳幼児分析的発
達検査法
「移動運動」「手の運動」
「基本的習慣」「対人関
係」「発語」「言語理解」
の 6 領域を測定する。発
達グラフに表して評価す
る。

(1) 妥当性

どの検査も、測定したいことがあるために作成されるものである。その測定したい内容を確実に測定できているかどうかが、妥当性である。

(2) 信頼性

測定結果に安定性があり、一貫性があるかどうか、つまり同じ検査を繰り返し行ったとき、同じ結果が得られるかどうか、である。

(3) 客観性

検査を採点するときに、採点する人の主観が入りすぎてはいけない。誰が採点しても同じ結果になることが必要である。

(4) 実用性・経済性

実施手続きが複雑であったり、解釈に時間がかかったりするようではいけない。また、高価すぎる検査は検査者にも被検者にも負担となるので、経済性が考慮されていることも必要である。

B. 知能検査・発達検査

[1] 個別式知能検査

(1) ビネー式知能検査

「田中ビネー知能検査V」「改訂版鈴木ビネー知能検査」がある。一般的な知能水準の判定を目的とする。精神年齢が測定できるので、知能発達の程度がわかりやすい。子どもから成人まで同一の検査を使うため、誰にも使用できるという利点はあるが、検査課題に成人向きのものが少ないため、成人の知能を測定するのにやや不適切である点が指摘されている。

(2) ウェクスラー式知能検査

被検者の対象年齢に合わせて、WPPSI、WISC-IV、WAIS-III がある。IQ は知能偏差値に基づいて導き出される。全体的な IQ だけでなく、言語性 IQ、動作性 IQ も算出できる。下位検査のプロフィール、ディスクレパンシーなどからも結果を解釈することができる。

[2] 集団式知能検査

「新田中 B 式知能検査」「京大 NX 知能検査」がある。集団式知能検査は、一度に多数の被検者に検査を施行できるため利便性が高いものの、細かな診断をしにくい側面もある。

[3] 発達検査

子どもの発達の状態を測定する検査として、「遠城寺式乳幼児分析的発

達検査」「DENVER II デンバー発達判定法」「新版 K 式発達検査 2001」などがある。

C. 人格検査

［1］質問紙法

　あらかじめ設けられたいくつかの質問項目について、被検者が自分自身について当てはまるかどうかを、「はい」「いいえ」「どちらでもない」のうちあてはまる箇所に○をつけてもらったりすることで回答してもらう方法である。長所として、①実施が容易である、②集団実施が可能である、③結果を数量化して処理できる、短所として、①被検者の意識的な部分しか捉えられない、②被検者が回答を意識的および無意識的に歪曲する可能性がある、などが挙げられる。

(1) 矢田部ギルフォード性格検査（YG 性格検査）

　120 の質問項目からなり、12 の性格特性と 6 つの性格因子が測定できる。検査結果をプロフィール図で表すことができるため、どの性格特性が強いのか、どのような特徴がきわだっているのかが、わかりやすい。

(2) MMPI（ミネソタ多面人格目録性格検査）

　550 の質問項目からなり、4 つの妥当性尺度、10 の臨床尺度が基本的な尺度である。臨床尺度を補足する尺度として追加尺度も開発されている。臨床尺度の疾患名は、現在の診断名とは異なるが、人格特徴を理解するための有用な情報となる。

(3) 新版 TEG II（東大式エゴグラム）

　53 の質問項目からなり、5 つの自我状態（批判的な親、養育的な親、大人、順応した子ども、自由な子ども）の強弱を測定する。結果がグラフ化されるので、わかりやすい。

［2］投影法

　あいまいな図や場面を提示し、それに対する反応を分析し解釈しようとする方法である。そのような反応には、人の無意識的な特徴が現れやすいとの考え方が基本にある。長所として、①無意識的な欲求や願望を捉えられる、②被検者が検査の意図を推測しにくいため反応の歪曲が生じにくい、短所として、①検査者に専門的な知識と熟練が必要とされる、②分析・解釈に検査者の主観が入りやすい、などが挙げられる。

(1) 描画法

　絵を描いてもらうことで、その人のパーソナリティなどを知ろうとする

DENVER II デンバー発達判定法
「個人・社会」「微細運動・適応」「言語」「粗大運動」の 4 領域を測定する。発達のスクリーニングに用いられる。

新版 K 式発達検査 2001
「姿勢・運動」「認知・適応」「言語・社会」の 3 領域を測定する。発達年齢（MA）と発達指数（DQ）で表す。

矢田部ギルフォード性格検査
ギルフォード，J.P. の性格検査をもとにして、矢田部達郎らが作成。

MMPI：
Minnesota Multiphasic Personality Inventory
ミネソタ大学のハサウェイ，S.R. と、マッキンレイ，J.C. が作成。10 の臨床尺度は、心気症、抑うつ、ヒステリー、精神病質的偏奇・精神病質、男子性・女子性、パラノイア、精神衰弱・強迫神経病、精神分裂病、軽躁病、社会的内向性である。

新版 TEG II
アメリカの精神科医バーン，E. の交流分析理論に基づいてデュセイ，J.M. が創案した、エゴグラムを描くために作成された検査。東京大学医学部心療内科 TEG 研究会が作成・開発。

ものである。バウムテスト（樹木画法）、人物画テスト（DAP）、HTP テスト（House Tree Person Test）などがある。

（2）文章完成法テスト（SCT）

「子どものころ……」「忘れられないのは……」などといった未完成の単文を刺激文として 60 問呈示して、心の中に自由に思い浮かんだ通りに文章を完成させてもらい、人格の全体像を把握する検査である。

（3）TAT（絵画統覚検査）

絵を見せて、自由に物語を作ってもらうことで、パーソナリティなどを明らかにしようとするものである。日常的葛藤場面が描かれた 30 枚の絵と白紙 1 枚の図版で構成されており、全被験者共通の図版と、被検者の年齢や性別によって使い分ける図版とがある。分析解釈にはいろいろな方法があるが、マーレイの欲求−圧力分析がよく知られている（図 10-1）。

（4）ロールシャッハテスト

スイスの精神科医ロールシャッハによって 1921 年に発表された。投影法の検査の中で最も代表的なものである。インクのしみから作られたほぼ左右対称の図版 10 枚を見せて、それが何に見えるのか、語ってもらう。反応の記号化や解釈の仕方にはいくつもの方法がある。わが国では、片口式、エクスナー法が普及している。実施および解釈には十分な経験を積んでいることが非常に求められる（図 10-2）。

図 10-1 TAT 図版の例（線画）

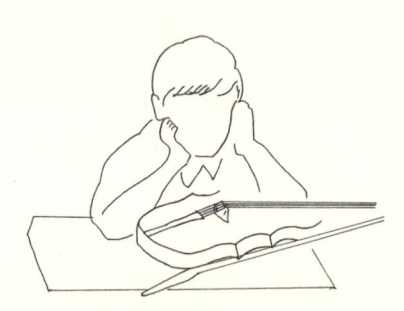
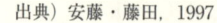

出典）安藤・藤田, 1997

図 10-2 ロールシャッハテスト図版の例

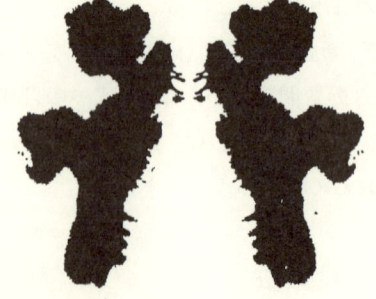

出典）大貫, 1992

（5）PF スタディ（絵画欲求不満テスト）

日常的に経験することがよくありそうな 24 種類の葛藤場面が描かれた冊子を提示し、左側の人物の言葉に対して、右側の人物が何と答えるのかを想像してフキダシの中に記入してもらう検査である。欲求不満を引き起こすような場面にどう反応するか、そこに人格の特徴が表れるとする。

[3] 作業検査法

ある一定の時間、簡単な作業を行ってもらい、その作業の結果から性格や行動特性を測定しようとする方法である。長所として、①集団で施行できる、②実施方法が簡単である、短所としては、①特性を細かく知ることが難しい、②分析に熟練を要する、などが挙げられる。

●内田クレペリン検査

簡単な1桁の足し算を、休憩を挟み、前半後半で各15分ずつ行わせ、作業の量や質などから、性格特徴や作業能力・特徴を測定する。

内田クレペリン検査
ドイツの精神医学者クレペリン, E. が開発した作業曲線をもとに、内田勇三郎が開発。

D. 適性検査・その他の検査

進路適性を測定する検査には、SG式進路発見検査（TOPIC）、職業に対する興味と心理的傾向を測定するVPI職業興味検査などがある。

状態や症状を測定する検査には、SDS（うつ性自己評価尺度）、MAS（顕在性不安尺度）、CMI（健康調査票）、日本版GHQ（精神健康調査）などがあり、痴呆のスクリーニングテストとして、改訂長谷川式簡易評価スケール（HDS‐R）、NS痴呆症状テストなどがある。

神経心理学的検査には、ベンダーゲシュタルトテスト、フロスティッグ視知覚発達検査、ベントン視覚記銘検査などがある。

SG式進路発見検査（TOPIC）
進路適性を測定する。

VPI職業興味検査
ホランド, J. の職業選択理論に基づく。

状態や症状を測定する検査について
SDSは抑うつを測定し、MASは不安を評定し、CMIは精神面および身体面の両方にわたる自覚症状を調査し、日本版GHQは神経症とうつの症状と傾向を把握する。

改訂長谷川式簡易評価スケール（HDS‐R）

NS痴呆症状テスト

神経心理学的検査について
ベンダーゲシュタルトテストは視覚・運動能力を測るとともに人格を測定しようとし、フロスティッグ視知覚発達検査は子どもの視知覚の問題を発見し、ベントン視覚記銘検査は器質的脳機能障害者に対して、視覚性注意、視覚認知、および視覚構成能力を評価する。

E. 心理検査実施の注意点

[1] インフォームド・コンセント

心理検査の実施にあたっては、インフォームド・コンセントを得ることが望ましい。検査者は、何のために検査を実施しようとしているのかをまず説明しなければならない。被検者が実施の必要性を理解してくれるのかどうかは大事なことである。実施の許諾にも拒否にも彼らには決定権がある。また、ラポールを形成することも必要である。ラポールが形成されていなければ、検査にまじめに反応してもらえなくなり、回答が歪曲されてしまうといった、検査実施そのものに意味がなくなる可能性が出てきてしまう。

[2] テストバッテリー

心理検査はいくつもあるが、どの心理検査にも効用と限界がある。万能なものはひとつもない。ある人物について何を知りたいのか、その内容と目的に基づいて、1つだけでなく、いくつかの検査を組み合わせて実施す

ラポール
rapport（仏）
検査者と被検者、カウンセラーとクライエントの間に存在する信頼関係を指す。

ることが臨床の現場では必要とされることが多い。複数の検査を組み合わせて実施することをテストバッテリーと呼ぶ。テストバッテリーを組むことによって、人物を立体的かつ多面的に理解することができるようになる。

[3] 心理検査の効用と限界

　人を理解しようとするとき、観察や面接からの情報だけではわかりにくいことがある。心理検査を実施することで、その人が何ができて何ができないのかが理解しやすくなる。しかしながら、どのような検査を実施しようとも、その検査結果はあくまでもある特定の条件下で得られた結果にすぎないという慎重さが、結果の分析・解釈および運用には求められる。

　検査の実施は、被検者にとって有益なものとならなければならない。検査者の興味本位でいたずらに実施することは、相手をただ消耗させたり、検査者への不信感を強めて治療関係を損なうことになったりするかもしれない。何のために実施するのか、被検者にどのような益が生じるのかをよく考えた上で実施しなければならない。そうしたことを踏まえた上で実施するならば、心理検査は、検査者に実り多い豊かな情報をもたらすとともに、被検者にとっても大いに役立つものとなるであろう。

3. 心理査定

　心理査定とは「人」を知るための方法の1つであり、「人」を理解するために必要な情報を収集するための方法であるといえる。心理査定といった場合、狭義には心理検査だけを指すこともあるが、広義では心理検査だけではなく、面接や行動観察も含まれる。

　心理査定は、査定する側の理論的オリエンテーションによって異なる。心理臨床の現場でいえば、臨床家が用いる治療技法によって査定する視点や査定法が異なってくる。たとえば、ロジャーズに代表される人間性心理学的立場であれば査定の重要性を強調しないし、フロイトに代表される精神分析的アプローチは無意識を対象とし、投影法などの方法を好んで用いる。また、行動論的アプローチを用いる臨床家であれば行動を対象とし、行動の生起頻度や生理指標、あるいは自己報告式の質問紙形式の心理検査を用いる。ここでは、心理査定が準拠する理論的モデルについて、岡堂

心理査定
心理アセスメントともいう。

心理検査
知能、性格などの心的能力や特性のテストを総称したもの。人の個人差を明らかにする目的で、客観的に標準化された手順によって測定を行い、その結果は多くの場合、数量的に表される。

面接

行動観察

理論的オリエンテーション
心理臨床家が用いる技法の基となる理論

ロジャーズ
Rogers, Carl Ransom
1902 ～ 1987

フロイト
Freud, Sigmund
1856 ～ 1939

（2003）に則して簡単に述べる。

A. 心理査定の理論モデル

[1] 心理測定論モデル

心理測定の起源は実験心理学であり、心理学の計量的かつ客観的な測定を重視している。ある約束のもとに事象（主に観察結果）に測定値をあてはめ、説明の基本は数値として示す（塩見, 1998）。この理論に基づく心理検査では、明確に構造化された項目が選択され、その信頼性・妥当性を重要視し、査定者の主観が入らないことが望ましい。ほとんどの知能検査や質問紙テストはこの立場から作成されている。しかし、数値で表されるために、微妙なニュアンスや個別性が無視されてしまうこともある（岡堂, 1994）。

[2] 心理力動モデル

心理力動モデルでは、すべての心理現象について心理学的な力を仮定する（小此木・馬場, 1989）。このアプローチで用いられる代表的な心理検査が、ロールシャッハテストであり、あいまいで多義的な刺激を与え、対象者に自由に反応させる。このような心理検査は、深層や無意識のレベルまで捉えることが可能になるが、結果の解釈が個人に拠ってしまい、信頼性・妥当性に欠けるという批判がある（小笠原, 2003）。

[3] 行動論モデル

行動療法における査定の過程である。このモデルでは、客観的な観察、評価、測定を重視する。行動療法では、主に観察可能な行動や生理指標の測定が中心であったが、近年では認知行動療法の発展から、自己報告による行動、感情、認知面の測定も行うようになってきている（鈴木ら, 2001）。

[4] 生態システム論モデル

生態システム論では、対象者の問題状況を生態学的かつシステム論的に認識することが重視される（岡堂, 2003）。このモデルは特定の心理テストが準拠するものではなく、人間を総合的に査定するという姿勢である。個人の行動および特徴、個人の属する家庭・職場などの組織体における対人関係面の特徴、その組織体の構造・機能の特徴、といった多面的な視点から包括的に査定することを基本としている（岡堂, 2003）。

信頼性
測定結果の安定性のことであり、得られたデータが対象者の代表的反応であるか、何度測定しても同じ結果が得られるかが問題となる。

妥当性
測定しようと思っているものをどの程度測定しているかということ。

ロールシャッハテスト
インクを落として作った左右対称の図形を見せて、何に見えるかを問うテスト。

B. 心理査定上の注意

　心理査定場面の対象者は、特定の状況での特定の刺激に反応しているため、その状況が結果に大きく影響することがある。つまり、その結果がすべての状況での個人のありようを表しているとはいえないのである。査定結果には、検査状況や行動観察、査定者の見方などさまざまなものが含まれているため、数値化された結果だけではなく、その周辺の情報も含めて検査の結果を考えなければならない。その他にも、心理査定が異常を発見する手段やラベリングとならないよう注意が必要である。

　心理査定の倫理についても敏感でなくてはならない。査定者は査定の目的や内容に関する十分な説明をした上で、対象者の同意を得る必要がある。また、結果をわかりやすく伝え、査定自体が対象者の利益となることが重要である。対象者に対して守秘義務を負っていることも忘れてはいけない。近年では科学的根拠に基づく医療（EBM）の思想が広がっており、心理査定を含む心理臨床においても倫理や EBM について考慮することが求められている。

C. 面接法

　面接とは目的のある会話であり、日常的な会話とは異なる。ここでは特に心理面接を取り上げるが、その本質は他職種とも共有できると考える。

[1] 面接の種類

　心理面接は、調査面接と治療面接に分けられる。質問内容の構造化の程度からは、非構造化面接、半構造化面接、構造化面接の3つに分類できる。非構造化面接は一般的な面接にあたり、対象者の反応に合わせて柔軟に行う。構造化面接ではできる限り客観的なデータを得るために、事前に決められた質問を、順番から言葉遣いまで統一して行う。半構造化面接は、質問文、質問の順番を決めておくが、それ以外は対象者の反応に合わせて面接を行うものであり、査定面接で最も有効とされている（Wiens, 1983）。

[2] 面接上の注意

　面接の際には、目的を明確にし、どのような情報が必要であるのか、どのような問いかけをしてその情報を得るのかなど、事前に面接の進め方を考えておく必要がある。また、面接の際には対象者が安心感を持つことが

ラベリング
labeling
特定の個人あるいは集団を逸脱者として扱う過程。

守秘義務
職務上知りえた秘密を他に漏らしてはならない、という義務。ただし守秘義務には例外もある。一般的には自殺企図や虐待、殺人などの暴力的犯罪の危険性が高い場合である。

科学的根拠に基づく医療
EBM：Evidence-Based Medicine
一人ひとりの臨床判断にあたって、現今最良の証拠を、一貫性を持った、明示的かつ妥当性のある用い方をすること。

調査面接
あらかじめ調べたいことが決まっていて、対象者からありのままの情報を得ようとする面接。

治療面接
対象者の治療（援助）を目的とした、面接過程に変化を含むもの。その方法は背景となる治療理論によって異なる。

査定面接
心理査定のための面接。

でき、話しやすいよう環境を整えることが重要である。具体的には、面接が中断されない、うるさくない、他者に話を聞かれない、他者が侵入できない、などの守られた空間を作ることが望ましい。また、その面接の目的に従った室内環境であることも重要である。たとえば、治療面接であればリラックスのできるソファのような椅子が適当であるが、調査面接であれば普通の椅子のほうが適当であると思われる。

最も重要な点は、対象者とのラポール形成である。対象者と面接者の関係が良好であれば、対象者が身構えることなく話をすることができ、より多くの情報を引き出すことも可能になる。

ラポール
対象者との信頼関係。

わかりやすい言葉を用いて（専門用語を使わない）、あいまいな言葉を用いず、簡潔に質問することも大切である。対象者が理解できないようであれば、言葉を言い換えて何回か質問するのもいいだろう。非言語的なコミュニケーションも重要であり、対象者がリラックスできる目線や座席の位置、対象者に注意を向けていることを表す姿勢など工夫ができる。

非言語的なコミュニケーション
目線や座る位置、姿勢、微笑み、うなずき、ジェスチャーなど。

面接中の記録の方法であるが、記録に集中するあまり対象者が注目されていないと感じるようなことを避けるために、ポイントを絞って記録する必要があるだろう。また、非言語的なコミュニケーションの記録も重要である。特に、面接中の会話の中で、どのような話題のときにどのような行動が現れたか、文脈に沿った記録をすることを心がけたい。

［3］面接法の長所と限界

面接データは質的データであり、このことが面接の利点であり、同時に限界ともなる（堀毛，2003）。そこから得られる情報は豊富であり、具体的な問題を持っている本人からだけではなく、その周囲の人からも情報を得られるという点でも有益である。しかしながら、その内容は対象者の主観であり、客観的な情報とは異なることを忘れてはいけない。また、面接者と対象者との関係性によって、得られる情報が異なることもある。

質的データ
対象者の語りや、四則演算ができるなど数値化されたデータではないもの。

D. 観察法

観察は、その質においても量においてもさまざまな情報を提供できる幅の広い方法である。観察法の種類については、**第1章**で述べているため、ここでは臨床で用いる場合の注意と、観察法の長所と限界について述べる。

観察法の種類
➡ p.11 参照

［1］観察上の注意

臨床査定の場合は、その目的が対象者の問題や問題を維持している事象

を同定することや、パーソナリティを理解するための情報を得ることである。そこで、観察者は、何について観察を行うのか、どのような情報を集めるのか、などによって適切な方法を選択する必要がある。どの観察法を選択しても、観察者はその観察の中に観察者の理論的オリエンテーションが内包されていることを自覚する必要があるだろう。同じ対象を観察しても、見方によって得られる情報の質と量は異なってくるのである。

［2］観察法の長所と限界

観察は言語を必要とする面接や検査と異なり、対象者の行動を観察対象とするため、乳幼児や障害を持つ人、言語理解能力や言語表現力が十分でない人も対象とすることができる。日常場面で対象者が行った行動を第三者から得ることも可能である。

観察法は客観的な測定形式ではあるが、絶対的な客観性はない。事前に対象者を知っていることでバイアスがかかってしまったり、事前にこうなのではないかという仮説を持っていることによって結果をゆがませてしまうことが考えられるからである。また、観察の途中で観察者の基準が変わってしまうこともある。これらの観察者の主観は、気がつかないうちに観察の目的や視点、結果の考察に影響を与えてしまうため、客観的で妥当性と信頼性があるデータを得るためには、観察者の十分な訓練が必要である。

バイアス
偏見や先入観を持ってしまうこと。

［3］主に面接法と観察法を用いた心理査定の実際

事例

A君は2歳の誕生日をむかえたが、言葉が出ていない。母親は言葉を発しない息子が心配になり相談に訪れた。

観察記録：A君は室内の電話のおもちゃを見ると、走ってかけより耳にあて「うー、うー」と声を出す。面接者が「ちょうだい」と言うと、電話のおもちゃを面接者に渡す。積み木を出すと、5個までは積むことができる。拍手をしてほめると、うれしそうに笑顔を見せる。面接者がクレヨンで丸を描くと、A君もぐるぐるの丸を描く。棚の上のおもちゃを取ることができないと、母親の元へいき、服をひっぱるようにして助けを求めた。

この査定の目的は、A君の発達状態を把握することであった。面接者は、既存の発達検査の項目に基づいて行動を観察し、母親との面接を行った。この観察記録はごく一部であるが、A君がごっこ遊びができることや、助けを求めるという社会的な行動ができていることがわかる。また、

面接者の言葉を理解して反応していることがうかがえる。つまり、A君は発語がないものの、言語の理解をしており、運動面、社会面でも顕著な問題は認められないと考えられ、経過観察となった。

ジェネリックポイント

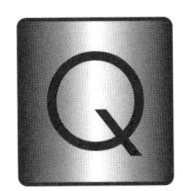

完璧で万能な心理検査はないし、心理検査の結果は絶対視されるべきものではないということですが、それでも検査を実施することには何らかのメリットがあるのでしょうか。

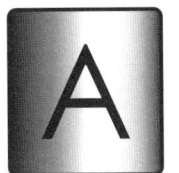

人の心を理解することは大変に難しいことです。臨床経験を積めば積むほど、その難しさを実感するようになっていくものです。

ある人（Aさん）がどのような人なのか、Aさんが必要としている援助はどのようなものなのかを理解し、Aさんにとって最善の援助は何かということを導き出すために、私たちにできることは何でしょうか。Aさんにお会いしてお話しをお聞きすること、Aさんのご家族の方々からいろいろな情報を得ることは、基本的にとても大事なことです。そうしたことをすることによって、Aさんを立体的に描いていくことはできます。しかし、Aさんができることとできないことを客観的に知るためには、心理検査の実施は欠かせません。心理検査は、統計的な手続きを踏んだ上で、必要な質問事項（検査事項）を導き出し作成されたものです。

また、人の心を目に見えるかたちで記述することは容易なことではありませんので、心理検査を実施し、その結果をデータとして見ることができるようにするということは、臨床現場での多職種間での話し合いをスムーズにすることにも役立つかもしれません。

①知能とは何か説明してみましょう。また、臨床現場で使われている代表的な知能検査の名前を挙げてみましょう。

②質問紙法、投影法、作業検査法について、それぞれの長所と短所を挙げてみましょう。また、代表的な検査の名前をいくつか挙げてみましょう。

③心理検査を実施するとき、何のためにテストバッテリーを組むのか説明してみましょう。また。検査の結果を理解する上で気をつけなければならないポイントをいくつか挙げてみましょう。

理解を深めるための参考文献

● 上里一郎監修『心理アセスメントハンドブック（第2版）』西村書店，2001.
　現在日本でよく使用されている心理検査がまとめられている。各検査についての理解を深めるために読むとよいだろう。

● 橋本泰子・大木桃代編『臨床現場のための心理検査入門』オーエムエス出版，1999.
　心理検査についてわかりやすくまとめてあるだけでなく、臨床現場でどのように心理検査が使われているのかについても詳しく書かれている。

● 岡堂哲雄編『臨床心理査定学』臨床心理学全書2，誠信書房，2003.
　臨床心理査定に関して全般的に網羅されている。

● 松原達哉編『臨床心理アセスメント（新訂版）』丸善出版，2013.
　心理アセスメントの目的と方法、心理検査の種類と特色が丁寧に解説されている。心理検査は時代や最新の知見に応じて改訂版が出されることがある。現時点での最新情報が掲載されている。

第11章　心理療法と福祉臨床

1

心理療法の柱は精神分析、来談者中心療法、
認知行動療法であるといわれているが、
最近ではそれに加えて短期療法が脚光を浴びてきている。
本章ではそれに交流分析を加えて心理療法の概略を説明する。

2

福祉の臨床現場では、
さまざまな心理療法の技法が応用されている。
本章ではそのうち回想法、音楽療法、芸術療法、
動物・園芸療法、集団心理療法を取り上げ概説する。

1. 心理療法

A. 精神分析と分析心理学

[1] 深層心理学とは

　「意識していないのにくり返しある行動をとってしまう」「夜見る夢にはどんな意味があるの？」「あの人はわざわざ不幸になるように選択をしているように見えるけどなぜ？」これらの行動や夢などの本人がコントロールできない現象は、偶然起きたことなのだろうか？　それともなんらかの意味があるのだろうか？

　フロイトにはじまり、ユングを代表とする後継者によって発展してきた心理学の視点を総称して深層心理学と呼ぶ。深層心理学の特徴は人間の心に「無意識」を仮定することであり、その性格や行動を、本人も自覚していない無意識と意識の相互作用の結果であると考えている。夢や言い間違い、あるいは症状などの現象から、人間には意識している事柄のみでは説明ができない心の領域があるとし、それがどのような仕組みになっているかを解明していった。フロイトもユングも実際の患者の治療の実践および自己分析を通して理論を構築しており、その意味で実学的で経験的な学問であった。精神病理を記述的に記載するにとどまらず、その背景にある心の力動や意味を探求するために独自の理論体系を構築し、意識中心の人間理解を脱中心化した深層心理学は革命的なインパクトを持っていた。

　しかし、無意識は"無"であるから、そのまま取り出して観察したり、定量したりすることができないため、夢や連想、症状や行動などの派生物から推察することしかできない。故に深層心理学は伝統的な心理学の視点からは、実証が難しく、思弁的な色彩が強い、との反論もなされる。精神分析のアンチテーゼとして観察可能な行動に焦点をあてる行動主義が登場し、ロジャーズなどの人間性心理学も無意識を想定しない立場をとる。さらに社会構成主義の立場からは、絶対的な真実はなく、枠組みや設定の元で自分を「物語る」こと自体に意味がある、という相対的な視点も提示されている。また、主観的な報告に偏りがちな深層心理学的視点に基づく心理療法が実際にどれだけの効果があるのかメタ分析によって比較・測定しようとする動きもさかんである。いずれにしても近代心理療法の祖である

フロイト
Freud, Sigmund
1856 〜 1939

ユング
Jung, Carl Gustav
1875 〜 1961

深層心理学

無意識

ロジャーズ
Rogers, Carl Ransom
1902 〜 1987

社会構成主義
唯一の客観的事実というものを想定せず、社会的現実は人の語りや交流から生成する相対的なものと見なし、その生成過程を記述し、そこから現実を理解するためのモデルを構成するための方法論。

メタ分析
複数の研究結果を統合して、その課題に関する総合的な結論を導き出すための分析手法。

深層心理学への賛否両論の運動を通して、臨床心理学は発展の歴史を刻んできたということができるだろう。

[2] 精神分析　フロイト

　19世紀の後半、器質的な異常がないのにもかかわらず、さまざまな身体症状が起こるヒステリー患者の研究がさかんに行われていた。オーストリアの精神科医であったフロイトは、シャルコーのもとに留学し、ヒステリー発作類似の症状が催眠によって作り出せることをみて、本人の意識しない心の奥底に症状を作り出す領域があることに興味を持った。そして開業医としてヒステリーの治療を行うなかで、患者が日常生活では憶えていない、不愉快でつらい外傷体験を無意識に抑圧し、それが症状へと転換されている、と定式化した。また、治療においてその記憶を情動を伴い想起すること（カタルシス効果）で改善がみられたのだが、同時に、不快な記憶を無意識に抑圧し続け、意識にのぼることを抵抗する力が働くことも発見した。この抵抗に打ち勝ち、無意識を意識化すること、すなわち言語化し自らの体験として位置づけること（＝洞察）が治療の要点とされたのである。

　フロイトはさらに技法を発展させ、当初用いていた催眠を放棄し、カウチに横たわり、頭に浮かぶことを常識や価値観で抑制したりすることなく、自由に思いのまま話をさせる自由連想法を用いるようになった。そして、その連想の表れ方や流れを通して無意識を分析し、治療者が解釈し、対話を続けていく方法を"精神分析"と名づけた。また、夢は潜在的な無意識の思考が変形されて顕在化したものであるとして、夢分析によって無意識を解明すること、そして患者が治療者との間で無意識的に過去の重要な相手との関係を反復している（そこには外傷や性格のパターンが反映される）転移現象の分析、さらには治療者側が患者に対して無意識的な態度を向ける逆転移現象を位置づけるなど、次々と無意識理解のための治療論を展開していった。この背景に、実はフロイト自身の神経症症状とその克服のための自己分析の闘いがあったことは有名であり、精神分析はまさにフロイト自身の無意識の解明とともに進んでいった。

　さらに、フロイトは無意識の性質と人格の構造について論を進める。生まれたての赤ちゃんのような生物学的本能衝動である「エス」を中核として、親からの禁止を内在化して、エスの意識化をコントロールする理性としての「超自我」、そしてエスを無意識に保ち、超自我や現実との調整役を果たす「自我」という三層構造を持つ人格構造論（**図11-1**）を示し、さらにそれぞれの心的装置はリビドーというエネルギーを持って葛藤し、

シャルコー
Charcot, Jean-Martin
1825 ～ 1893

外傷体験
強い刺激や攻撃によって心の傷を負うような体験。虐待や災害など明らかなショックもあるが、小さな出来事でも体験する側の主観によっては、心的外傷となりうる。

抑圧

カタルシス効果

洞察

自由連想法

精神分析
実際には週5日のほぼ毎日の分析。現在の日本では週1～2回の対面で行う精神分析的（力動的）心理療法が中心である。

夢分析
夢に関しては第7章を参照。

転移
フロイトは患者が自由連想を進めるうちに治療者を恐れたり、愛したりという不合理な態度を示すことを発見し、それを過去からのパターン化された態度として、転移と名づけた。

逆転移

エス

超自我

自我

人格構造論

リビドー
フロイトが提唱した性欲、あるいは性的な精神エネルギーを表す言葉。性の本能（エロス）から発現する。

拮抗しているという力動論である。もし人がエスのみであれば、われわれ
は快感を求め自己中心的に振る舞う（たとえば、物が欲しければ万引きを
する）だろうが、超自我という社会的要請がそれを禁止し（人の物を盗ん
ではいけない）、双方の要請を自我が調節し、現実に合わせた形で行動
（万引きしないでそれを買う）しているのである。精神分析では人の性格
や行動をこれらの心的力動の相互関係の結果として理解していくのであ
る。

力動論

図11-1　フロイトの心的装置の図式

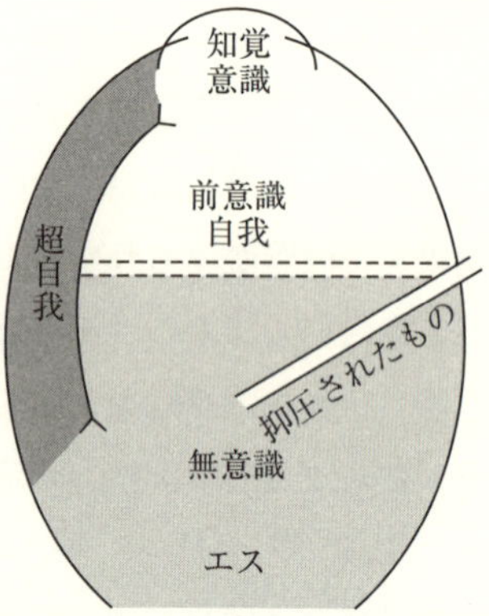

出典）前田重治『図説 臨床精神分析学』誠信書房，1985.

　そして、エスを構成する遺伝的な性質とともに、超自我や自我を獲得し
ていく幼児期の親子関係における早期体験を含む生育歴を重視し、人の固
有の発達歴を重要視する。このような視点を発生論と呼び、生まれてから
現在までの父母の態度や環境、愛情体験、別離体験などの生育史やライフ
イベントを通して個人の特有の心的世界が形成され、現在の性格や症状が
理解できる、としたのである。

発生論

　本能衝動に関しては、大人になって完成する性器性欲は、乳幼児の頃か
ら小児性欲（エロス）として存在すると主張した。この学説は、当時の性
へのタブー視が強い社会的風潮からなかなか受け入れられなかった。しか
しフロイトにとっては、動物としての人間がどのように性的に発達してい
くかは純粋に科学的な研究対象であった。そして快を感じる身体の部位に
沿って心が発達するという心理－性的発達論を展開し、発達段階を次のよ
うに分けた。

小児性欲

心理－性的発達論

(1) 口唇期（〜生後1歳半）

　口を通じて乳房を吸い、充足や栄養を得て、二者関係での基本的な信頼
を作る。

（2）肛門期（2〜4歳）

トイレットトレーニングを通じ、肛門括約筋(こうもんかつやくきん)をコントロールすることを通して、自律性を獲得する。

（3）男根期（3〜6歳）

男女の区別を知り、両親と自分との三者関係において、愛着と敵意のエディプス・コンプレックスを克服する。

（4）潜伏期（学齢期）

第二次性徴発現前の穏やかな時期であり、社会に適応するための知識を学習する勤勉さを獲得する。

（5）性器期（思春期以降）

第二次性徴の発現に伴い、本能衝動が急増し、社会的自立や性期性愛を営むことが課題となる。

フロイトはこれらの発達段階を想定し、各段階への退行や固着が神経症と関連しているという固着−退行理論を提唱し、たとえば、口唇期的欲求が十分に満たされないと指しゃぶりなどの症状や、大人になっても人に対する基本的不信を表すなどと後年にわたる症状や性格特徴を形作る、としたのである。

フロイトが患者との治療を通して確立していった、これらの体系は心を因果律として捉えようとするフロイトなりの科学主義の表れであり、無意識を明らかにし、洞察を通して主体性を回復し、人格構造を変化させていくことが精神分析療法の目的となっていった。「人は自らの不幸を抑圧することなくそのままの不幸として受け止めるようになり」、「今までの症状ややり方は当然のこととして必要なくなる」ことがフロイトの健康観であり、この言葉は現代においてもなお示唆に富んでいる。症状や問題行動の背景には無意識からの隠されたメッセージがあり、それを知っていくことで症状は消失し、人は全体性を回復する。その意味でフロイトの精神分析は自我中心の主知主義的な治療観・人間観を特徴としている。

［3］分析心理学　ユング

ユングはスイスの大学病院で、主に精神病の治療を行っていた。ユングは精神病患者の治療や自らの言語連想法などの研究を通して、一見了解不能な症状や言動に隠された意味があると確信していた。必然としてユングはフロイトに傾倒し、フロイトも彼を「跡継ぎの息子」として寵愛するようになる。しかし、ユングはフロイトの無意識という概念には全面的に賛成であったが、その内容には疑問を感じていた。フロイトの無意識の理論は性や不快な記憶などの個人的なものに限定しているのに対して、ユング

エディプス・コンプレックス
フロイトは自ら見た夢を通して自らの願望に気付き、意識的には尊敬していた父親に対する憎しみと母親への性的願望の複合したコンプレックスを洞察した。ギリシャ神話の悲劇「エディプス王」の物語との一致から名づけられた。

固着−退行理論

にとって、無意識はもっと幅や奥行きの広いものであり、一面的な意識の態度を補償する「生きられていない自己部分」であり、性的な“リビドー”ではなく、“心的エネルギー”の場であると考えていた。補償機能とは意識の偏った態度を修正してバランスを取ろうとする機能であり、たとえば意識があまりにも論理的なものを重視していると、無意識はむしろ感情的なものを補おうとして症状や夢などを通じて非論理的なものを回復しようとすることを指す。1910 年、この点でフロイトから決定的に離反し、ユングは独自の分析心理学を確立していった。

　フロイトと同じくユング自身が深刻な心理的危機に陥り、その自分との対決の道のりを通して、自己という概念に到達する。自己とはフロイトの自我とは異なり、無意識を含めた心全体の中心に位置するものであり、フロイトのいう自我は自己の一側面に過ぎない。心理療法はその自己実現を目指して、各人固有の個性化の過程を踏んでいくもの、とした。これは表層的な意味ではなく、未知の自分を含めた自分という存在そのものの統合的な生き方に近づいていくという、東洋の「悟り」に近い概念であるといえよう。実際、ユングは自身の心理療法の経験では患者の多くは人生の後半に、自らの人生の意味や目標に苦しんでいた、と振り返っている。人は社会的に成功し満たされているようにみえてもなお、自己を探し求めているのである。

　ユングにとって症状や問題は、破壊的で危険な側面を持つ一方で、個性化の過程を導くための契機であり、無意識の建設的な側面に注目する。フロイトが転移を分析の主戦場として用いていくのとは対照的に、ユングは夢分析を重視し、無意識からわき上がる夢やイメージとの対話を通して分析を進める。また、フロイトが無意識を個人レベルの外傷体験や不快な出来事の集積であるとしたのに対して、ユングはこの個人的無意識のさらに下層に個人を超えた人類に共通する無意識の層を仮定し、集合的（普遍的）無意識と名づける。その現れとしての古来の神話や伝記は人間の生き方に対する深い示唆に富んだ無意識に共有されている物語であり、精神病者の妄想や深い夢に類似のテーマを見出す。そのため、神話や伝記などに共通するモチーフから元型というイメージの基本的な型を抽出する。そのような幅の広い仮定のもとでイメージを拡充し、無意識との深い次元での対話により自己治癒を目指していくのである。カルフによって開発された箱庭療法もこのイメージを具現化・表現するための装置であり、日本においても広く普及している。

　ユングの観点によると、治癒や進展は因果律を超えた一見偶然的にみえる縁起律に拠っている。ユングの有名な事例では、「非常に理知的な婦人

が、治療が行き詰まっていたときに黄金の甲虫を与えられる夢を見た。その話をしているときに窓ガラスにコツコツと当たる音がするので窓を開けると黄金虫が飛び込んできた。婦人は驚き、その堅さがほぐれ、治療が進展した」というエピソードがある。このような意味のある偶然の一致をユングは共時性（シンクロニシティ）と呼び、重要視する。にわかに信じがたい概念であるが、ユングによれば、意識と無意識の全体的なコンステレーション（布置）の中で、このような偶然が必然的に起きているのであり、人はその営みを通して変容していくのである。治療者はこの変容過程を促進する媒介者としての役割を担っているのである。

　これらのユングの理論は、近代的な直線的因果律の枠組みとは一線を画している面があるといえるだろう。実際、ユングは晩年に東洋思想へ接近し、自らが知らずに書き続けていた円状の絵画と、仏教画である曼荼羅（マンダラ）の共通性や、共時性の概念が東洋思想において高度に体系化されていたことに驚いたという。ユングが興味を持っていた錬金術もさまざまな要素が混ぜ合わされ、それが独特の反応をして新たな変容や統合が生じるというモチーフであり、魂の回復を意味している。ユングの観点はその後、スピリチュアルな思想にも多大な影響を与えるなど、人間存在を照らし出す1つの重要な視座としての地位を確立している。ユングの理論自体が西洋の近代的因果律を重視する視点への補償的な意味を持っていると言い換えることもできるだろう。

［4］ フロイト以降の精神分析の進展

　精神分析は、フロイトの死後、後継者たちによって現在まで発展している。また、時代はヒステリーなどの神経症の治療から、人格障害や精神病水準の病理の解明と治療の要請へと変遷していく。その大きな流れとして、アメリカを中心に精神医学と結びつきながら発展していった自我心理学と、イギリスを中心に最早期の心の世界を探求し、発展していった対象関係論に大別することができる。精神分析は、児童や乳幼児・重篤な病理を持った患者へとその対象を拡大し、早期の母子関係のあり方や社会との関係を解明していく。

（1）自我心理学

　フロイトの構造論の自我に注目し、その発達と適応について考察を進めたのが自我心理学の立場である。フロイトにとって、自我はエスと超自我と外界の調整に苦労している心理的装置（防衛的自我）であったが、フロイトの娘であるフロイト，A.、そしてハルトマン、クリスらは自我を葛藤とは独立して積極的に適応していく自律性（自律的自我）を持つと主張

し、知覚、記憶、思考、言語、現実検討などの自我機能を研究した。葛藤を処理し、適応を図る防衛機制も自我の１つの機能として整理した（**表11-1**）。

表 11-1　主な自我の防衛機制

取り入れ	相手の属性を自分の内部に取り入れて自己のものにする
投影	自分の衝動や感情を外在化して、相手のものとする
抑圧	苦痛な感情や欲動・記憶を意識から閉め出す
否認	外界の苦痛や不安をありのままに受け入れるのを避ける
退行	早期の発達段階へ「子どもがえり」する
反動形成	不快な感情を抑圧して、それとは反対の行動や態度を示すこと
隔離	思考と感情、行為と行為などの関連を切り離す
置き換え	衝動が満たされない場合、その対象を変え、他の方法を求める
合理化	不安や罪悪感を理屈によって正当化する
知性化	本来の欲求や感情を抑えてそれに対しての知識や思考にふける
昇華	認められない感情や欲求を社会に受け入れられる形で実現する

マーラーは乳児の観察から乳児が母親から分離−個体化する過程における信頼感の獲得や分離不安を定義し、早期の自我の発達とその失敗における精神病理との関係について考察し、見捨てられ不安を特徴とする境界性人格障害の理解に貢献した。この乳幼児の発達の研究は現代の乳幼児精神医学の流れの源流となっている。

また、エリクソンは、乳幼児期のみにとどまらない全生涯にわたる心と社会の相互作用を通した発達課題を整理し、青年期のアイデンティティ（同一性）形成などの発達論を展開した。これはそれぞれの時期の心理−社会的危機における達成と失敗が対立した形で提示されている（**表11-2**）。

このように自我心理学は社会という環境の中での健康な心の発達と、その失敗や異常という形で人間の理解を進め、自我機能診断や発達診断というシステムを確立するなど、アメリカを中心に力動精神医学として広範囲に適用されるようになった。

表 11-2　エリクソンの心理社会的発展説

成熟期	安全性	対	嫌悪・絶望
青年期	生産性	対	停滞
若成年期	親密性	対	孤独
思春期・青年期	同一性	対	役割の拡散
潜在期	勤勉	対	劣等感
移動・性器期	自発性	対	罪悪感
筋肉・肛門期	自律性	対	恥・疑惑
口唇・感覚期	信頼	対	不信

(2) 対象関係論

自我心理学が外界と自我のかかわりを論じたのに対して、イギリスにお

いては、クラインが児童の分析を通して、幼児の精神内界の早期幻想の世界を詳細に解明し、対象関係論の基盤を作った。クラインによると、発達の最早期には外界はまとまった人間としてではなく、乳児には「よい－悪い」感覚に色づけられた器官の一部（たとえば乳房）である部分対象として捉えられている。また、自分と他者という境界も曖昧な故に、投影性同一視（自己の部分を相手に投影し、操作する）や「取り入れ」、「分裂」や「融合」といった原始的防衛機制が優勢である。自分の欲求を他者に投げ入れ、自己や対象もバラバラに切り分けられた世界はフロイトの自我・超自我などの心的装置が形成される以前の最早期の世界である。この心的世界は精神病や人格障害の心の世界に比され、一見了解不能なこれらの病理の理解へと道を開いた。たとえば、妄想は、切り取られた自己部分が外の対象に投影されて外界に所属し、「盗聴器が死ねと命令する」といった形で体験されているとしたのである。この場合、本来自己部分である「死にたい」感覚を分裂排除し、"盗聴器"に投影していると理解することができる。そうなることによって「死にたい」気持ちを外部のものにすることができるので、防衛としての意味を持つのである。

　クラインは心はこの妄想－分裂的態勢（精神病的な世界）から、自他が分離し、自己と対象の「よい－悪い」が統合される抑うつ態勢（罪悪感・思いやり・感謝が発生し、病的な形が躁・うつと関連する）へと移行し、全体対象との関わりに進展していく、とした。これらの理解によって、フロイトが完成し得なかった固着－退行論における精神病も含んだ心の病全般と心的発達の対応がなされるようになった。

　さらに、対象関係論は原初の母親対象と乳児の相互関係を通して心が形成されていく過程に注目し、ウィニコットは「移行対象」や「ほどよい母親」などの概念を通して、万能的な母親像を脱錯覚していく過程を論じ、ビオンは、乳児の思考が母親の包容（コンテインメント）によってまとめあげられ、発達していく過程を描写した。母－子を原点とする治療者－患者の２者関係のやりとりを精緻に探求する姿勢が確立された。また、タスティンは、自閉状態に対する精神分析的理解を深めるなど、現代対象関係論はさらに重篤な病理への理解と治療に接近している。

(3) 自己心理学

　1970年代にアメリカのコフートは、自己愛をめぐる問題を抱えた患者の治療を通して自己心理学を確立した。コフートによれば、自己は生まれながらに"息をするときの空気の存在のように"自然と共感を求めている存在であり、攻撃性や自己愛の病理は共感不全に起因するとした。その現象は、治療においては自己－対象転移に現れるとし、共感を通して傷つい

クライン
Klein, Melanie
1882～1960

ウィニコット
Winnicott, Donald
Woods
1896～1971

移行対象
母親からの分離に際して、乳児が母親の不在という現実を受け入れる過程で現れる中間的な対象。ぬいぐるみや毛布などがそのあらわれである。

ほどよい母親
万能な空想上の母親を満足と不満足を通して、現実の母親として統合していくときの母親対象。

ビオン
Bion, Wilfred Ruprecht
1897～1979

包容
泣き叫ぶ乳児に対して、母親は飢えや排便などさまざまな情緒や欲求を読み取り、対処していく。その過程を通して乳児は自分の心を作り、位置づけ、思考を獲得する。

タスティン
Tustin, Frances
1913～1994

コフート
Kohut, Heinz
1913～1981

自己－対象転移

た自己愛を修復し、成熟させていくことを目標とした。このコフートの考え方は新しい潮流として注目され、現在も発展を遂げている。

 **精神分析とソーシャルワーク**

1. 精神分析導入以前のソーシャルワーク

　精神分析とソーシャルワークとが、とても近しい関係にあることを知らない人が多いかもしれない。しかし、ソーシャルワークは、20世紀前半、精神分析に出会い、熱狂的に精神分析を学んだ専門分野の1つである。

　19世紀の後半、ソーシャルワークが誕生してから精神分析に出会うまで、ソーシャルワーカーの持っていた対人援助技術は、社会資源（たとえば生活保護費等）の提供と対象者に対する「説得」、「お説教」の域を超えていなかったといわれている。しかしながら、このような「説得」や「お説教」を繰り返しても、対象者本人がその気にならなければ、生活の向上はあり得ないことを、当時のソーシャルワーカーたちは実感していた。

　人間を理性的で合理的な存在であると仮定していた、当時のソーシャルワーカーたちの仕事は、行き詰ってしまっていた。たとえば、生活保護の受給者に対し、「仕事をして生活を立て直すように」と説得し、計画的に使うことを約束した上で手渡した保護費が、次の日には酒代に消えてしまっているというような事例が多かったらしい。

　ソーシャルワーカーたちは、人間の非合理的な態度や行為を説明し、変化を促すための理論や技術を切望していた。

2. 精神分析導入の時代背景

　1920年代、無意識の存在と人間の非合理性を説明する精神分析の理論は、新たな理論を切望していた当時のソーシャルワーカーたちを魅了した。また、当時のアメリカでは、ソーシャルワーカーたちが精神分析に接する機会が多かった。

　第1に、20世紀初頭から続いていたアメリカの「精神衛生運動」の影響である。精神衛生運動では、精神分析を背景とした力動精神医学が流行した。第2は、第一次世界大戦の影響である。アメリカは1917年から参戦し、ヨーロッパの戦争に兵士を送ったが、人類がかつて経験したことのない近代戦は、大量の「戦争神経症」（心的外傷後ストレス障害：PTSD）の人たちを生み出した。アメリカの政府機

関である復員軍人局は、戦争神経症の治療のために、精神科医、心理学者とともにソーシャルワーカーを復員軍人の治療に動員した。具体的には、ソーシャルワーカーに「力動精神医学」の短期講習を受講させ、所轄の精神病院に配置したのである。

かくして「力動精神医学」の知識は、ソーシャルワーカーたちの対人援助技術の中核的知識となっていった。

3. 精神分析導入の影響とその反動、そしてわが国への影響

ソーシャルワーカーたちが学んだ精神分析の理論は、ごく初期のフロイトの理論であった。あるいは、「出産外傷説」を提唱してフロイトから破門されたランクの理論であった。1930年代頃までに、フロイトの精神分析理論を中心に学んだソーシャルワーカーは、「診断主義学派」と呼ばれた流派を形成し、ランクの「意志療法」に魅了されたソーシャルワーカーたちは、「機能主義学派」と呼ばれた学派を形成した。ソーシャルワークは、精神分析の理論を基盤にして、自らの対人援助技術を形成していったのである。

ランク
Rank, Otto
1884 ～ 1939

ソーシャルワーカーが精神分析から学んだ事柄は、①無意識の存在、②感情的側面の重視、③家族関係の重視（養育環境が子どもに与える影響）などであったといわれている。ソーシャルワーカーは、対象者を「お説教し感化」する人から、「受容し、共感的に対象者を理解」する専門家へと成長した。また、家族関係の重要さを理解し、家族を治療し調整する専門家として認められていった。

しかし、ソーシャルワーカーがあまりにも精神分析に熱狂したため、ソーシャルワークという職業同一性そのものが危うくなり、1940年代のソーシャルワーカーの一部は、「小さな分析家」、「偽の分析家」と陰口をたたかれたこともある。さらに、1970年代、精神分析的ソーシャルワークは「心理学的偏向」と決め付けられ、徹底的に批判された。

わが国のソーシャルワークは、精神分析的ソーシャルワーク批判の時代の影響を強く受けている。そのため、ソーシャルワーカーは近年の精神分析の知見を学ばないばかりか、ソーシャルワークの古典すら学ばない傾向がある。

しかしながら、ソーシャルワークの人間観や援助技術の基礎には、精神分析的な思考法が存在していることは否定できない。さらに、近年の精神分析理論は、「共感」や「関係性」の持つ治癒力に着目し、新たな理論展開をしつつある。これらの理論は、相互交流的な人間関係の中で、人間がいかに活性化し創造的に変化していくかを解明しよ

うとしている。ソーシャルワークが、対象者の「ストレングス」や「リカバリー」を本当の意味で理解しようとするならば、最新の精神分析理論をもっと学ぶべきであろう。

B. 来談者中心療法

[1] その前提となる基本的な仮説

来談者中心療法は、ロジャーズによって、提唱、発展させられ、今日までさまざまな実践家、研究者によってその発展が続けられている。精神分析（精神力動論）と行動療法と並び、心理療法の大きな3つのアプローチの1つと位置づけられる。

来談者中心療法の特徴は、具体的な技法よりも、そのアプローチを支えている基本的な仮説、考え方に明確に表れているといえる。

ロジャーズは、初期の主著である『カウンセリングと心理療法』（原著出版，1942）で、精神分析に代表されるそれまでの心理療法を「指示的アプローチ」と呼び、自らが提唱する心理療法を「非指示的アプローチ（non-directive approach）」と呼んだ。ここでいう「非指示的」とは、カウンセラーや心理療法家が、心理療法の内容や過程を「方向づけない」という意味で用いられている。

すなわち、カウンセラーや心理療法家が、来談者の「問題」を特定したり、「目標」を設定したり、「原因」を解釈したりすることは、一貫して慎むことが重要視される。このようなアプローチを支えている基本的な仮説は以下のようなものである。

①来談者は、自分自身の目標を選択する責任をとる能力がある。

②カウンセラーは、来談者よりも、人が豊かに生きるということに関して、優れているわけではない。

③来談者には、自分の人生の目標を選択する権利がある。

④自己洞察を達成すると、自ずと賢明な選択が可能になる。

⑤すべての人間が、心理的に独立した存在である権利、自らの心理的な統合性（まとまり）を維持する権利、を持つことに高い価値を置く。

⑥「問題」ではなく、来談者自身という1人の人間に焦点を当てる。

来談者中心療法とは、以上のような仮説に基づいたアプローチであり、カウンセラーが来談者の人生に対して方向づけをすることは望ましくない、ということが強調されるのである。

カウンセラーが、来談者のカウンセリングにおける作業を方向づけたとしたら、それは、「優れているのはカウンセラーである」というメッセー

（欄外）

来談者中心療法
「来談者」は「クライエント（クライアント）Client」と同義。「クライエント（クライアント）中心療法」とも呼ばれる。

ロジャーズ
Rogers, Carl Ransom
1902 ～ 1987

カウンセリング

非指示的アプローチ

ジを来談者に与えることになり、来談者を、人生を主体的に営む1人の人として、弱めてしまうことになってしまう。

　また、カウンセラーが方向づけを行ったとしたら、来談者は、自らの人生を営む責任を奪われ、自らの人生の舵取りをカウンセラーに依存することを強化されてしまうことになる。

　いずれも、来談者が有する自らの人生を営んでいく能力を尊重する、という考え方に、極めて反するものなのである。

［2］「関係」と「感情」の重視

（1）許容的で温かみのある「関係」を創ること

　上記の通り、来談者中心療法では、来談者自身が、自らと自らを取りまく事柄について理解を進め、自己洞察に至り、その自己洞察に基づいて、その人にとって建設的な選択がなされると考える。カウンセラーの役割とは、そのような作業が可能となるような「関係」を提供することに尽力することである。その関係とは、「許容的で温かみのある」関係であるという。

　この関係は、カウンセラーの言葉かけ（応答）のみならず、態度、カウンセラーの人間観によって実現されるべきものである。また、カウンセリング場面を、適切な制限によって場面構成することも、関係を形成するためには重要である。

　さて、来談者にとって「許容的」な関係が実現されると、来談者は、次第にその関係の中で、どのようなことを話しても評価されたりとがめられたりしない、ということを体験的に学んでいく。そして、自由に広範囲にわたって、自らの感情を表出することが促進されるのである。

（2）「感情」の重視

　来談者中心療法では、特定の「問題」を解決することを直接目指すことをしない。

　その理由の1つは、当初直面している問題が、本当に現在の困難を招いている問題ではない場合があるからである。もう1つの理由は、来談者自身が、自己理解、自己洞察を達成することにより、その問題との付き合い方、折り合いのつけ方を見出すことになるからである。つまり、ある「問題」の解決というものを、来談者が選択するかどうかは、来談者に任されているのである。

　ロジャーズは、現在クライエントが直面している困難な事態を引き起こしている要因に関して、「知的な内容は極めて単純である、重要なのは、感情的要因である」という。

自己洞察
insight
「洞察」と同義。ただし、精神分析における、無意識の意識化を指すものではない。

場面構成
structuring
場所、時間、料金、守秘義務の他、両者の責任の範囲、カウンセラーがクライエントを気遣う感情（affect）などを、明確に制限することが重視される。「構造化」というときもある。

何らかの困難に直面し、さまざまに工夫を重ね、万策尽きてカウンセラーのもとを訪れた人に、カウンセラーが、すぐさま思い浮かぶような知的な理解は、クライエントもすでに気づいているだろうし、また、伝えられたとしても、「それはその通りなのだが、だからどうすればいいのか」と思われるのがオチではないだろうか。

来談者中心療法では、「感情」の側面を重視する。カウンセラーは、「この人は、このことを語ることで、何を伝えたいのだろうか」と自問しながら、クライエントの話の感情的側面に焦点をあて、その感情をクライエント自身が認め、表出することができるよう手助けをする。

そして、クライエントが、広く、自らの感情を体験し表出しながら、そのような感情があるのだと気づいていき、困難な事態を招いている感情的要因に、クライエントに案内されながら、カウンセラーもともにたどり着くことになるのである。

[3] カウンセラーの態度の重視

ロジャーズは、「非指示的（方向づけをしない）アプローチ」を提唱し、その後、自らのアプローチを、「来談者（クライエント）中心療法」と呼び直すことにする。その名も『クライエント中心療法』という著作が発表されたのは、1951 年である。

なぜ呼び変えたのだろうか。それは、「非指示的アプローチ」が、技術的な側面を強調したものだと人びとに理解され、どのような言葉かけ（応答）をすればよいか、に人びとの関心が集まり、本来このアプローチの根底にある仮説や、形成されるべき「関係」の実現を妨げる、という事態が生じたことが、大きな理由の1つである。

技術的な側面ではなく、人間に対する考え方、カウンセラーがカウンセリングにおいて体現する態度が、技術に比して重要であることから、「クライエント中心療法」、すなわち、クライエントに中心を置く心理療法（client-centered therapy）、という呼び方が、よりふさわしいとロジャーズは考えたのである。

以後、ロジャーズは、カウンセラーの態度、そして同時に、そのカウンセラーの態度をクライエントがどのように実際体験するか、を重視し、理論的な洗練、研究を進めていくことになる。

そして、カウンセラーの態度条件、カウンセラーの3条件、などとして後に広く知られることになる、「治療的人格変化の必要十分条件」という論文を発表し、6つの条件を仮説的に提示する。これが1957年のことである。

応答
クライエントの発言を繰り返す言葉かけである「反射（reflection）」、要約してまとめて伝える「明確化（clarification）」などの種類に分類されることがある。

治療的人格変化の必要十分条件

［4］3つの中核条件

1957年に発表した、6つの必要十分条件のうち、カウンセラーの態度にかかわる3つの条件が、「カウンセラーの態度条件」「カウンセラーの3条件」「中核条件」などとして知られるようになる。

それは次の3つである。

(1) 自己一致、純粋性

カウンセラー（セラピスト、治療者）は、クライエントとの関係において、自らがその瞬間に体験していること、自身の気づきにのぼっていること（体験のうち、気づくことができていること）、クライエントに表出していること、これらが一致している状態にある。「自己一致、純粋性」という言葉が示す、カウンセラーの状態は、このような状態である。

これを、クライエントの側から記述するならば、カウンセラーは、自分との関係において、なんら隠しごとをしていない、表面上の様子と、心の中で考えていること、感じていることとに、整合性がとれているようにみえる状態、とでもいえるだろうか。

たとえば、カウンセラーが、クライエントがなぜそんなにイライラするのか不思議だ、と内心思っているのに、「イライラされるのも無理はありませんね」などと言葉をかけることは、自己一致した状態ではない。むしろ、「お話を聞いていると、イライラしていらっしゃるようにみえます。ただ、どうしてそんなにイライラされているのか、もうひとつよく私にはわからないのですが」というような言葉かけが、より自己一致したものといえるだろう。

(2) 無条件の積極的関心

カウンセラーは、クライエントとの治療関係において、クライエントが話す内容や、表出する非言語的な伝達内容を、よい・悪い、というような価値判断など、ある条件を満たす場合にはそれを受け入れ、ある条件に抵触するような場合は受け入れない、などということはしない。いかなる内容も、何らかの条件に照らしてではなく、ただそれとして、認め、受け入れる。これが、「無条件の積極的関心」という言葉が示すカウンセラーの状態である。「受容（acceptance）」という言葉は、ほぼこのことを指すと考えてよい。

(3) 共感的理解

カウンセラーは、クライエントの体験を、知的な推論によって、何らかの分類にあてはめることで、わかった、と思うのではなく、「人であるならば、確かにそういうことがありうる」と、カウンセラーも、その体験を自らの体験であるかのように想像して感じることに基づいて、理解するこ

自己一致
congruence

純粋性
genuineness

無条件の積極的関心
unconditional positive regard
日本語では、「無条件の肯定的関心」、「無条件の肯定的配慮」などとも訳される。

受容

共感的理解
empathic understanding

とである。たとえば、「やる気がでない」「なんとなく悲しい」などの言葉で、クライエントが伝達しようとしている体験を、カウンセラーは、自らの主観的体験を利用して、その体験が具体的にどのような様相なのかを捉えようと努力している状態、それが、「共感的理解」という言葉が示すカウンセラーの状態である。

以上の３つの条件が、カウンセラーの体験の状態として、一定の間満たされ、なおかつクライエントにそのような状態として知覚されるならば（カウンセラーが、以上の条件を満たす状態であるように、クライエントには見えるならば）、クライエントに建設的な人格変化が生じる、という仮説をロジャーズは提示したのである。

ロジャーズは以上の条件を、特定の学派にかかわらず当てはまる条件として提示した。つまり、クライエント中心療法に限定された仮説ではない。ただ、特にこの条件の実現を目指すことを主眼としたアプローチが、クライエント中心療法である。

［5］対人援助と来談者中心療法

(1) クライエント中心療法からの示唆

以上のように、ロジャーズの個人療法における実践・研究は、効果的なカウンセリング、心理療法のプロセスにおいて何が生じているのか、また、クライエントに建設的な人格変化が生じるのはいったいどのような条件によるのか、という探求を行っていたといえよう。

ところで、何らかの援助を目的として人と接する仕事において、来談者中心療法からは、次のような問題提起ができると思う。

どのような立場であれ、専門家という立場に置かれた側は、援助的にたまたま接することになった相手に比べて、人間として優れているわけでは決してない、ということを自覚しておくことが大切だということである。

私たちは、一人ひとり、自分しか体験することができない人生を積み重ねて、いまここに、一人の人として存在している。いや、人生を積み重ねたかどうか、を抜きにしても、決して他の誰も体験できない人生を今生きている。援助者にとっては、かかわる相手が自分の世界の登場人物であるが、相手の側を想像すれば、援助者としてかかわってくる人は多くの登場人物の１人でしかない。そういう登場人物の１人として、どのようにかかわることが援助的なのか、そもそも自分がかかわることが援助的なのかどうか、そのように自問することが重要であろう。

(2) 何をするかではなく「いかにあるか being」の重視

来談者中心療法とは、相手に何をするか、ということを工夫するのでは

なく、相手が自ら備えている実現傾向を発揮することを可能にするような関係を創出するためには、カウンセラーはいかにあるか、どのような他者として相手との関係においてそこにいたらよいのか、ということに苦心するアプローチであるといえる。

このアプローチは、個人心理療法という枠組みを超えて、人にかかわる、人を援助するという営みとは、いかなるものかという、極めて重要な問題について取り組む視点を与えるといえよう。

(3) カウンセリングと来談者中心療法

定義上は「心理療法」が元来病気や症状の治療を目的とするのに対し、「カウンセリング」は対話を中心とした心理的コミュニケーションを通じて、建設的な意思決定や人格的成長の実現を目的とする。従ってカウンセリングの対象となるのは心理的な病気や症状を抱えた人ではなく、何らかの困難に直面している比較的健康なパーソナリティの人といえよう。来談者中心療法は心理療法の1つであるが、考え方や技法はカウンセリングと重なる部分が多い。

C. 認知行動療法

近年、日本においても認知行動療法への関心が高まっている。認知行動療法は、1980年代後半から大きく発展し、現在世界的に最も広く容認・信頼されている心理療法である（Rachman, 1996）。

認知行動療法のもととなる心理療法は行動療法と認知療法であり、行動療法と、認知への介入として認知療法や論理情動行動療法などとの組み合わせによる、科学性を重視した心理療法が認知行動療法であるといえる。そこで本節では、認知行動療法のもとである行動療法と認知への介入の代表として認知療法、続いて認知行動療法について概観する。その他に、EMDRや動作療法についても触れる。

[1] 行動療法

行動療法は、学習理論（行動理論）に基づいて行われる臨床的介入の総称である。学習理論は行動療法を理解する上で重要となる。学習理論については、**第8章**「学習・行動心理学」に詳しいので、参照して欲しい。

(1) 行動療法の基本的な考え方

行動療法における学習を説明する理論が学習理論である。行動療法という用語を最初に用いたのはスキナーら（1953）であり、1950年代にウォルピやアイゼンクの貢献によって初期の行動療法は大きく発展した。行動

実現傾向
actualizing tendency
自らよりよい状態に向かう傾向を、本来人間は持っているという考え方。

行動療法

認知療法

EMDR

動作療法

学習理論

スキナー
Skinner, Burrhus Frederic
1904 〜 1990

ウォルピ
Wolpe, Joseph
1915 〜 1998

アイゼンク
Eysenck, Hans Jurgen
1916 〜 1997

療法では人間の問題を「行動」として捉え、日常経験している行動はそれが適切なものであれ不適切なものであれ、ある特定の条件下で繰り返し学習された行動パターンであると考える。たとえ望ましくない行動であっても、その人にとって何らかの役割を果たしている（意味がある）からこそ、それは行動パターン（癖）として維持されているのである。

行動療法ではその行動の意味を分析する。ここでいう意味の分析とは、その行動が生じている場面において、その行動がその人に対してどのような役割を果たしているのかという分析であり、機能分析と呼ばれる。不適応的な行動の場合、そこには悪循環が存在するため、問題となる行動パターン（ターゲット行動）と環境との相互作用を分析する。この機能分析に利用されるものが、三項随伴性や条件づけである。条件づけは介入技法の基礎理論でもあり、**第8章**に詳しく説明されているため、ここでは簡単に述べる。

①三項随伴性：随伴性とは、ある事象と別の事象の関係を説明したものであり、**図11-2**のように示される。つまり行動パターンを説明するものである。ここで、先行する手がかり刺激や結果・効果は、観察可能なものばかりではなく、衝動や生理的な変化などの内的な変化も含まれる。

図11-2　三項随伴性

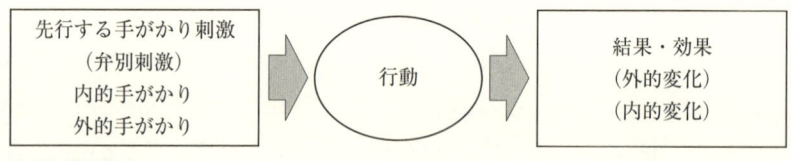

出典）筆者作成

②レスポンデント（受動的）条件づけ（古典的条件づけ）：レスポンデント条件づけとは、ある反応にとって無関係な刺激を、その反応の無条件刺激（生得的に反応を引き起こす刺激）に先行させて対提示すると、無関係だった刺激と反応が連合することである。レスポンデント条件づけによって獲得された行動は、恐怖や不安といった情動反応が多い。

③オペラント（操作的）条件づけ（道具的条件づけ）：オペラント条件づけとは、自発的行動（意志によって統制されうる行動）が生起した後の環境の変化に応じて、その後の行動の生起率に変化が生じることである。つまり、何らかの自発的行動をとった結果、よい結果（正の強化）が起こればその行動の生起頻度は増えるが、悪い結果（罰）が起これば生起頻度は減少する。

機能分析で理解された行動パターンを変化させるために、行動療法のさ

まざまな技法が用いられる。この変化には、望ましくない行動の減少、あるいは同じような機能を持つ望ましい行動の増加が挙げられる。

(2) 行動療法のさまざまな技法

情動反応を主因とした問題に対しては、レスポンデント条件づけに基づく技法を用いることが多い。その技法として代表的なものは、不安を誘発する条件刺激と、漸進的筋弛緩法や自律訓練法などによって作り出されるリラクセーション反応を拮抗させ、条件反応を消去させていく系統的脱感作法や、不安を喚起する体験にさらし、恐怖を経験しても時間がたつにつれて次第に不安が減少することを学習させるエクスポージャー、嫌悪的な事態を用いて行動の頻度を減少させる嫌悪療法などがある。

オペラント条件づけに基づく技法は、代表的なものとして、望ましい行動がみられた直後に正の強化子を与えることによって、その頻度を増加させる行動強化法、不適応行動の強化子になっているものを取り除くことによって、その行動の消去を目指す行動消去法などがある。これらの技法は、不登校や心身症の改善、知的障害児や統合失調症患者の社会的技能の向上などさまざまな症状や問題行動に適用されている。

その他にも、社会的学習理論に基づいたモデリング技法などが挙げられる。モデリング技法は単独で用いられるばかりではなく、むしろ他の技法と併用して行われることが多く、そのほうがより効果があるとされている。

(3) 行動療法の実際 (系統的脱感作法を用いた事例)

Aさんは30代の主婦である。数年前のある日、家で掃除をしていたところ急に心臓がドキドキして苦しくなった。しばらくして治まったので気にしないでいたが、最近スーパーに出かけたときに心臓がドキドキして苦しくなり、怖くなって自宅に帰った。その後も何回か外出時に心臓がドキドキすることがあった。また心臓がドキドキして苦しくなるのではないかと不安になり、外出を控えるようになった。朝のゴミ出しでも不安を感じるため、生活上に問題を感じている。

この問題は、「外出（条件刺激）」における「心臓のドキドキ（条件反応）」として理解できる。また、心臓のドキドキは不安反応の一側面と考えられる。そこで系統的脱感作法を用いた。初めに、自律訓練法を用いたリラクセーションの習得と並行して、不安階層表を作成した。そして、不安の低い順からその場面を十分にイメージした後、リラクセーション状態を作り出した。このことにより、外出と不安の結合が弱まり、外出とリラックスという新たな結合が条件づけられたのである。不安が低下したら次の場面に移ることを繰り返し、すべての場面の不安の低下を経験した。その結果、Aさんは外出時に過度の不安を感じることがなくなり終結とな

漸進的筋弛緩法
自ら筋肉の緊張を緩めることで、精神的なリラックス状態を作り出す技法。

自律訓練法
精神科医シュルツ, J. H. によって考案された心身弛緩法。身体感覚に受動的注意集中することにより、自然に弛緩状態に入っていく。

系統的脱感作法

エクスポージャー

嫌悪療法

強化子
行動が増加し安定性を持つことが強化であり、その原因が強化子である。

不適応行動

社会的学習理論
バンデューラ, A. が提唱した理論。

モデリング技法
治療者がクライエントに望ましい行動を示し、クライエントがそれを観察することや観察した行動を実行することによって、行動変容を目指すものである。

不安階層表
それぞれの場面で生じる不安を点数化し、不安を感じる場面を不安の強さ順に並べた表。

った。

［2］認知療法

認知療法とは、人間の認知過程に焦点をあて、その歪みを修正することによって問題解決を図る治療技法の総称である。狭義の認知療法は、ベックが 1960 年代初めに提唱した心理療法であり、現実志向的で構造化された、うつ病のための短期療法として発展した。その後、うつ病だけではなく、さまざまな対象や症状に適用範囲を拡大している。

(1) 理論的背景

認知療法は、個人の感じ方や行動の仕方は、その個人の出来事の評価、つまり主観によって決定される、という考えに基づいている。簡単にいえば、認知療法では、人の感じ方は、その人が状況をどのように考え、どのように評価するかということと結びついていて、状況そのものが人の感じ方を左右するのではない、と考える。つまり、人の感情的な反応は、その人の状況理解を介して生じると考えるのである。

ベックは、うつ病と診断された人と、うつ病以外の人の思考プロセスを比較し、うつ病の患者には特有の非論理的で非現実的な思考パターンがみられることを示した。これらは、認知の歪みといわれる。そして、これらの観察から、うつ病の感情障害はこのような思考の障害ゆえに生じるのではないかという仮説を立て、研究を重ね、うつ病の認知モデルを発表した。その後、抑うつ、不安・恐怖、強迫、ヒステリーといったさまざまな感情障害に対して、認知療法の視点と治療の発想を示している。

人は自分の状況を常に主観的に判断しているが、この作業は半ば自動的であり、通常は適応的に行われている。しかし、感情障害などの場合には、この作業が必ずしも適応的に行われるとは限らない。認知療法では、個人の認知（思考パターン）が行動異常（感情障害など）と密接に関連しており、歪んだ認知の修正が行動異常には必要であるとしている（坂野，1995）。

(2) 認知の特徴

これまでに述べた通り、認知療法では思考パターン（認知の歪み）が重要視される。そこには、いくつかの思考の種類と特徴がある。

認知療法では、ある状況下で頭に浮かんでくる考えを「自動思考」と呼ぶ。これは自然に浮かんでくる思考であり、普通はその存在すら意識されないものである。そして、その人なりの思い込みや仮定、個人的なルール、構えなどを「媒介信念（ばいかいしんねん）」という。これは「ねばならない」思考に代表され、しばしば「～すべきである」といった言葉で表現される。つまり、

認知の歪み

自動思考

媒介信念

過剰で柔軟性のない媒介信念が多い人は、否定的な自動思考を想起しやすい（鈴木・神村, 2005）。また、個人の持つ一貫した認知の構えを「中核信念（スキーマ）」という。これは媒介信念のさらに上位に位置しており、自分に対して固定的で絶対的である。これらの関係性を図示すると図11-3のように表される。

中核信念（スキーマ）

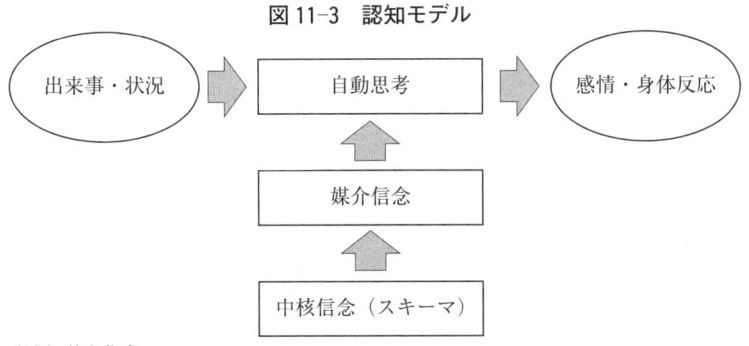

図 11-3　認知モデル

出典）筆者作成

　さらに、感情障害を示す人に特徴的な思考パターン（認知の歪み）として挙げられるのが、①破局的推論：現実的な可能性を検討せずに否定的な予測をする、②読心的推論：他者が考えていることを、自分はわかっていると思い込むこと、③個人化の推論：出来事の結果を自分のせいだと思い込むこと、④過度の一般化：ある特定の出来事だけ取り上げて、それをすべてであると考えること、⑤トンネル視：出来事の否定的な側面だけみること、⑥ラベリング：自己や他者に否定的なレッテルを貼ること、⑦絶対的で二者択一的な思考：「一かゼロか」「よいか悪いか」というような二分法的な思考、⑧ダブルスタンダード：自分にだけ他者と異なる厳しい評価基準を持つこと、⑨「ねばならない」思考：自己や他者に対して常に高い水準の成果を要求すること、である。

(3) 認知療法の基本的な考え方

　これまで述べた、繰り返し想起される特定の思考は、クライエントのこれまでの生活歴の中で強固に習慣化しており、単にアドバイスをするだけで変容できるものではない。強固に習慣化されたクライエントの思考を変化させる唯一の方法は、①クライエント自身が自らの思考パターンに気づき、②それらの思考が自分の問題や感情に影響を及ぼしていることを理解し、③思考の妥当性を現実的に再検討しながら、新しい考え方や取り組みを模索していくとともに、④その考えや取り組みを生活の中で積極的に活用しながら、その有効性を確認していくことである（井上, 1997）。

なお、認知療法において思考を変化させるということは、単純に否定的な思考を肯定的に変化させることではなく、新しい考え方をとり入れる、つまり「思考の柔軟性を高める」ことに主眼がおかれる。

(4) 認知療法の実際

Bさんは20代女性である。会社員をしていたが、体調不良が続いた後、どうしても会社に行くことができなくなり退社した。その後再就職したが、同じように会社に行くことができなくなった。起きるのは夕方で、早く寝ようと思ってもなかなか寝られず、明け方になってやっと眠れる。「死にたい」「生きていても仕方がない」と思い、つらい毎日を過ごしている。

Bさんには、これまで述べてきたような思考パターンの特徴や、その思考がどのように感情や問題に影響を与えているかについて心理教育を行い、認知療法へと導いた。まずは、思考記録表を用いたセルフ・モニタリングを行ってもらった。初めの記録は思考と感情が入り混じったものであったため、思考と感情を分けて整理する作業を行い、ワークシートを用いて練習を重ねた。それをもとにBさんに特徴的な自動思考をみつけ、それが感情とどのように関連しているか、その関係について理解が進むような話し合いをした。そして、Bさんの自動思考の根拠について考え、同時に自動思考の反証を考えた。その後、自動思考の根拠と反証をもとに、より適応的な考え方、新しい考え方をみつけ、Bさんは新しい考え方を実際の生活の中で試すことを繰り返した。その後、Bさんは「死にたい」「生きていても仕方がない」とつらくなることはなくなり、生活パターンも改善された。

[3] 認知行動療法

認知行動療法が行動療法と認知療法の組み合わせであることは先に述べたが、認知行動療法は認知療法を取り入れた行動療法が発展した形態であるといえる。つまり、認知行動療法は、人間の不適応行動についてラディカルな行動論モデルの不備を補うような形で、人の行動においては認知的な活動が介在するという事実を組み込んだ認知行動モデルによって個人の問題行動を記述し、治療技法を構成しようとして展開してきたのである（高山，1997）。

認知行動療法では、科学的根拠に基づく医療といった考え方に基づき、治療法の効果を実証するために無作為統制試験が行われ、その効果が認められている治療プログラムも数多い。日本でも2010（平成22）年4月に診療報酬が改定され、うつ病に対する認知療法・認知行動療法が保険点数

心理教育
心理教育とは①個人の精神・心理状態についての心理学的知識の獲得、②治療、プログラムの目的、介入の焦点、理論的オリエンテーションの理解を目的として行われるものである。

思考記録表
認知療法で一般的に用いられる記録表で、状況・考え・思考などを記録するもの。

セルフ・モニタリング
問題となる行動・認知・感情などを自分自身で観察し、それを記録し、評価すること。

科学的根拠に基づく医療
evidence-based medicine
一人ひとりの臨床判断にあたって、現今最良の証拠を、一貫性を持った、明示的かつ妥当性のある用い方をすること。

無作為統制試験
RCT: Randomized Control Trial

化された。

（1） 認知行動療法の基本的な考え方

認知行動療法ではクライエントの抱える問題を、①人間関係や生活環境の中にあるさまざまな手がかりに問題がある場合（環境の問題）、②行動に問題がみられる場合（行動の問題）、③その時々の考え方や考え方のパターンに問題がある場合（認知の問題）、④感情・情緒面の問題（情緒の問題）、⑤身体的症状に問題がみられる場合（身体の問題）、⑥生活活力や興味、関心、動機づけの問題がみられる場合（動機づけの問題）、といった観点から構造化して理解し、そのようにして理解されたクライエントの訴えを治療の標的として明確化する（坂野，2002）。そして、さまざまな問題のうち、解決しやすい問題から変えていこうとアプローチする。

（2） 認知行動療法のさまざまな技法とプログラム

認知行動療法に含まれる技法は多種多様であるが、代表的な技法は、社会的スキル訓練、リラクセーション、エクスポージャー、行動リハーサル、イメージトレーニング、セルフ・モニタリング、といった行動的技法と、認知再体制化、自己教示訓練、思考中断法、気晴らし法といった認知的技法が挙げられる。

しかし、認知行動療法とは1つの技法ではなく、さまざまな技法を組み合わせたパッケージプログラムであるといえる。上述した技法を組み合わせて用いるため、パッケージプログラムも問題に合わせて多種多様なものが存在する。それぞれのモデルや治療理論、治療技法によって、変容させる目標や、志向性に違いはあるものの、認知行動療法の多くは、行動と認知の両面からアプローチすることでは一致している。近年ではマインドフルネスやアクセプタンス＆コミットメントセラピーなど新次元の認知行動療法も広まってきている。

（3） 認知行動療法のセラピスト―クライエント関係

認知行動療法では、セラピストとクライエントはパートナーである。つまり、お互いに協力しながら問題を解決していくのである。そのためには、クライエントとの信頼関係が重要となる。また、認知行動療法における最終的な目標は、セルフコントロールであることから、セラピーの主体者はクライエントであり、セラピストはその協力者あるいは援助者である。また、クライエントが新しい思考や行動を獲得していく過程では、よきモデルとなることも重要である。そして、新しい思考や行動を獲得していくクライエントを励まし賞賛する強化者であることも求められる。

（4） 認知行動療法の実際

Cさんは50代男性である。会社の異動で部署が変わった頃から、朝お

腹を下すことが多くなった。そして、お腹を下すのではないかと不安に思い急行電車に乗れなくなってしまった。

Ｃさんの話を聞いたところ、新しい上司とそりが合わず、自分を否定されていると考えてしまうことがわかった。そこで、急行電車への不安に対して系統的脱感作法を用いると同時に、上司との関係で浮かぶ否定的な思考を取り上げ、認知療法を行った。Ｃさんは自分の考えと感情の関係を理解し、上司との関係を見直すことができたようである。また急行電車への不安もなくなり、「今後同じようなことが起こっても、自分でどうにかできそうな気がします」と言えるまでになった。

［4］動作療法

動作療法あるいは臨床動作法は、日本独自の技法である。その原点は、脳性マヒの子どもの肢体不自由を改善するための動作訓練にある。脳性マヒでは、自分で思うように自分の身体を動かせないということが問題であり、意図通りの身体運動をするための努力の仕方が身につくような援助・指導が必要となる。これが動作訓練と呼ばれるものであり、この訓練の成果が広く認められ、専門の施設や養護学校などで広く用いられている。その後、同様の方法で、自閉症や多動の子どもを落ち着かせ、コミュニケーションをとりやすくすることがわかり、特殊教育関係の学校や施設で、実際に適用されている（成瀬, 1992）。

一方、カウンセリングにおいて身体に注意して動作努力を体験することで、自分を見つめ自己を語りやすくなるという事実が報告され始めた。そこで、動作法そのものが心理療法として成り立つのではないかとして、動作法の研究が臨床的にも理論的にも注目を集めてきた。動作法は、身体の持ち主である主体者としての自己を取り扱うアプローチである。そしてその活動は、身体運動として、客観的に扱うことができる。動作法では、具体的なあるパターンの身体運動をする体験を通して、運動の主体者である心に働きかけ、自己の活動に変化を促すことができるのである。

［5］EMDR

EMDRとは、Eye Movement Desensitization and Reprocessing、つまり眼球運動による脱感作と再処理法である。この技法は、公園を歩いていたシャピロが1987年にまったくの偶然から開発したものである。EMDRはこれまで外傷体験の治療を中心に研究・臨床が行われてきたが、その対象は広がりつつある。

EMDRはそれ自体が独自の理論的背景を持っているわけではないが、

シャピロ（1995）は、幼少時の記憶を重要視する点で精神力動モデルと、現在の不適応的な反応や行動への着目を重要視する点では行動理論と一致するとしている。しかし、EMDR の治療メカニズムは明らかとはいえない。

　EMDR の治療は 8 段階からなっている。第 1 段階は、クライエントの生育歴・病歴を聞き、その上で治療計画を立てる。ここでは、クライエントの安全要因を評価し、EMDR の対象となるかどうかが確認される。第 2 段階は準備段階であり、EMDR の理論を説明し、クライエントに治療効果に対しての期待を持たせる。第 3 段階は評価の段階であり、ターゲットを設定し、アセスメントを行う。第 4 段階では、眼球運動を繰り返し何セットも行う。第 5 段階は植え付けの段階であり、もともと持っていた否定的な認知に変わるものとして設定された肯定的認知を植えつけて増強することに主眼が置かれる。第 6 段階では、クライエントはターゲットと肯定的認知の両方をイメージしながら、ボディスキャンを行う。第 7 段階は終了であり、クライエントが安定した状態に戻るようにする。第 8 段階は再評価と位置づけられており、治療効果が維持されているかを判断する。

ボディスキャン
身体感覚を観察すること。

D. ブリーフ・サイコセラピーとナラティブ・セラピー

［1］時間制限療法・短期精神療法

　これまでの心理療法は、面接回数などに制限をつけず、長期間にわたって援助を行うことが普通であった。しかし、①相談者にとって経済的、時間的負担が大きい、②心理援助が求められる領域が拡大した、などの理由から、最近では、短期間でより効率的な心理療法が求められるようになった。たとえば、災害などの被害者への危機介入や、スクールカウンセリング、それに発達健診での相談などでは数回、場合によっては 1 回限りの心理療法が求められることも少なくない。

　このため、面接回数を初めから 10 回程度に限定した心理療法や、タルモンのシングル・セッション・セラピーのような 1 回きりの心理療法などが注目され、さまざまな心理援助の領域で用いられるようになり、その効果が蓄積されてきている。

タルモン
Talmon, Moshe
1950 ～

　これらの心理療法は、その治療回数が限定されているところから、時間制限療法と呼ばれている。時間制限療法では、①援助回数の制限のほか、②援助目標の明確化、③過去よりも現在から未来の重視、④援助者の積極性と指示の重要性、⑤早期の見立てと柔軟な介入、⑥援助関係の早期形成などが特徴として挙げられる。

わが国に時間制限療法が導入された当初は、それまで長期で行われていた精神分析的な援助を、援助回数を制限した中で行う方法という意味で、短期精神療法や簡易精神療法として紹介されることが多かった。しかし、「簡易」や「短期」という表現が、軽度の事例しか扱えないという誤解を生んだことや、精神分析的な介入以外の治療技法も積極的に用いることから、最近では時間制限療法の特徴を有する心理療法を総称してブリーフ・サイコセラピーと呼ぶ。

また、エリクソンの技法や理論をもとに、短期間で問題の解決を図る心理療法の流れも、ブリーフ・セラピー（短期療法）として近年注目されている。ブリーフ・セラピーも「過去より現在や未来の重視」「援助者の積極性と指示の重要性」や「早期の見立てと柔軟な対応」など、時間制限療法と同じような特徴がみられる。

次に、福祉領域での面接にも応用できる、ブリーフ・セラピーの中でも特に解決に焦点を当てた援助方法と、ナラティブ・セラピーについてみていくことにする。

［2］解決志向の心理療法

解決志向の心理療法は、ソリューション・フォーカスト・アプローチと呼ばれる。1980 年代に米国の Brief Family Therapy Center において、ドゥ・シェイザーとバーグを中心に開発された。現代催眠法のエリクソンの流れをくみ、短期療法の中に位置づけられる面接法である。

解決志向の「解決」とは、「問題の解決」ではなく、「解決を構築」するという意味である。つまり人との相互作用の中で、問題が「ことば」によって構築されたのであれば、解決も「ことば」によって構築されると考える。これは、「人は単に物理的な環境の中で生活しているのではなく、ことばによって構成された意味の世界で暮らしている」という、社会構成主義の立場を基本としている。

ここでは、問題と解決がまったく関係していなくてよい。解決は問題とは別に構築されるとするのである。つまり「問題と原因」という直線的因果論をもとにした、原因を取り除けば問題は解決するという、これまで考えられてきた発想を持たない。そして、人は常に解決のための変化と、解決を構築するための資源（リソース）を持っていることを前提とする。

また、変化は絶えず起きており、小さな変化は大きな変化につながると考える。よって援助者は相談者の小さな変化に焦点を当てることが求められる。そして、援助者は相談者の変化を支持し、相談者自身の持つリソースをともに見出しながら、相談者自身が解決を構築するのを手助けするた

めの「質問」を行う。この質問の形式をソリューション・トークと呼ぶ。

[3] ソリューション・トーク

解決を構成するための有効な質問としては、以下のものが代表的である。

(1) コーピング・クエスチョン（サバイバル・クエスチョン）

「そんなに大変な状況で、どうやって今日までがんばってこられたのですか？」といった質問で、すでに相談者が大変な状況で行ってきた対処行動（コーピング）を聞き出す。

どんなに辛く苦しい状況でも、人はその人なりの対応をしている。だからこそ、なんとか毎日を乗り越えているのであるが、問題に囚われている相談者は、そのなんとか乗り越えていることに気づかないことの方が多い。コーピング・クエスチョンは、相談者がそれなりにやれていることや、そのための資源を見出していく質問方法である。

(2) 例外探しの質問

「少しでもましだったのは、いつでしたか？」といった質問で例外を探す方法である。問題が山積する生活の中でも、問題を感じなかったり、その呪縛から抜け出せていた状態を尋ねる。つまり、例外を見出すことで、解決を構築するためのリソースの発見につなげていく。

(3) ミラクル・クエスチョン

「あなたが眠っている間に奇跡が起きたとしたら、目が覚めたときどのようなことから問題が解決したことに気づきますか？」というのがミラクル・クエスチョンである。コーピング・クエスチョンや例外探しの質問をしても、なかなか答えられない相談者に対して有効な質問である。

(4) スケーリング・クエスチョン

これも、ミラクル・クエスチョンと同様に、なかなかコーピングや例外を見出せない相談者に用いられる。また、解決像をイメージしてもらうときにも有効な質問であり、問題から解決までの物差し（スケール）を相談者にイメージしてもらう方法である。

たとえば「その問題で最悪な状態が0点、問題が全く気にならなくなった状態が10点だとすると、現在の状態は何点でしょうか？」という質問をする。相談者が「4点くらい」と答えた場合、「どうやって0点から4点まで上げたのですか？」と問いかけ、コーピングや例外をより具体的にイメージしてもらうことが可能となる。さらに、「点数が6点になっているときは、今と違ってどんなことをしているでしょうか？」と将来の状況を尋ねれば、解決像のイメージ化が促進される。

ソリューション・トーク
solution talk

コーピング・クエスチョン（サバイバル・クエスチョン）

コーピング

例外探しの質問

ミラクル・クエスチョン

スケーリング・クエスチョン

［4］ 援助・介入

　もちろん、解決志向の心理療法だからといって、面接の最初からソリューション・トークを始めるわけではない。相談者は面接場面に問題と解決をともに背負って現れるのであるが、問題には意識を向けていても解決には気づいていない。このため、相談者はまず問題のみを訴える。この段階で、十分にその問題を傾聴することは、他の心理療法と同様である。

　しかし、相談者が「つらいのです」と述べたときに、援助者が「つらいのですね」と繰り返してしまうと、そのつらい状態に相談者がいるのだということをより強く構築してしまう可能性があるため、解決志向心理療法ではこのような返し方はしない。相談者の語る問題を聞きながら、あくまでもそこに解決の資源が散りばめられていないか、あるいは資源に相談者が気づくためには、どのような質問をどのタイミングで発するかを考えながら問題を聞いていくことが重要である。

　そして、ソリューション・トークに移ると、コーピングや例外などが具体的な行動として相談者から語られるまで質問を続ける。その中で登場した具体的行動の中から、相談者がよいと思っているものを、「それ、いいですね。もっとやってみましょう」というように提案する。これを、"do more" 課題と呼ぶ。

　反対に「何をやってもうまくいかない」としか相談者が答えない場合には、「それでは、何か違ったことをやってみましょう」と提案する。これを、"do something different" 課題と呼ぶ。

　ここには、解決志向の心理療法の中心哲学である、

①うまくいっているなら変えようとするな

②もし一度うまくいったことなら、またそれをせよ

③もしうまくいかないのならば、何でもいいから違うことをせよ

　という考え方が反映されている。

［5］ ナラティブ・セラピー

　解決志向の心理療法の他に、社会構成主義の立場にたつ援助として、近年ナラティブ・アプローチによるセラピーが、家族療法の分野で注目されている。ナラティブとは「物語」であり、人それぞれの「語り（ストーリー）」の意味を持つ。悩みをもつ相談者は「悩みを語り」、その悩みのストーリーの世界に生きており、そのストーリーに支配されている。

　この相談者の悩みに支配されたストーリーを、ドミナント・ストーリーと呼ぶ。面接の中でドミナント・ストーリーに囚われていた相談者が、自ら未だ語っていなかった物語（オルタナティブ・ストーリー）を語るよう

になることで、悩みに囚われない新たな世界が開かれることになると考える。

　オルタナティブ・ストーリーを相談者が語りやすくするために、ホワイトやエプストンは「外在化」を用いている。外在化とは、問題を相談者自身と切り離し、相談者の外に出すことである。ドミナント・ストーリーを語る相談者は、問題の原因を「自分のせいだ」というように内在化していることが多く、問題＝自分という物語を強固に作り上げている。外在化は問題を相談者の外に出すことで、相談者が自らを責めずに済むようにすることである。しかし、問題の原因だけを外在化したのでは、「悪いのは社会だ」とか「学校が原因だ」ということで終わってしまい、新たな物語の展開につながらない。そこで、問題の原因を外在化するのではなく、問題そのものを外在化してしまうことが重要となる。

　外在化の進め方として、「影響相対化質問法」がある。その手順は、
①外在化した問題に名前をつけ、問題をより相対化・対象化する
②その名づけられた問題からの相談者への影響を明らかにする
③その問題からの家族などの他の人びとへの影響をも考えることで、問題の影響が複数あることを明確にする

　次の段階では、このようにして外在化された問題への相談者の影響を明らかにする。つまり、問題の継続に相談者がいかに加担してきたかを明らかにし、同時に、その問題に振り回されずに済んだことや、反対にその問題に立ち向かうことができたときのことも探る。これをナラティブ・セラピーでは「ユニークな結果」と呼ぶ。これがなぜ起きたのか、それは何を意味しているかについて考えを膨らませることで、問題に振り回されない新たなオルタナティブ・ストーリーが展開されると考える。

　一方、グーリシャンとアンダーソンは、無知の姿勢を援助者がとり続けることで、相談者の新たな物語が展開され、問題は「解決」されるのではなく「解消」されると言う。この無知の姿勢は技術論や技法ではない。相談者が話すことをもっと知りたい、という援助者の姿勢である。援助者は専門家としての知識は持ってはいるが、相談者のことについては何も知らないのだという態度である。

　これまで専門家としての援助者は、専門知識を用いて、相談者より一段上（ワンナップポジション）から助言・介入を行っていた。ナラティブ・セラピーでは反対に、相談者より一段下がって、相談者の物語を教えてもらう。援助者には、常にワンダウンポジションに立ち続けることが求められる。このワンダウンポジションに立ち続け、無知の姿勢をとり続けることこそが、専門性であると考えるのである。

ホワイト
White, Michael
1948 ～ 2008

エプストン
Epston, David
1944 ～

ユニークな結果

グーリシャン
Goolishian, Harold A.
1924 ～ 1991

アンダーソン
Anderson, Harlene
1942 ～

無知
not-knowing

ワンナップポジション

ワンダウンポジション

そして、相談者が「わかってもらえた」と感じたときに、未だ語られなかった物語を語り始める余裕を持つ。そこに新たなストーリーが展開され、問題が解消すると考える。

ナラティブ・アプローチは、家族療法のみならず医療、看護、福祉といった対人ケアの分野で、今後ますます活用されていくと思われる。

E. 交流分析

バーン
Berne, Eric
1910 ～ 1970
アメリカの精神科医。初め精神分析を学び多くの影響を受けたが、1957年に独自の理論であるTA（交流分析）を発表。『人生ゲーム入門』（1964）。

交流分析（TA：Transactional Analysis）は、米国の精神科医バーンが考案した理論および心理療法である。これまでの対処や対人関係のパターンではものごとがうまくいかないことに気づいたとき、それを続けるかわりによりうまく働く他の新しいものを手に入れる必要がある。その方法を提供するのがTAである。以下に、TAの概念の中で重要な4つの柱について述べる。

[1] 自我状態モデルを用いた分析

自分はどんな人間か、自分の中で何が起こっているのか、「今、ここで」の自分の状態を理解する方法が、自我状態モデルを用いた分析である。人は誰でも「親（P)」・「成人（A)」・「子ども（C)」の3つの自分（自我状態）を持っている。子どものときと同じように感じ、考え、行動しているときは、「子ども」の自我状態にある。「子ども」の自我状態は、両親が課す規則や期待に沿おうとする「適応した子ども（Adapted Child)」と、自分が望むように行動する「自由な子ども（Free Child)」

適応した子ども
（Adapted Child)

の2つに分けられる。両親または親的役割の人から取り入れた感じ方、考え方、振る舞い方をしているときは、「親」の自我状態にある。「親」の自我状態は、「……しなさい」、「……してはいけない」、「それはよくない」等、命令や制限、非難などをした親と同じ役割をとる「支配的な親（Controlling Parent)」と、面倒をみたり世話をしてくれたりした親と同じ役割をとる「養育的な親（Nurturing Parent)」の2つに分けられる。そして周囲に起こる出来事に対して、大人になった自分として情報や自分の能力などの適切な資源すべてを使って感じ、考え、行動しているときには「成人（Adult)」の自我状態にある。自我状態モデルを用いた分析には、自分の中に何があるのか、自分は心理的にどのように構成されているのかを理解する構造分析と、それをいかに使っているか、行動にどのように表しているかを理解する機能分析がある（**図11-4**)。

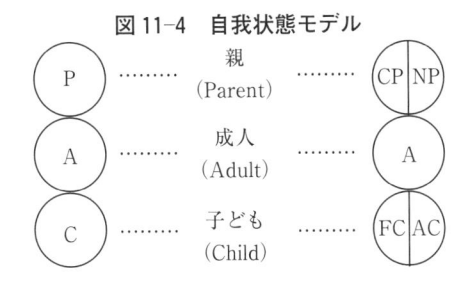

図 11-4　自我状態モデル

［2］交流（やりとり）の分析

　誰かとコミュニケーションをとるとき、交わされる言葉や態度、行動などはどうなっているのか、自我状態モデルを用いて2人の人間の間に起こっている交流（やりとり）の流れを理解する方法が、交流の分析である。交流には、「相補」、「交叉」、「裏面」の3つがある（**図11-5**）。

　相補的交流にあるときは、コミュニケーションはお互いの期待通りに行われ、交流が相補である限りいつまでも続く可能性がある。2人の間のやりとりを図に表すと矢印（ベクトル）は平行する。

相補的交流

　交叉的交流にあるときは、コミュニケーションはある反応を期待して始まるのだが、予想外の反応が返ってきたことによって中断され、裏切られたような感情を伴う。2人の間のやりとりを図に表すと矢印は交叉する。コミュニケーションが長く続くことが好ましくない場合には、交叉的交流を用いて中断させることも有効である。

交叉的交流

　裏面的交流にあるときは、2つのメッセージが同時に伝達されている。一見社会的に認められるような、表面的な、社交のレベルでのメッセージ

裏面的交流

図 11-5　交流分析の3つのパターン

A「授業をサボろうよ」

B「うん、サボろう」

A「風邪をひいたんじゃないの
　暖かくして早く寝なさい」

B「平熱だよ。大丈夫」

A「今、何時？」
B「11時55分だよ」
⋯⋯⋯⋯⋯⋯⋯⋯⋯⋯⋯⋯⋯⋯⋯
A「あとどの位で昼飯の時間？」
B「5分だよ」

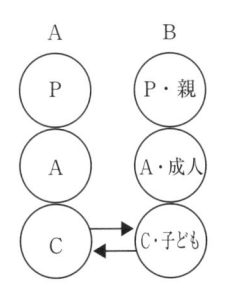

相補的交流

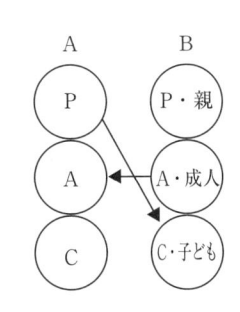

交叉的交流

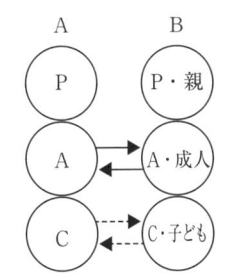

裏面的交流

出典）越川，1991.

と一緒に、それとは別の、隠された、心理的レベルでのメッセージが送られているのである。コミュニケーションがこのような2つのレベルで行われるとき、その結果起きてくることは、隠された秘密のメッセージによるところが大きい。したがって、行動を理解する際には、心理的レベルに注意を払うことが重要である。2人の間のやりとりを図に表すと矢印は実線と点線になる。

[3] ゲーム分析

「どうしてまたあんなことになってしまったんだろう」、「この人は違うと思ったのに」というように、ある人との間でいつもお互い最後にはいやな気持ちになり、しかもこのようなやりとりを繰り返すことがある。そのようなパターンを理解する方法がゲーム分析である。ゲームとは繰り返し行われる一連の交流であり、予期しないことが起こったという居心地の悪さや混乱を感じる、最後に不快感情や非生産的な結果を伴って終わる、ゲームをしていることに気づかずに行われるなどの特徴がある。援助者とクライエントの間で行われやすいのは、「こうしてみたら？」と「はい、でも」のゲームである。援助者は次々に援助のための提案をするが、クライエントは「そうなんですけど、でも……」とその度にそれが役に立たない証拠を挙げていく。援助者は自分を無能に感じ、クライエントは役に立たない援助者に苛立ち、最後には両者が不快な感じを持って終わる。

自分が繰り返しやすいゲームのパターンを理解し、気づくことでゲームはやめることができる。たとえば、ゲームが始まった最初の段階で気づき、それ以上ゲームが進行しない方法をとることや、ゲームに入ってしまった後に気づいた場合には、「また同じことになってしまった」というような不快感ではなく、「また同じことになろうとしていたことに自分は気づいた！」というように、気づいたことに対して快い感じを持つことなどがある。

[4] 脚本分析

ある人がなぜそのような行動をとるのかについて理解する方法が脚本分析である。TA理論によれば、誰もが自分の人生物語の大半を7歳頃までに書き上げる。子どもの頃の経験や両親から受けた影響に基づいて人生計画を決めているのである。たいていは子ども時代に自分の人生についての脚本を書いたことにすら気づいていないが、大人になってからも自分が書いた脚本の筋書き通りに生きている可能性がある。

脚本は主に勝つ・負ける・勝てない（平凡）の3つに分類される。勝者

の脚本は自分が設定した目標を達成し、世の中をよりよい場所にするものをいう。敗者の脚本は自分が設定した目標を達成しないものをいう。ここでいう"勝者""敗者"とは単なる物理的な成功ではなく、自分の目標達成に伴う快感情の程度によっている。勝てない脚本は大きな損失もない代わりに大きな勝利もない、危険を冒さないものをいう。実際には、頭脳にかけては勝者だが、運動能力に関しては敗者、対人関係においては勝てない者、といったように3つが混在する脚本がほとんどである。また、脚本は一見すると苦痛に満ちた行動をとる人を理解する際に重要になる。たとえば先述のゲームのような不快を伴うやりとりについても、脚本の概念は示唆を与える。

　重要なのは、いかなる脚本でも変えることができると認識することである。自分の脚本に気づき、より望ましい脚本に書き変えて生きることは可能である。脚本を積極的に変えていく方法に、再決断療法がある。

[5] TA の目的と適用

　TA は、人は誰でも OK な存在であること（私は自分を自分として、あなたをあなたとして受け入れる）、誰もが考える力を持つこと、自分の生き方は自分が決め（決めさせられるのではなく）、その決定は変えることができることを前提とする。そして、自分自身に気づくこと、感じ・考え方や行動を自分で選択すること、他人と互いに自分の気持ちや欲するものを自由に表現することを重視し、その人が持つすべての資源を活用して問題解決すること、生きていくことを目指している。理論は日常的な言葉で組み立てられており、実生活に役立てやすいが、自己に関する気づきや体験が中心となるために重篤なパーソナリティ障害や精神病水準への適用は困難であるとされる。

F. 集団心理療法

[1] 集団心理療法とグループ・アプローチ

　複数のクライエントを対象に、集団（グループ）ならではの特性を活かして行われる心理治療の方法が、集団心理療法（集団精神療法）である。これは、「患者個々の治療的変化を目的として行われるフォーマルな集団活動」であり、「集団の心理的相互作用が治療的責任を負った治療者によって組織され、保護され、統制されたもの」と定義される（井上・小谷・杉山他, 1994）。

　その規模は、7～8名の小集団から1つの病棟の入院患者全員が参加す

集団心理療法
group psychotherapy
集団精神療法、グループサイコセラピー。

189

る大集団まで幅がある。また、対象、メンバーの固定性（オープンかクローズドか）・同質性、時間、頻度などもさまざまである。

　本章で紹介した精神分析、来談者中心療法、認知行動療法、交流分析など多くの心理療法が集団の形でも実践されている。たとえば集団認知行動療法は、近年うつ病や依存症の治療などに広く活用されている。

　集団心理療法以外にも、医療・福祉・教育などの分野ではさまざまなグループが行われている。治療ではなく人格的成長発達を目指すグループや自助グループ、サポートグループ等も含めて、グループ・アプローチと総称される。

　人格的成長や対人関係の改善を目的とするものでは、Ｔグループとエンカウンターグループがよく知られている。1940年代、レヴィンらの研究・実践から始まったＴグループは、グループ・ダイナミックスの理解や人間関係の技能・感受性の向上などを目的とし、対人援助職の教育・訓練に活用されている。

　エンカウンターグループは、ロジャーズが来談者中心療法から発展させた集中的グループ体験で、率直に感じたことを語り合い、他者と自己に出会うことを主眼としている。ロジャーズらによる自由な話し合いの形式（ベーシック・エンカウンターグループ）の他、課題（エクササイズ）を定めて行う構成的グループ・エンカウンターも開発されている。

［2］集団心理療法の始まり

　集団心理療法の歴史は、1905年に内科医のプラットが開いた結核患者学級にさかのぼる。これは、患者を集めて効率よく指導を行うための心理教育的なグループであったが、患者同士の交流から仲間意識が生まれ、情緒的な相互作用が治療効果を高めることが明らかになった。

　メンバー間の相互作用、集団としての力動を意図的に活用した本格的な集団心理療法は、モレノやスラブソンによって始められた。スラブソンは、精神分析的な考え方を集団心理療法に取り入れ、力動的集団心理療法の父といわれている。

［3］精神分析的集団心理療法

　精神分析的集団心理療法では、メンバーが自由連想的に思いついたことを話し、セラピストは中立的な態度でかかわり、メンバーの相互作用を促していく。グループに起こってくる現象は、無意識、転移、抵抗といった精神分析の概念で捉えられる。その目標は、「メンバー自らの精神力動理解を深めること、他者の精神力動理解を相互に協力して進めること、によ

自助グループ
self help group
同じ問題や障害などを持つ人が集まって相互支援、問題解決を図るグループ。

サポートグループ
同じ問題や障害などを持つ人を対象にしたグループで、専門職など当事者でないスタッフが活動を支援するもの。

グループ・アプローチ

Ｔグループ
Ｔは training、人間関係訓練・対人的感受性訓練を意味する。

エンカウンターグループ
encounter group
encounter は、出会いの意。

レヴィン
Lewin, Kurt
1890 ～ 1947

グループ・ダイナミックス
集団力動。メンバー間の関係・相互作用などの力学的特性とその研究領域。

プラット
Pratt, Joseph Hersey
1872 ～ 1956

スラブソン
Slavson, Samuel Richard
1890 ～ 1981

精神力動
心の中に働く力。力学的に相互作用する動機・感情など。

ってメンバー個々の治療目標である特定の行動変容やパーソナリティの再構成と成長を目指すこと」（井上，1999）である。

[4] 心理劇（サイコドラマ）

　心理劇（サイコドラマ）は、モレノが1910年代に始めた即興劇による集団心理療法である。身体を動かしたり話したりといったウォームアップの後、参加者が自発的・即興的にドラマを演じるアクションの段階に入る。自由に感情を表現し、固定した役割から離れて新たな行動をとることによって自発性や創造性が高まる。また、演じることを通して自己を表現し、気づきが得られる、体験の幅が広がるなどの効果も期待される。その後、それぞれの参加者が何を感じたかを分かち合うシェアリングが行われる。

　心理劇には、主役、監督、補助自我、観客、舞台の5つの要素がある。監督が主役の自発性を引き出してドラマを作り、補助自我は主役を助け、相手役を演じて重要な役割を担う。代表的な技法に、鏡（自分の役を他者が演じるのを見る）、役割交換（相手と役を交換する）、二重自我（主役の中のもう1人の自己を補助自我が演じる）などがある。

　心理劇には、主役の問題を明確化し、解決を図る古典的サイコドラマの他、演じることを楽しむオムニバス形式のドラマ、ソシオドラマ、プレイバック・シアターなど、目的・対象により多様な方法が考案されている。

　役割演技（ロールプレイング、ロールプレイ）という手法は、さまざまに活用されている。SST（社会生活技能訓練）では、対人スキルの練習に用いられる他、教育や研修でも、面接技術の習得、事例検討などに広く用いられている。

[5] 集団心理療法の効用

　集団心理療法は、一度に複数のクライエントを対象とするため，時間やコストの面で効率的、経済的という利点があるのに加え、治療において集団ならではの効用がある。

　集団心理療法に関する研究成果を総合してヤーロムが挙げた11の療法的因子は、よく知られている（**表11-3**）。グループの種類、発展段階、メンバーの特性などによって、主に働く因子は異なると考えられる。

　アメリカ集団精神療法学会のガイドラインでは、「凝集性」の因子が、グループの治療関係を特徴づけ、他の因子を促進するものとして特に重視されている（アメリカ集団精神療法学会、2014）。

モレノ
Moreno, Jacob Levy
1889 ～ 1974
心理劇の創始者であり、集団内の人間関係を測定・研究するソシオメトリーの考案でも知られる。

ソシオドラマ
社会問題をテーマにした心理劇。

プレイバック・シアター
フォックス, J. が考案した、語り手の体験を他の演者がドラマ化する形式。

SST:
Social Skills Training
社会生活技能訓練。認知行動療法に基づき対人スキルの向上を図る方法。

ヤーロム
Yalom, Irvin David
1931 ～

表11-3　集団心理療法の療法的因子

1. 希望をもたらすこと　Instillation of hope（他のメンバーを見てよくなるという希望を持つ）
2. 普遍性　　　Universality（自分1人の問題ではないと気づく）
3. 情報の伝達　Imparting of information　（情報や助言を得る）
4. 愛他主義　　Altruism　（人の役に立つことが自分の支えになる）
5. 初期家族関係の修正的な繰り返し　Corrective recapitulation of the primary family group　（家族の中で形成されたパターンを修正し、体験しなおす）
6. 社会適応技術（ソーシャルスキル）の発達　Development of socializing techniques（人とかかわる技術が向上する）
7. 模倣行動　Imitative behavior　（他のメンバーを手本にする）
8. 対人学習　Interpersonal learning　（人とかかわり、対人的相互作用から学ぶ）
9. グループの凝集性　Group cohesiveness　（グループとしてのまとまり、結びつき）
10. カタルシス　Catharsis　（強い感情を表現し、発散する）
11. 実存的因子　Existential factors　（自分の人生は自分で引き受けるしかないと認識する）

出典）Yalom, I. D. & Leszcz. M.（2005）・ヤーロム著／中久喜ほか監訳（2012）をもとに作成。

サリヴァン
Sullivan, Harry Stack
1892～1949

　サリヴァンの対人関係論の影響を受けたヤーロムは、対人学習の因子を強調している。成長過程で対人関係を通して形成された傾向は、グループでの行動に現れる。たとえば、周囲の人に警戒心の強い人は、グループでもその行動パターンを現すであろう。つまり、グループは「社会の縮図」とみなすことができ、しかも「今ここで」起こっている対人相互作用に焦点を当てて介入ができるという利点がある。

今ここで
here and now

修正感情体験
アレキサンダー, F. の語。治療的な交流を通して、過去経験で作られた対象のイメージが修正されるような感情的体験。

　また、社会の縮図としてのグループでは、修正感情体験が生じることもある。先の例では、人を信頼して裏切られないという新たな経験をすることで、新しい行動の学習が起きるであろう。そのためには、安全で支持的な環境の中で感情が表現されることと、十分なフィードバックと誠実な反応がなされることが必要である。

　私たちは、家族、学校、職場と集団の中で互いに影響を与え合って成長する。人との間で問題や困難も生じるが、それを解決し、回復する過程でもまた、人とのかかわりが大きな役割を果たすといえよう。

［6］集団心理療法の実践

デイケア
精神科医療機関等に日中通所して行われる、リハビリテーションのための集団活動。

　集団心理療法は、精神科の入院治療やデイケアなどに取り入れられることもある。実施する際には、それぞれの方法の目的や特徴、他のアプローチとの違い、関連性等を十分理解しておく必要がある。

　集団は力を持つものであり、集団心理療法に参加すると、不安や緊張を感じたり、自己と向き合う厳しさを体験したりする。集団のこうした側面を意識しておくことは、大切である。だからこそグループ・セラピストに

は、安心できる場を作り、一定の時間・場所といった構造を保って安定感をもたらすことが求められる（鈴木，1999）。

　また、セラピストは、非言語的コミュニケーションに注意し、グループ全体、グループの中の個人、そしてメンバー間の相互作用のいずれにも目を向ける必要がある。しかし、自分も参加しながら個人とグループの両方をみることは、至難の業である。スタッフが協力して実施し、振り返り（レビュー）を行うことや、実践を記録することが欠かせない。加えてスーパービジョンを受けることも有益である。

　集団心理療法の学習には、自らが実際に体験することが何よりも役立つ。福祉領域の他の集団活動にも活かせる要素が含まれているので、積極的な参加を勧めたい。

2. 福祉現場で用いられる種々の技法

　日々さまざまな喪失体験を重ねている、目の前の高齢者の方に対して、どのような援助が可能なのだろうか。ここでは、その人らしく、よりよく生きることを支える技法について考えていくことにしたい。

A. 回想法

［1］回想法の実際

　「私がバスの車掌をしていたときはね、事故を起こしたことが1回もなかったんですよ。これだけは自慢できると思っています。あの頃はバスにぶら下がるようにしてみんな乗っていたから、危なくてしょうがなかった」

（ぶら下がるようにしてですか）

　「(笑いながら) 混雑したバスにお客さんを乗せるときにはね、大変でしたよ。ただ、『つめてください』って言うんじゃなくて、『お客さん、ちょっとお腹をひっこめてくださーい』ってね。お客さんも、昔はちょっとやそっとのことじゃ怒らなかったしねぇ。今はちょっとのことで怒る人が多いね。私の時代だったら、考えられないね」

　これは、ある老人ホームで回想法を行ったときに聞かせていただいた、82歳の女性からのお話である。この方は、何回かのセッションの後、最

後にこのような感想を話してくださった。

「よかったね、まぁ、ほとんど自分のこと、こういう自分の人生は人に話すことがないからね。よかったね。1人でも聴いてくれる人がいて。ありがたいことだと思っています」

このように、自分の人生を振り返り、語ることはこの女性にとって「よかった」と感じることができる経験となったようである。そして、それを聞かせてもらった筆者にとっても、かけがえのない人生に触れる貴重な時間となった。

［2］ 回想法とは

(1) 回想法の歴史

回想法とは、高齢者が聴き手とともに自分の人生を振り返り、過去の思い出を語ることによって、気持ちの安定を促進させる援助技法のことである。その始まりは、1960年代にアメリカの精神科医バトラーによってなされた。それまで、高齢者が昔を思い出して語ることは、過去に執着する否定的なサインとして捉えられてきた。しかし、バトラーは、高齢者の回想を、過去の未解決な葛藤の解決を促し、自分自身の人生を捉え直すことであり、心理的安定にもつながるという肯定的なものとして捉えたのである。この回想法は欧米諸国を中心に広がりをみせ、わが国においては1980年代に紹介された。現在、特別養護老人ホームや老人保健施設、病院などの施設や、地域に根ざした形で、臨床心理士、作業療法士、社会福祉士、介護福祉士などのスタッフにより実施されている。

日本では回想法と一括りで表現されることが多いが、そこには一般的な回想法とライフレビューという2つの概念が含まれている。一般的な回想法が、楽しみや喜びの提供などの、QOLの維持・向上を目的としているのに対し、ライフレビューは、より洞察的・評価的であるといえる。つまり、自分の人生を系統的に振り返り、今までの経験が自分にどのような影響を与えたのかを再評価し、自己分析していくのである。

(2) 回想法の意義

回想法を通して、高齢者が人生を振り返り、自分が成し遂げてきたことを思い出し語ることには、さまざまな意義が考えられる。まず、今までの体験を整理したり、客観的に見直すことにより、現在抱えている問題に対処する糸口がみつけられることがある。また、他の誰のものでもない自身の人生を振り返ることにより、さまざまな経験を経て、現在の自分がいるのだ、という連続性を感じることができる。この連続性を感じることは、エリクソンのいうアイデンティティ（自分が自分であること）を再確認す

ることとなり、自分らしく生きること、自分らしい一生を終えるために生きることにつながるのである。

聴き手であるスタッフにとっても、この回想法は非常に意義がある。目の前の高齢者がどのような人生を送ってきたか、生き生きとした人生の歴史に触れることにより、一人ひとりの高齢者のかけがえのない人生やその人らしさを改めて実感することになるのである。このような体験を通してはじめて、高齢者への理解がより深いものとなり、個別性を尊重したケアが生まれるのではないだろうか。

(3) 回想法の方法

グループを対象に行うものが多いが、1対1の個人や、家族や夫婦を対象に行われることもある。グループで実施する際には、リーダーと呼ばれる進行役1人と、コ・リーダーと呼ばれるサポート役2～3人のスタッフにより、8名前後の集団に対して行われる。もし、視覚や聴覚に不自由のある高齢者が参加するときには、適宜コ・リーダーの人数を増やす必要がある。

グループには、決まったメンバーで期間を決めて行われるもの（クローズド・グループ）、メンバーは決めずに自由参加で行うもの（オープン・グループ）などがあるが、週1回約1時間で、だいたい8セッションで一区切りとするものが多いようである。時間や頻度については、参加者の集中力や疲れ具合などを配慮しながら、柔軟に設定することが重要である。

毎回のセッションには、テーマとなる話題が設定される。基本的にはそのテーマに沿って話してもらうことになるのだが、自然と話が膨らんでいくときには、テーマに縛られることなく、話に寄り添っていくことが大切である。テーマの種類は多種多様であるが、ふるさと、子ども時代から始まる人生の発達段階に沿った時系列的なテーマを基本にしつつ、お正月、お盆といった行事にまつわるものなどの非時系列的なテーマを加える場合が多いようである。

回想法においては、言葉による働きかけだけでなく、さまざまな材料や道具が併用される。特に、認知症による記憶障害のある高齢者に対しては、聴覚だけでなく、五感に働きかけて回想を促してゆくことが有効である。たとえば、冬に関する思い出を聞くときに、「雪やこんこ」のわらべ歌（聴覚）をかけることにより思わず一緒に口ずさんだり、ゆずを手にして、その香り（嗅覚）、手触り（触覚）色合い（視覚）を実感することにより、昔の記憶が生き生きとよみがえったりするのである。このように、昔からのなじみのものや、五感を刺激するものが有効であると考えられる。

記憶障害
memory disorders
➡ p.2 参照

[3] 回想法の留意点

　過去を振り返り、語るという回想法を通して、多くの高齢者は懐かしさや楽しさ、つらさなどさまざまな感情を体験している。語り手がいま何を感じていらっしゃるのか、豊かに湧き上がる情動を大切にしながら聞くことが聴き手には求められる。

　また、長い人生の中には、あまりにつらいために、思い出したくない、話したくない思い出もある。そのようなときには、無理に回想を引き出すことは避けるべきであり、話したくないという高齢者の意思を十分に尊重し、配慮していくことが大切である。

　もし、つらい回想が話されたときには、それらの体験を乗り越えてきた高齢者の強さを感じながら、その時々の気持ちに寄り添い、じっくりと受けとめることが重要である。しかし、過度の回想が混乱を招かないように高齢者の状態を十分に観察し、必要に応じて話題転換などの介入を行う判断が求められる。

　グループ回想法の際には、そのメンバーに共有されやすい話題や、気をつけたほうがいいことなど、一人ひとりの生活史を事前に把握しておくことが大切である。こうすることで参加者全員へ配慮の行き届いたセッションが実現し、グループの凝集性も高まるのである。

[4] 回想法の展開

(1) 地域回想法

　従来の老人保健施設や病院などの施設における実践だけでなく、日本各地において、地域に住む高齢者を対象に、その土地に根ざした回想法が行われている。以下に、岩手県宮古市での実践例を紹介する。

　宮古市では、回想法を学んだ地域のボランティアグループが継続的に活動しており、三陸鉄道を利用した「想い出列車」や地元の施設や公民館での「思い出語り」など、その土地のさまざまな場で回想法が行われている。地域で回想法を行うということは、閉じこもりがちな方など、地域の高齢者をお呼びして、その土地の言葉で、その土地ならではの懐かしい思い出を共有し、語り合う貴重な場であり、参加された高齢者にとっては、宮古というかけがえのない土地に生きてきた自身のアイデンティティを再確認することにもつながるであろう。

(2) ライフレビューブック

　ライフレビューブックとは、高齢者が援助者とともにかけがえのない人生を振り返り、まとめた本のことである。子ども時代から、今、そしてこれからのことまで、さまざまなテーマが設定されているので、話したいテ

ーマを自由に選ぶことができる。また、思い出となる写真なども自由に貼る欄が用意されていて、絵を描いたり、切符を貼ったり、さまざまに工夫することができる。この本の作成を通して、援助者は今まで表面的・断片的にしか知らなかった高齢者の人生をより深く知ることになる。さらに、完成した本を職員同士や家族で共有していくことにより、本の主役である高齢者がその人らしく生きていくことを支え、個別性を重視したケアが実現するのである。

B. 音楽療法

[1] 音楽療法の実際（実践例）

　F氏61歳（1956〔昭和31〕年生まれ）男性は、4年前にアルツハイマー病を発症し退職。月2回の通院と1年前からデイサービスに週2回通所しながら、妻の介護を受けて自宅で生活している。現在のADLは一部介助を含む声かけ、促し程度で自立している。改訂長谷川式簡易知能評価スケールは0点であるが、コミュニケーション能力としては意思の伝達程度は可能である。時々つじつまの合わないことを言うときもある。また、鏡に映る自分自身を理解できず興奮してしまう。

　週2回のデイサービスでは音楽療法のグループに参加してハンドベルを合奏したり、歌唱やリズム体操のプログラムを楽しんでいる。音楽療法に参加当初は歌も歌えず、ハンドベルも鳴らさずリズム体操にも身体が動かせなかったが、回数を重ねるごとに音楽活動への適応やプログラム内容の理解が深まり、大きな声で歌いハンドベルをうまく鳴らし、リズム体操でも笑顔が増えて意欲が認められるようになった。また、日常生活では徘徊も治まり情緒も安定して夜もよく眠るようになり、音楽療法への参加前と比較して落ち着いた生活が可能になった。

[2] 音楽療法とは

　音楽療法の定義は、時代や研究者によって必ずしも一定していない。ここでは2001（平成13）年に発足した「日本音楽療法学会（JMTA）」の定義を紹介する。「音楽療法とは、音楽のもつ生理的、心理的、社会的働きを用いて、心身の障害の回復、機能の維持改善、生活の質の向上、行動の変容などに向けて、音楽を意図的、計画的に使用すること」である。世界をリードするアメリカ音楽療法協会（1989年）、音楽療法の世界的権威であるジュリエット・アルバン女史の定義（1970年）などを総合してみても、音楽のもつさまざまな特性を活かし、心身に障害などをもつあらゆる

ADL：
Activities of Daily Living
日常生活動作。

改訂長谷川式簡易知能評価スケール（HDS‐R）
最高得点は30点満点で、21点以上を正常、20点以下を認知症の疑いと判断する簡便なテスト。

アメリカ音楽療法協会

ジュリエット・アルバン女史

人を対象に回復・改善に導き、活動意欲や社会性を高め、QOL の維持向上を目指す療法の 1 つである。

「日本音楽療法学会」認定の音楽療法士は 2016（平成 28）年度で約 3000 名を数えさまざまな分野で活躍している。日本における認定音楽療法士はアメリカに次ぐ普及率であり、各領域における音楽療法の効果や意義が報告される中、国家資格を目指し、さらなる発展も期待されている。

［3］音楽療法の留意点（効果）―高齢者への適用―

日本における音楽療法が実践されている領域の割合は、高齢者領域が一番多く、次に児童領域、成人領域となっている（日本音楽療法学会ニュース、2004）。高齢者領域の内訳は、特別養護老人ホーム、老人保健施設、デイサービスやデイケアセンター、グループホーム、老人病院などである。

音楽は、知的過程を経由せず直接情動に働きかけ心の奥に届くことが可能である。そのため、知的発達障害や認知症をも含むあらゆる対象の心身の状況に対応できることから、年齢を問わず適用範囲が広いといえる。

高齢者への音楽療法は、①心身の活性化を図る、②残存機能の維持・向上、③リハビリテーション、④認知症の予防・症状の改善、⑤介護予防、⑥生きがい対策、⑦社会的交流の場としての社会参加の機会を提供するなどを目標としてプログラムを作成するとよい。重要な点は、高齢者のこれまでの人生や生活体験の中から音楽の素材を活用することである。すなわち、馴染みの歌や懐かしい歌などを通して、若かった頃の思い出やイメージを導くのである。実践例で紹介した重度認知症の F 氏のように、記憶や認知機能を刺激することで、理解力が増し、注意力や集中力を高め、協調性や社会性を養うことができる。また、感情表現が豊かになり、表情が生き生きして笑顔が増える。そして、情緒が安定し日常生活へのプラス変化が認められるに至ったのである。

［4］音楽療法の展開

音楽療法の方法は、大きく「受容的音楽療法」と「活動的音楽療法」の 2 つに分類される。

（1）受容的（受動的）音楽療法

リラクセーションやストレス軽減のための音楽鑑賞、GIM、音楽を聴き回想する方法、音の振動を利用して自律神経を刺激する方法など、主に音楽を聴いて心身をコントロールする効果を得ようとする方法である。

（2）活動的（能動的）音楽療法

　歌、コーラス、簡単な楽器の演奏、指揮、作詞、作曲、リズム体操、ダンスなど実際に自分で行う参加型の方法で、音楽自体を楽しむものと補助的に音楽を用いるものがある。治療目標によって使い分けられる。

　どちらの場合も個人と集団（グループ）セッションの形式がある。実践例で紹介したように、高齢者の場合は活動的音楽療法をグループセッションの形式で実践することが多い。

C. 芸術療法

［1］芸術療法の実際

　「自分の中のもやもやした感じとか、言葉で表現しようと思ってもうまく言えない部分があったんです。（手ぶりをまじえて）こんな感じ、としか。でもね、絵を描いてみると、しっくりくる。しっくりして、落ち着いてくる感じ。上手くかけるか心配だったけれど、そんなこと関係ないのね。好きな色を使えるし、好きなように描けるから楽しかった」

　これは、ある病院での絵画療法に参加した54歳の女性の感想である。このように、言語的には表現できなかったものが、絵を描くことにより表現できることは、本人にとって楽しい経験となったばかりでなく、気持ちが落ち着いてくるという、自己治癒的な効果をもたらしたと考えられる。

［2］芸術療法とは

（1）芸術療法の歴史

　芸術療法とは、さまざまな芸術的な表現活動の持つ技術や知識を心理的な治療に生かしていくものである。欧米においては、絵画やコラージュ、箱庭や粘土などの造形表現にかかわるものを芸術療法としているが、わが国においては、音楽、詩、俳句、短歌、写真、ドラマ、書道、ダンスなどの多分野を含んでいる。

芸術療法
art therapy

　言語でのアプローチを中心にする一般的な心理療法と異なり、イメージを活性化し、表現することが主となるので、非言語的心理療法にあたる。現在は、成人のみならず子どもにも用いられ、精神疾患、知的障害、認知症などの人びとに対しても広く行われている。対象者が言語で表現することが得意でない場合には、この方法は特に有効であると考えられる。

非言語的心理療法
nonverval
psychotherapy

（2）芸術療法の意義

　最大の意義として、芸術的な活動を通して自分を表現し、さらに言葉では表現することができなかった思いまでも表現できるということが挙げら

カタルシス
catharsis
浄化ともいう。無意識下に抑圧されていた感情を表現、発散して心の安定を得ること。

れる。このこと自体に、心につかえていたものが解放されるようなカタルシス効果があり、自分自身を治癒させることができるのである。また、その場に治療者であるスタッフがいて、一緒に活動に参加し、作品を鑑賞しながら交流を深められることも、治療として効果的であると考えられている。

　スタッフにとっても、言葉で表現しきれないものをそのまま受け取ることは、参加者の人間性、内面に触れる体験となり、目の前の人を、より深く厚みをもって理解してゆけることになるのである。

(3) 芸術療法の方法

　いずれの芸術療法も、1対1の個人セッションとグループセッションのどちらの形態でも行われる。時間や頻度については、参加者の疲れ具合などの心身の状態に配慮しながら、柔軟に設定することが重要である。場所については、それぞれの芸術療法によって異なるが、室内とは限らず屋外で行われることもある。その目的、気候、参加者の状態などを考えながら、柔軟に設定することが重要である。病院の精神科などの医療施設や福祉施設において、臨床心理士、作業療法士、介護福祉士などのスタッフにより実施されている。

［3］芸術療法の留意点

　芸術療法といっても、前述の通りさまざまな分野が存在する。対象となる人に、どのアプローチが適しているのか、生活歴や教育歴、心身の状態を十分に把握した上で判断し、意思を尊重して行わなければならない。特に、絵を描くことが好きか、身体を動かすことが好きかなどの「好み」については配慮が必要である。いくら療法として行っていても、その活動が本人にとって抵抗や苦痛を伴うものであるのならば、非援助的な働きかけとなってしまうおそれがある。

　参加者の中には、上手にこなさなくては、と気構えて臨んだり、逆に自分にはできないとしり込みされる方も多い。スタッフは、上手・下手は関係ないことを十分に伝え、一人ひとりに合った方法で、他でもないその人らしさが自由に表現できるように支え続けることが重要である。

　また、情緒的側面へ働きかけていくことは、場合によっては、状態を不安定にさせてしまうときもある。参加者の様子をきめ細やかに把握し、必要ならば休憩をとってもらうこと、中止するなどの柔軟な対応が望まれる。

［4］芸術療法の展開

　近年広がりをみせている芸術療法として、ダンス・セラピー（ダンス・

ムーブメント療法）が挙げられる。さまざまな舞踊、身体を動かすこと（ムーブメント）を通じて「こころとからだ」のつながりを感じ、自分をみつめ直したり、自分の心のありようを自由にのびやかに表現していくのである。高齢者へは、椅子座位で行うことを中心とするなど、身体能力にも十分に配慮して行われている。

D. 動物・園芸療法

「私がまいた種の芽が出て、日々成長する姿を見ていると、とても嬉しいね。いのちを育てているのよね。だから、お世話していかなくっちゃって気持ちになる。畑にいると、気持ちが落ち着くね」

これは、ある病院で園芸療法に参加した80歳の女性の感想である。このように、園芸療法や動物療法を通して「いのち」とかかわってゆくこと、動物や植物と触れ合い、世話をする体験は、心身の安定、自尊心の維持、程よい運動の促進、対人交流の活性化などのさまざまな効果を生み出すといわれている。

[1] 動物療法

(1) 動物療法とは

動物とわれわれ人間との歴史は長い。動物は、かつては番犬や家畜として、そしてペットやコンパニオンアニマルとして、古くから欠かせない存在だった。その動物と人間とのきずなを生かしたものが、動物療法である。犬が最も多いが、猫、ウサギ、モルモット、ハムスター、馬、イルカなどのさまざまな動物が選択されている。

動物療法
animal therapy

わが国では、アニマルセラピーと呼ばれることが多いが、厳密には動物介在活動（AAA：Animal Assisted Activity）と動物介在療法（AAT：Animal Assisted Therapy）に分けられる。

動物介在活動

動物介在療法

動物介在活動とは、動物と触れ合う活動のことで、施設に動物が訪問する活動、動物が飼われる活動など、さまざまなものがある。ボランティアとスタッフが中心となり、現在、多くの病院や福祉施設で行われている。

一方、動物介在療法は、獣医師やボランティアの協力を得ながら、医師、理学療法士などの医療の専門職が中心となって実施するものであり、参加者の身体・精神的機能の向上が目的となっていて、的確なアセスメントをした上で治療の目標が設定され、治療が進められる。動物介在活動に比べて行われている施設は少ないが、着実に広がっている。

動物と触れ合い、世話をすることで、さまざまな効果がもたらされる。

孤独感が和らぎ、自分が必要とされることで自尊心を保つことができるといった精神的・情緒的効果、リハビリテーションにつながる生理的・身体的効果、そして動物を介して会話がはずむという社会的効果などが挙げられる。

(2) 動物療法の留意点

まずは、基準に合致した動物であることが重要となる。健康であり、人とのコミュニケーションを動物自身がストレスに感じていないこと、参加者に危害を与える可能性のないように十分に訓練されていることなどが挙げられる。また、人獣共通感染症やアレルギーへの対応も十分に配慮する必要がある。

[2] 園芸療法

(1) 園芸療法とは

園芸療法とは、花や野菜を育てる、木々の手入れをするなどの園芸活動を通して、心身を健康な状態に保つことである。有史以来、人間は植物からさまざまな恵みを受けてきたが、療法として体系だってきたのは20世紀半ばからである。

日本においては、1990（平成2）年以降さかんに取り入れられ、2003（平成15）年には日本園芸療法普及協会が設立、園芸療法の普及に努めている。現在、園芸療法の専門の研修を受けたスタッフの他、作業療法士、看護師などにより、医療、介護、福祉における多分野で広く行われている。

園芸療法を通して、日々手入れをし、見守り、収穫するという作業は、気持ちが安らぎ、さらに達成感を持つことができる。このような精神的な効果だけでなく、健康維持・増進といった身体的な効果も期待できる。耕すこと、種をまくことなど、園芸活動にはさまざまな作業があり、参加者の身体能力に合った作業を無理なく続けることができるのである。また、植物を介して会話がはずみ、自然なコミュニケーションが生まれるという社会的な効果も期待できる。

特に高齢者は、農業の経験のある方が多く、認知症になっても手続的記憶は比較的保たれているため、昔の知恵と経験を生かすこと、時にはスタッフに教えることを通じて、自己有効感を高め、自尊心が保たれる。

(2) 園芸療法の留意点

園芸活動が中心となるため、参加者の身体能力に合った作業ができるようにサポートすることが大切である。継続して成長を見守っていくことが前提となるので、無理のない長期的な計画を立てる必要がある。そのため

には、日々のケアの中での時間の確保、スタッフの確保などが課題となる。

E. 遊戯療法

[1] 遊戯療法の実際

　登校前に腹痛や嘔吐などの身体症状を呈し、不登校傾向となった7歳のA子は、遊戯療法のセッションで作った作品を、毎回「とっておいて」と要求した。セラピストは、残せるものについては「これは私が大切にとっておくからね」と預かり、残せないものについては「これはとっておけないけど、Aちゃんが一生懸命作ったものだから大切に写真に撮っておくね」と応じた。週1回の遊戯療法を開始し、半年ほどで身体症状がなくなり、元気に登校できるようになった。

　遊戯療法では、何かが作られることが多い。工作であったり、箱庭作品であったり、さまざまである。子どもが何かを作って「とっておいて」ということもしばしば起こる。子どもの作品をセラピストが大切に「収める」ということは重要な行為であり、治療的な意義を持っていると考えられる。

[2] 遊戯療法とは

　遊戯療法の原点はフロイトの精神分析と考えることができる。しかし、子どもに対して精神分析を適用しようとすると「言葉」という問題が起こる。そこで、フロイト，A.やクラインが遊びを媒介とした精神分析を始めた。その後の遊戯療法の発展を語る上で重要な心理療法家の1人はアクスラインである。アクスラインは、子どもの主体性と自己治癒力を信頼し、受容的かつ非指示的な「子ども中心療法」を提唱した。

　このような流れを経た現在、遊戯療法は特定の流派による治療法ではなく、子どもを対象に、遊びを媒介とした心理療法の総称であるといえる。

[3] 遊戯療法の治療的機能

　遊戯療法では「遊び」が治療的に重要な役割を果たしている。「遊び」は自分自身をありのままに表現したものであり、大人の言語に代わるものとして扱われる。弘中（2003）によれば、遊戯療法には関係としての機能、表現・体験としての機能、守りとしての機能、がある。

　「関係としての機能」とは、子どもが来談意欲を持ちやすいことや、遊戯療法の中で主体的に自由に振舞うことを受容される経験が、人と関係を

フロイト，ジークムント
Freud, Sigmund
1856 ～ 1939

フロイト，アンナ
Freud, Anna
1895 ～ 1982
精神分析の創始者である
フロイト，S.の娘。

クライン
Klein, Melanie
1882 ～ 1960
対象関係論の基礎を築いた。

アクスライン
Axline, Virginia M.
1911 ～ 1988
クライエント中心療法の創始者であるロジャーズ，C.の弟子。

結ぶことに関する安心感や自信を身につけることが挙げられる。また、セラピストが遊びの中で、ある役割を引き受けることで、現実世界にある問題を展開、あるいは解決の方向に導くこともある。「表現・体験としての機能」とは、カタルシス効果や、遊びの中で現実には充足し得ない隠れた願望や衝動を満足させることである。また、子どもは遊びの中で心の作業を行い、問題の解決につながる重要な体験をしている。「守りとしての機能」とは、心理療法の場が「守られた場」であるということである。遊戯療法の場であるプレイルームでは、何をどのように表現しても自由であり、たとえ現実的には受け入れられない願望や衝動であったとしても、それを認められる。プレイルームの中は非日常であり、さらに遊びの非現実性がもたらす守りがある。遊びは、深い部分では現実と結びついているが、現実そのものではなく、ある意味別の世界なのである。つまり、重要ではあるが直面すると傷つくかもしれないものを、別の形に変えて扱っているといえる。

カタルシス効果
ここでは、遊びに夢中になることで感情を発散させリラックスすること。

［4］ 遊戯療法の基本原理

　遊戯療法におけるセラピストのかかわりは、アクスラインの「8つの原理」に表されている。それは、下記の通りである。

①**ラポールの形成**：できるだけ早く、子どもとの間に温かく親密な関係を作り上げなければならない。

②**あるがままの受容**：子どもがどんな状態にあっても、子どものあるがままを受容する。

③**許容的な雰囲気**：子どもが自分の気持ちを自由に表現しても大丈夫だと感じられるようなおおらかな雰囲気を作るようにする。

④**感情の察知を伝え返し**：子どもの感情を敏感に察知し、察知したその感情を適切な形で子どもに伝え返し、洞察を促すようにする。

⑤**主体性の尊重**：子どもが適切な機会さえ与えられるならば、自分で自分の問題を解決できる能力を持っていることに信頼を置き、子どもが解決の道を選び取って行く主体的な責任を持っていると考える。

⑥**非指示的姿勢**：いかなる形でも、子どもに指示を与えようとしない。子どもが治療をリードし、セラピストはそれに従っていく。

⑦**長いプロセスの認識**：治療を早く進行させようとはしない。治療は徐々に進展するプロセスであることを認識する。

⑧**制限**：治療の場が著しく現実から遊離するのを防ぐために、また子どもがセラピストとの関係において、もつべき責任を自覚するのに必要な制限を設ける。

［5］遊戯療法の留意点

　遊戯療法ではプレイルームの中で「何をどのように表現しても自由」であるが、それは「何をやってもかまわない」ということではない。遊戯療法にも、「枠」が存在する。遊びの中で過度に攻撃的な行動や破壊行動や、子どもが明らかに怪我をしそうな危険な行為には制限をかける。攻撃的な行動や破壊行動への制限はその境界がセラピストによって異なるが、これ以上だとこの子を嫌いになりそう、と思ったところが境界になるだろう。また、プレイルームの玩具を持ち帰らないといったルールもある。制限のルールは、遊戯療法の場がセラピストにとっても子どもにとっても、真に守られた場となるために導入されるものである。

演習問題

①第1節で取り上げた5つの心理療法の利点と欠点について考えてみよう。

②第1節で取り上げた5つの心理療法はどのようなときに使われているのか考えてみよう。

③「カウンセリング」とはどういうことなのか簡単に説明してみよう。

④第2節で取り上げた心理療法は実際の福祉の現場ではどのように用いられているのか調べてみよう。

⑤第2節で取り上げた各心理療法はどのような人たちに有効なのか考えてみよう。

■理解を深めるための参考文献

●村瀬孝雄・村瀬嘉代子編『(全訂) ロジャーズ―クライアント中心療法の現在』日評ベーシック・シリーズ，日本評論社，2015.
ロジャーズおよびクライエント中心療法について、さまざまな立場の執筆者が、他の学派との比較、新しい知見の紹介などを行っている。

●鈴木伸一・神村栄一『実践家のための認知行動療法テクニックガイド―行動変容と認知変容のためのキーポイント』北大路書房，2005.
実践家のための書籍であるが、わかりやすく認知行動療法のポイントについて知ることができる。

●スチュアート，I.・ジョインズ，V. 著／深澤道子監訳『TA TODAY ―最新・交流分析入門』実務教育出版，1991.
交流分析理論について、日常の例や演習課題をまじえながら、わかりやすく解説している。

●近藤喬一・鈴木純一編『集団精神療法ハンドブック』金剛出版，1999.
本文で詳しく取り上げなかった精神分析的集団心理療法をはじめ、さまざまな集団心理療法の実践を知ることができる。

●日本老年行動科学会監修『高齢者のこころとからだ事典』中央法規出版，2014.
老年期を迎えた高齢者の心と身体のみならず、それを取り巻くさまざまな問題についても幅広く扱われ、詳しく、簡潔に書かれている。

●志村ゆず・鈴木正典編『写真で見せる回想法―付　生活写真集・回想の泉』弘文堂，2004.
回想法について、実践的視点からわかりやすく書かれている。回想の泉も、昭和30年代の懐かしい生活の一コマが中心となった質の高い写真集である。

●ウエストブルック，D.・ケナリー，H. & カーク，J.R. 著／下山晴彦監訳『認知行動療法　臨床ガイド』金剛出版，2012.
認知療法を中心とした認知行動療法について、臨床的な視点から書かれている。

●長谷川啓三『家族内パラドックス』彩古書房，1987.
家族支援の一つの方法であるMRI短期療法について、事例や例えをふんだんに使ってわかりやすく解説してある。パラドキシカル（逆説的）な指示やリフレイム技法など、独特で効果的な家族支援の仕方を学ぶことができる。

●村尾泰弘編『人間関係の心理と支援―グループ・アプローチのすすめ』新曜社，2011.
看護、介護などさまざまな領域のグループ・アプローチを紹介し、関連する社会心理学の知識にも触れている。

●野村豊子編集代表『Q&A でわかる回想法ハンドブック―「よい聴き手」であり続けるために』中央法規出版，2011.
回想法の基本から、実践、研修、さまざまな広がりまでQ & A形式でわかりやすく書かれている。

●内田博美『音楽療法の本―もう一人の自分と出会う』アルク出版企画，2011.
ドイツで音楽療法を修学した筆者が、ドイツの音楽療法の事例を多く紹介している。解説が丁寧で分かりやすく参考になる。

●藤本禮子『高齢者の音楽療法 楽器演奏のすすめ』春秋社，2012.
高齢者とその音楽療法について、高齢者が楽しめる楽器演奏活動を中心に総合的にまとめた解説書である。実際の曲例が38曲分楽譜の収録がされていて、「高齢者の音楽療法」の入門書としても使用できる。

●アメリカ集団精神療法学会著／日本集団精神療法学会監訳／西村馨・藤信子訳『AGPA 集団精神療法実践ガイドライン』創元社，2014.
小集団の心理療法を始める準備から、グループ・プロセス、介入、終結まで、基本が簡潔にまとめられている。

コラム ペットロスとカウンセリング

「ペットロス」―。マスコミなどを通じてこの言葉を耳にしたことのある人は多いのではないだろうか。近年、核家族や少子化、未婚、離婚率の上昇などを背景に、空前のペットブームが到来している。ペットフード協会の調査（2016〔平成28〕年）によると、国内では約2000万匹の犬と猫が人とともに暮らし、3世帯に1世帯以上が犬か猫を飼っている計算になる。また、子どもの人口をペットの数が上回ったという衝撃的なデータも報告された。飼育形態も番犬として庭につないで飼っていた一昔前とはうって変わり、現在では多くの世帯が室内でペットを飼育している。社会状況の変化に伴って、人とペットの絆が一層強くなり、ペットを「家族の一員」と考える飼い主が多くなってきた。人はペットに癒しや楽しみだけでなく、時には家族としての役割を求めることも増えてきたのだ。こうしたブームの中、浮き出てきた新たな問題が、愛するペットを失うこと、つまり「ペットロス」である。

では、なぜ問題になるのであろうか。人とペットが前述したように、物理的、心理的な距離が近づいたことによって、ペットを喪失したときに、家族を亡くしたような深い悲しみに陥るケースが増えてきたのだ。40歳の主婦、Aさんは8年間一緒に暮らした犬を病気で失ったとき、1週間、布団の中から出ることができず、食事ものどを通らなかった。その後もしばらくは何もやる気が起こらず、毎日ただただ泣くばかりの日々が続いた。

筆者が2005（平成17）年に過去3年間で犬または猫を亡くした飼い主約150人に対して実施した調査によると、ペットを亡くした後の悲嘆反応について、8割以上の飼い主が自分の一部を失ったような強い悲嘆に襲われ、約5割の飼い主が不眠、食欲低下、気力の低下、ペットにかかわる軽い幻覚や幻聴などの心身の不調を訴えていた。これは人を喪失したときと非常に類似した反応で、専門家の中にはDSM-Ⅳの気分変調性障害に分類できるとする人もいる。人とペットの死の違いは、ペットの多くが飼い主より先に死ぬことである。そして、悲嘆過程をさらに複雑にする安楽死の問題もある。

欧米では飼い主がペットロスの悲しみに対処しきれない場合、獣医学部を抱える大学を中心として、カウンセリングなどの社会的支援が1980年代から積極的に行われている。ところが、わが国では組織だ

喪失体験

悲嘆反応

ったサポート体制はなく、一部のボランティアグループや個人が実施している程度にとどまっている。「たかがペット」という社会的風潮がまだ根強く、ペットロスという悲嘆感情が社会に認知されていないため、ペットを失った飼い主が悲しむに悲しめず、苦しんでいる現状がある。「ただの犬じゃないか」「また別のペットを飼えばいい」という言葉は、知らず知らずのうちに飼い主の心を傷つけ、その結果、「こんなに悲しむ自分はおかしいのではないか」と自責の念にかられてしまうのだ。

　近親者を喪失したクライエントを援助するように、心理学などの専門家もペットを失った飼い主を同様に援助する必要がある。グリーフ・カウンセリングの手法に則り、①飼い主が喪失を事実として受け入れ、②悲嘆の苦痛を乗り越え、③ペットのいない新しい環境に適応できるよう援助していく。具体的なサポートとしては、ゆっくりと悲しみの時間を持つよう勧める、ペットの死について率直に話し、共感する、ペットの葬儀を行ったり、思い出をアルバムにまとめたりすることを提案する──などが一般的によくいわれている援助方法である。実際、前述したペットロスの調査において、悲嘆の低下に作用したものを調べたところ、亡くしたペットの話ができる場を持っていた飼い主は、悲しみからの回復が比較的早かった。苦痛を打ち明けることは、その後の適応に有益な効果をもたらすことは明白である。また興味深かったのは、新たなペットの購入が悲嘆の低下に大きく作用していたことだ。当然ながら、ほとんどの飼い主はペットの喪失直後、「亡くした子の代わりになるものはない」と新規ペットの購入に抵抗を示す。これは、過去の愛着に固執するあまり、新しい愛情が培いにくくなっているためである。よって、適切な時期を見計らって、家族を含む周囲が新しいペットを迎えるアドバイスを行うこともサポートの１つとなると考えられる。

　以上のように、ペットロス・カウンセリングはグリーフ・カウンセリングの原則を踏まえ、通常のペットロスの悲嘆行動を理解した上で援助を持続させることが効果的なカウンセリングにつながるであろう。愛するペットとの別れは飼い主にとって埋めがたいものである。飼い主がこの悲嘆を乗り越えることを援助するために、今後カウンセラーなどの専門家、一般の人も同様に、この問題に対して敏感である必要がある。

コラム　スクールカウンセリングとスクールソーシャルワーク

　不登校、いじめ、校内暴力等の問題行動の深刻化を背景に、学校におけるカウンセリング機能の充実のため1995（平成7）年度よりスクールカウンセラー（以下、SC）が全国の小中学校を中心に配置されている。また学校ではこのような問題行動だけでなく、身体疾患、発達障害、神経症や摂食障害などの精神科症状をもつ児童生徒等に対する支援も必要とされている。文部科学省によれば、SCに期待される業務として、①児童生徒に対する相談・助言、②保護者や教職員に対する相談（カウンセリング、コンサルテーション）、③校内会議等への参加、④教職員や児童生徒への研修や講話、⑤相談者への心理的な見立てや対応、⑥ストレスチェックやストレスマネジメント等の予防的対応、⑦事件・事故等の緊急対応における被害児童生徒の心のケアが挙げられている。

　また児童虐待の増加等を背景として、2008（平成20）年度よりスクールソーシャルワーカー（以下、SSW）が学校現場に導入され、社会福祉士・精神保健福祉士等の有資格者が業務にあたっている。SSWは社会福祉学を基盤として活動し、問題行動等の背景には児童生徒の心の問題と、家庭・友人関係・地域・学校等の環境の問題が複雑に絡み合っていると捉える視点をもつ。SSWの業務としては、①問題を抱える児童生徒が置かれた環境への働きかけ、②関係機関等とのネットワークの構築、連携・調整、③学校内におけるチーム体制の構築、支援、④保護者、教職員等に対する支援・相談・情報提供、⑤教職員等への研修活動等が挙げられている。

　SCとSSWそれぞれに期待されている業務には共通する部分もあるが、視点や専門性は異なっている。次のようなたとえ話がある。「SCとSSWが川沿いを歩いていると、川に人が流されてきた。そこで2人はその人を助けてケアをした。再び2人で歩き出すと、また人が流されてきた。そこで、SCは流されてきた人のケアを行い、SSWは『川上に行って、なぜこんなに人が流されてくるのか調べに行く』と言って上流へ向かっていった」

　SCに続いてSSWが学校現場に導入されたことは、学校現場で活用できる社会資源が増えたということでもある。子どもの最善の利益の保証のために、SCとSSWが連携し、協働して支援にあたることが求められている。

参考資料
「平成18年度全国青少年相談研究集会報告書」国立オリンピック記念青少年総合センター, 2007（平成19）年3月発行.

第12章 福祉臨床における健康心理学

1

ストレスの概念を明確にし、
どのような出来事がストレッサーとなるか、
ストレッサーによってどのような結果がもたらされるか、
ストレス反応を調節する要因とは何か、
を考える。

2

ストレスの概念をもとにし、
ストレスフルな出来事があった際にどのように対処し、
どのようにストレスを管理すればよいか、
を系統的に考える。

1. 健康をおびやかす問題の性質

　健康心理学とは、人間の健康をとりまく問題を総合的に取り扱う心理学・行動科学の分野であり、子どもから老人まで、健康な地域住民から疾病を患い病院に通う人まで、さまざまな人びとが対象である。本章では以下の事例を参考に、まずストレスなどの概念を中心に人びとの抱える問題の原因や性質について述べ、そして次にこのような状況でどのような解決策が考えられるかをみていく。

　事例Ａ　Ｙさんは76歳の女性で、夫と２人暮らしであった。子どもはすでに独立し、電車で２時間程度のところに住んでいる。１年程前から夫の物忘れが見られ、アルツハイマー型痴呆の診断を受けた。数ヵ月前より夫の言うことがおかしくなり、妻の名前もなかなか思い出せなくなり、夜中に外を歩き廻り警察に保護されることも多くなってきた。Ｙさん自身も腰痛持ちでありながら、つきっきりで対応していた。彼女は次第に疲労感が強くなり、夜も眠れなくなってきた。

　事例Ｂ　Ｓさんは42歳の独身の男性で、コンピュータ関連の会社に勤めていた。しかし、仕事が忙しく夜は深夜12時まで働いても仕事が終わらず、さらに彼の上司に仕事環境の改善を何回も求めたが、受け入れられず、上司と対立することが多かった。彼は仕事に対して無気力になり、会社を辞めることにした。辞めてから１ヵ月後、夕方に電車に乗っているとき、彼は胸に違和感を感じた。駅のベンチで休んだが、違和感は数時間たっても収まらず、救急車で運ばれた。Ｓさんは心筋梗塞を起こしていた。

　事例Ｃ　Ｔさんは営業部で働く30歳の女性。新製品発売にあたり、その責任者に抜擢される。彼女は実績も優秀で、周りからも「彼女なら他社に勝てる」と非常に期待されていた。ところがＴさんは他社に勝つことができず、仕事のノルマを達成できないのではないかと、とても不安であった。仕事の忙しさもあり、彼女は次第に元気がなくなり、口数が少なくなっていった。

ストレス
stress

　先に事例で挙げた人びとは、ストレスに関連する問題を抱えているといえる。ストレスとはわれわれがよく用いる言葉であるが、正確には何を示すのかは意外と理解されていない。心理学の分野でいうストレスとは一般に、客観的な出来事、その個人の内的過程、ストレスそれ自体によって生

じる結果までを包括的に捉える概念である。その中でも、特に原因となる出来事はストレッサーと呼ばれ、ストレッサーに対する人びとの反応はストレス反応と呼ばれる。またストレッサーがあるからといってすべての人が同じストレス反応を示すわけではない。そこにはさまざまな環境要因・個人要因が影響を与えている（**図12-1**）。

ストレッサー
stressor

ストレス反応
stress response

図12-1　ストレッサーとストレス反応の関係

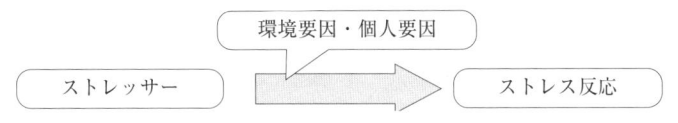

A. ストレッサー

ストレッサーには何種類か挙げられるが、その代表的なものの1つはライフ・イベントである。ライフ・イベントとは、死別、失業、結婚など人びとが人生上で遭遇するさまざまな出来事や生活上の変化を指す。ホームズとレイヒは再適応がかなり必要となる生活上の変化というものがストレスとして経験されると論じ、社会的再適応評価尺度というものを作成し、1年間に体験したイベントの合計得点が高いほど、疾患にかかりやすいことを報告している（Holmes & Rahe, 1967）。このようなイベントは冒頭の事例の中でもいくつかみられる（**図12-2**）。

ライフ・イベント
life event

ホームズ
Holmes, T. H.

レイヒ
Rahe, R. H.

図12-2　代表的なストレッサーの例

ライフ・イベント	デイリーハッスルズ
• 配偶者の死	• 恋人や配偶者との対立
• 離婚	• 友人に失望させられた
• 配偶者との離別	• 一度にやらなければいけないことがたくさんある
• 拘禁	• 思ったよりも成績が悪かった
• 親密な家族メンバーの死	• 大事に思っている人との別れ
• 自分のけがや病気	• 余暇がない
• 結婚	• 孤独である
• 失業（解雇）	• 運動能力への不満
• 婚姻上の和解	• 睡眠時間がない
• 定年退職	• 勉強が好きでない

出典）Holmes & Rahe（1967），Kanner *et al*（1981）を参照。

別のストレッサーの型としては、友人との葛藤、仕事が多すぎる、賃金が少ない、などのデイリーハッスルズ（日常的な苛立ちごと）が挙げられる。ラザルスらはライフ・イベントのような大きな出来事よりは、それにより生じる日々の小さな苛立ちごとが人びとの健康を考える上で重要であると論じている（Lazarus & Folkman, 1984）。

また、近年では自然災害（地震、洪水）、人工災害（戦争、事故）、暴行

デイリーハッスルズ
daily hassles

ラザルス
Lazarus, Richard S.
1922～2002

（強姦、虐待）なども1つの大きなストレッサーとして注目を集めている。これらの出来事は日常では滅多に体験されないものであるが、その影響は非常に大きく、長く続き、精神的・身体的疾患を引き起こす。

B. ストレス反応

[1] 心理的ストレス反応

　人びとがストレッサーにさらされたときにみられる心理的反応や、それに関連した症状としては、緊張・不安感、怒り・攻撃、無気力・抑うつ感、注意力低下・集中困難、喫煙量や飲酒量の増加などが挙げられる。ストレッサーが強烈で長く続けば、バーンアウトの状態やアルコール依存、また、うつ病や心的外傷後ストレス障害などの精神疾患の発症にもつながる。先ほどの事例では無気力、不安、元気がなくなるなどの症状がみられていた。また口数が少なくなる、疲労感、不眠傾向なども心理的ストレス反応に関連したものである。

[2] 生理的ストレス反応

　ストレッサーにさらされると人間はさまざまな生理的反応を示す。心拍数や血圧は上昇し、筋は緊張し、発汗や呼吸数は増加し、瞳孔（どうこう）は拡大する。アドレナリン、コルチゾルなどのホルモンが副腎（ふくじん）より放出される。ストレッサーが長期にわたると、身体は次第に疲弊し、自律神経系・内分泌系・免疫系の機能が異常をきたし、さまざまな疾患を発症しやすくなる。頭痛、喘息（ぜんそく）、潰瘍（かいよう）などはストレッサーによって引き起こされる典型的な症状である。また最近では日常でのストレスを感じる頻度が多い人は、心筋梗塞の発症する確率が高いことも報告されている。事例Bはこの典型的な例といえよう。

C. 環境要因・個人要因

[1] ソーシャル・サポート

　われわれは日常の社会的な対人関係（友達や家族など）の中で何らかの形でサポートを受けているが、これはソーシャル・サポートと呼ばれている。ソーシャル・サポートは、友達や家族の存在、何かがあった際にどのくらい助けてもらえるかというその人の知覚、あるいは実際に得られたサポートなど、さまざまな側面で定義されており、内容も実質的なサポート（たとえば、何か仕事をするのを助けてもらう）や、情緒的なサポート

バーンアウト
burn out
燃え尽き症候群とも言われる。情緒的消耗感、非人格化、仕事へのやりがいの低下などの症状が含まれ、ヒューマンサービス従事者に多発すると言われている。

アルコール依存
alcohol dependence
アルコール摂取を抑えるのが難しい、摂取をやめると離脱症状が現れる、などの状態を指す。

うつ病
Major Depressive Disorder
DSM-5 の診断基準では抑うつ障害群に分類される。
➡ p.132 参照

心的外傷後ストレス障害
PTSD：Post-Traumatic Stress Disorder
自然災害、人工災害、暴行などのストレッサーによって特に引き起こされることが知られている。再体験（フラッシュバックなど）、外傷と関連した刺激の回避、覚醒亢進症状（入眠困難など）が症状に含まれる。

ソーシャル・サポート
social support

（たとえば、つらい気持ちを聞いてもらう）などさまざまである。一般的にソーシャル・サポートは、ストレッサーにさらされたときに緩衝要因となり、ストレス反応をやわらげてくれる。逆にいえば、サポートの少ない人はストレッサーにさらされたときにストレス反応が多く、疾病にもかかりやすい。冒頭の事例でいえば、独身（家族の存在がない）、1人で介護をするなど、ソーシャル・サポートが少なかったことがストレス反応を増大させたのかもしれない。

［2］ タイプ A 行動パターン

タイプ A 行動パターンとは極端な野心と競争心、性急さ、攻撃的で敵対的行動、時間切迫感などに特徴づけられる行動パターンである。この傾向の高い人は、同じストレッサーに対しても、そうでない人と比較して、高い生理的反応を示し、心筋梗塞などの心疾患を発症する可能性が高いと報告されている（Rosenman *et al.*, 1975）。特に行動パターンの中でも怒りっぽい、敵対的などの特徴は心疾患との関連が強い。敵対的な人は、高い生理的反応を示すばかりでなく、その性質から日常的に対人なストレッサーが多い。日本では行動パターンと心疾患の関連は明確でないが、冒頭の事例Bの男性はこのような敵対的な傾向があったのかもしれない。

タイプ A 行動パターン
type A behavior pattern
たとえば、「同時に2つのことをやろうとする」、「短い時間の中で多くのことをやろうとする」、「列に並んだり、ゆっくり走る車が前にいたりすると、イライラする」、「子どもとゲームで遊ぶときでさえ勝とうとする」、「自分やまわりの人の成功を数で評価する」などの特徴が挙げられている。

［3］ 帰属様式

出来事の原因をどのように帰属させるかは健康を考える上で重要な点である。たとえば仕事がうまくいかないとき、悲観的な人は、その原因は自分のせいで、これから先もうまくいかず、この問題は自分の生活全体に影響を与えるだろう、と原因を内的・安定的・全体的に考える。一方、楽観的な人は、この問題は仕方のないもので、たまたま偶然起こったものであり、今回だけのことである、と考える。悲観的な帰属様式は人を無気力にさせ、抑うつ的な気分を引き起こす。

帰属様式
attributional style
➡ p.65「第5章　この方はどのような社会的影響を受けてきたのか」参照

2. 困難な状況への介入方法

前節ではストレッサー、ストレス反応、そしてストレス反応を左右する要因について述べてきた。ここでは実際にこれらのストレスの要因をどのように管理すればよいかについて、認知的評価、対処方略の概念の紹介を

第12章 ● 福祉臨床における健康心理学 ／ 2・困難な状況への介入方法

織り交ぜつつ、ストレスマネジメントの観点から述べていく。

A. ストレッサーの除去

　ストレス反応を低減させる最も有効な手段はストレッサーを除去することである。問題となるストレッサーを除去することができれば、ストレスの過程はそこでストップする。たとえば、仕事の量があまりに多ければ仕事の量を減らす、上司との対立であれば他の部署への配置転換を行う、などの根本的な手段が有効である場合もある。

B. 認知的評価の変容

　人びとは何か出来事があると、それはどのくらい問題になっているか、どのくらい嫌なものか、そしてどのように対処できるかと考える。対処できないとわかれば、それは脅威的なものになり、対処できることがわかれば、それに対して挑戦的に取り組めるであろう。ラザルスらはこのような段階を認知的評価と呼んでいる（Lazarus & Folkman, 1984）。ストレッサーに対する捉え方を変容することができれば、ストレス反応は比較的小さくなる。

　冒頭の事例Cの女性は、非常に強い不安を訴えていたが、これは他社に勝たなければいけないと事態をとても重要に考え、一方で自分ではうまく対処できないと考えたためかもしれない。強すぎる不安の背景には、物事を悲観的に考えるなど、捉え方の癖がある可能性も考えられる。

C. 対処方略の選択

　認知的評価の段階で起こった出来事が自分にかかわる問題であると解釈されたなら、その人はその状況を改善するために、実際に何らかの対処を選択しなければならない。この対処をうまく機能させることによって、ストレス反応を小さくすることができる。対処方略としては、直面する問題を解決し、ストレッサーをコントロールする問題焦点対処と、ストレスフルな状況によって生じた情緒的な反応を低減させようとする情動焦点対処に分類が可能である（図12-3）。

　一般的には問題焦点対処を行うとストレス反応が軽減するといわれているが、状況が解決不可能な場合においては情動焦点対処が好ましいともいわれている。状況に応じた柔軟な対処が望ましい。冒頭の事例Aでは、

子どもに介護の手伝いを求める（問題焦点対処）ことによって彼女の負担は軽減したかもしれない。また事例Cでは、仕事をがんばるだけでなく、他の人に話を聞いてもらう、状況に対して肯定的に考えるなどの情動焦点対処をとることによって、彼女の心理的状況は改善したかもしれない。

図12-3　各対処方略の例

問題焦点型対処
- 原因を検討しどのようにしていくべきか考える
- 詳しい人から自分に必要な情報を収集する
- 過ぎたことの反省をふまえて次にすべきことを考える
- どうすることもできないと解決をあと延ばしにする

情動焦点型対処
- 誰かに話をきいてもらい、気を静めようとする
- 今後はよいこともあるだろうと考える
- そのことをあまり考えないようにする
- 友達とお酒を飲んだり好物を食べたりする

出典）神村他『Triaxial Coping Scale』1995. の項目の一部を参照。

D. リラクセーション

　ストレス反応に対する有効な手段の1つは呼吸法、漸進的筋弛緩法、自律訓練法などのリラクセーション法である（表12-1）。これらの技法は心理的・生理的に生じたストレス反応を軽減させることが報告されている。詳細の説明については他の専門書にゆずるが、イライラしたら呼吸法をする、慣れない対人関係で緊張した後は筋の緊張をほぐすために筋弛緩法を行う、なかなか眠れないときは自律訓練法をするなど、リラクセーション法を日常の中でうまく用いることによって、心理的・生理的ストレス反応を軽減することができるだろう。

漸進的筋弛緩法（ぜんしんてききんしかんほう）
➡ p.175 参照

リラクセーション
relaxation

表12-1　各リラクセーション法の概要

呼吸法	ストレス状態になると人の呼吸は浅く早くなるが、逆に呼吸を調整することによってストレス状態を解消しようとするもの。ゆったりした呼吸、腹式呼吸、呼気を長くする、などがよいと言われている。
漸進的筋弛緩法	手や肩などの筋を数秒間緊張させ、その後、一気に弛緩させる。このことを繰り返し練習することによって、緊張状態とそうでない状態を区別し、ストレスフルな状況で緊張した状態を弛緩させることを学習する。
自律訓練法	いくつかの公式言語（たとえば「右腕が重い」）を用い、自らを催眠状態に誘導し、リラクセーションをはかるもの。習得に時間はかかるが、実際の生理効果（皮膚温上昇、血圧低下）も報告されている。

ジェネリックポイント

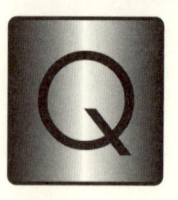

ストレスがよくないのはわかるのですが、本当にストレスを減らすことができるのでしょうか。

ストレスとは包括的な概念で、実際に起こった出来事（ストレッサー）から、その出来事によって生じた結果（ストレス反応）まで、いろいろなものが含まれます。またその際にストレス反応を増やす要因、減らす要因があります。これらの要因を一つひとつ見直すことによって、何が問題となっているかを確認できます。問題が明確になったら、どのような対処が可能かを考えてみましょう。環境をうまく調節できるか、その出来事を必要以上にストレスと捉えていないか、他の対処法略の選択肢はないか、リラクセーションをすることもできます。ストレスをそのまま放っておくと、さまざまな疾患も引き起こされます。ストレスを見て見ぬふりをしないで、積極的にストレスの管理をすることが重要です。

演習問題

自分の日常にどのようなストレスがあるかを、ストレッサー、ストレス反応などの観点から考え、どのようにストレスを管理すればよいかを考えてみましょう。

理解を深めるための参考文献

● ラザルス, R. S. & フォルクマン, S. 著／本明寛他監訳『ストレスの心理学—認知的評価と対処の研究』実務教育出版，1991.
　ストレス研究の第一人者であるラザルスが書いた著書。心理学的な観点からストレス概念について述べている。

● 坂野雄二監修／嶋田洋徳・鈴木伸一編『学校、職場、地域におけるストレスマネジメント実践マニュアル』北大路書房，2004.
　ストレスの基本的な考え方、ストレスマネジメントの考え方、各領域におけるストレスマネジメントの実例が載っている。

ストレスマネジメント

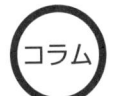 コラム　パーソナリティのＨ因子とＤ因子

　心理学において健康といえば、いわゆる心の健康のことを指すと思われがちであるが、健康心理学では、心の健康だけではなく身体の健康にも焦点があてられ、身体の健康に影響を及ぼすパーソナリティの研究が進められている。それでは健康で長生きをする人びとのパーソナリティと、志半ばで病に倒れる人びとのパーソナリティはどのように違うのであろうか。これには2種類のパーソナリティ因子が関係しているといわれている。その1つは健康をもたらすパーソナリティ、すなわちＨ因子であり、もう1つは病気を引き起こすパーソナリティ、すなわちＤ因子である。

　Ｈ因子やＤ因子がどのような性格特性を意味するかを具体的に示したものにアイゼンクの研究がある。アイゼンクは当初、外向性尺度（E）と神経症傾向尺度（N）の2軸からなる検査を作成し、のちに虚構性尺度（L）の軸を加え、さらにタフ傾向尺度（P）を加えて4軸からなる性格検査を作成した。これらの各軸はＨ因子、Ｄ因子がどのようなものであるかをよく表現している。Ｈ因子とは次の通りである。

　E ＋　外向的であること。　　　N －　神経症傾向が低いこと。
　L －　虚構性が低いこと。　　　P ＋　タフであること。

　これらが示すパーソナリティ傾向は、楽観性、情緒の安定性、開放性、傷つきにくさなどであり、いずれも健康を導くものである。

　一方、Ｄ因子は次の通りである。
　E －　内向的であること。　　　N ＋　神経症傾向が高いこと。
　L ＋　虚構性が高いこと。　　　P －　ソフトであること。

　これらが示すパーソナリティ傾向は、過緊張、情緒不安定、抑圧的、傷つきやすさなどで、いずれも健康を損なう要因となるものである。

　なおアイゼンクの作成した性格検査のうち、3軸からなるものはモーズレイ人格検査の名で翻訳され日本でも広く使われている。しかし、その修正版で4軸からなるアイゼンク人格検査（EPI）には残念ながら日本版がない。

　この他、健康に関するパーソナリティでは、特定の疾患と直接結びつくものとして、タイプＡパーソナリティおよびタイプＣパーソナリティが知られている。

Ｈ因子
Health factor

Ｄ因子
Disease factor

アイゼンク
Eysenck, Hans Jurgen
1916 ～ 1997

モーズレイ人格検査
MPI：Maudsley
Personality Inventory

心筋梗塞をはじめとする冠 状 動 脈 性心疾患（CHD）を誘発する<ruby>かんじょうどうみゃくせいしんしっかん</ruby>ものがタイプＡパーソナリティである。競争心が強く、支配性が高く、常に時間に追われているといったタイプである。タイプＡパーソナリティをアイゼンクの尺度でたとえると「Ｅ＋、Ｎ＋、Ｐ＋」となる。この中でＤ因子に相当するものはＮ＋のみであるが、単独ではＨ因子であるＥ＋やＰ＋も、Ｎ＋と結びつくと全体としては健康を損なう方向に作用してしまうことがわかる。外向性やタフさも、情緒不安定と結びつくと、怒りや他者への攻撃性となって現れ、それが健康に害を及ぼすのである。すなわち、こうした情緒反応は交感神経の興奮副腎皮質ホルモンの分泌過多を招き、それがCHDの進行につながると考えられている。

　また、癌にかかりやすいとされているのがタイプＣパーソナリティである。これは無力感や絶望感が強く、抑圧的で防衛的なタイプである。アイゼンクの尺度で表せば「Ｅ－、Ｎ＋、Ｌ＋、Ｐ－」となり、Ｄ因子そのままである。このような性格の人びとにみられる慢性的な欲求不満状態や自己主張の乏しさは、血中コーチゾールを増加させる一方、ナチュラルキラー細胞（NK細胞）の活動を抑制し、結果として癌への免疫力を低下させるといわれている。

　この他、近年ではネガティヴ思考や社会的抑制を特徴とするタイプＤパーソナリティが心疾患の要因となることが報告されている。

　一方、健康をもたらすパーソナリティとしてはタイプＢパーソナリティが仮定されている。これは当初、タイプＡパーソナリティ以外の性格の総称であったが、タイプＣパーソナリティが発見されてからはこれを除外したものとなっている。タイプＢパーソナリティはアイゼンクの尺度で表すと「Ｅ＋、Ｎ－」となる。

　このように、むしろ有能な人に多くみられ、職場では歓迎されるタイプＡパーソナリティは重大な病気を招くことが明らかになった。しかし、だからといって常にタイプＢパーソナリティに徹していては解雇されてしまう危険さえある。そこでどうしたらよいか。職場ではタイプＡパーソナリティを守り、休日にはタイプＢパーソナリティに変身するという、よい意味での二重人格となることを勧める人もいる。

第13章 福祉臨床における臨床心理学の位置づけ

——生活の場と心理援助——

1

ソーシャルワークと心理学との関係を知り、
基礎から臨床までのすべての心理学が
ソーシャルワークと密接に関連していることを学ぶ。

2

専門職の意味と福祉臨床における専門職の連携について学び、
ソーシャルワーカーのコーディネート機能と
施設職員の人間関係について考える。

3

家族支援の視点について知り、
福祉臨床における家族支援の必要性と
その方法について学ぶ。

4

福祉臨床と臨床心理学とのかかわりや
他の心理学や科学との関係性について知り、
福祉臨床の今後の課題について学ぶ。

1. ソーシャルワーカーの業務に活かす心理学

コラム
➡ p.166「精神分析とソーシャルワーク」参照

リッチモンド
Richmond, Mary
1861 ～ 1928

　コラムでも触れられていたソーシャルワークの母とも呼ばれる、リッチモンドが心理学や精神医学の治療モデルをソーシャルワークに援用しようと試みたように、ソーシャルワークは心理学と深いつながりを持って成立した経緯がある。特にミクロレベルのソーシャルワークは対人援助が中心となるので、ともするとカウンセリングと区別をどうつけるかが難しくなることもある。このような理由からソーシャルワーカーの業務は心理学の中でも、とりわけ臨床心理学の分野と極めて密接な関係にあり、むしろ、両者の棲み分けを考えなければならない時期にさしかかっていると考えられている。

　では、ソーシャルワーカーのアイデンティティについてどう考えればよいのだろうか。たとえば、渡部・前田・野村（2000）が、カウンセリングとソーシャルワークの類似点と相違点について、「心理療法、カウンセリングと異なるおそらく非常に大事なところは、個人と、社会との相互作用を見るということです。環境の中で個人と他者が交流を保つ中で、尊厳、個別性、自己決定に着目する。ただし、これはカウンセリングでも強調されています。ですから、特に目的の中で注目すべきことは、社会との相互作用、つまり、この方はどんな資源が不足し、そして社会的にどのような立場におられて、この問題が出てきたのかということです」と述べているように、ソーシャルワーカーには社会との相互作用に、よりきめ細かい目配りが必要となるのであり、この点では臨床心理士などの心理職とは業務の重みづけが異なってくる。しかし、同時に個人の尊厳や個別性、自己決定などのプロセスを理解するためには、心理学的な知識はもう一方の柱として欠くことができないことがわかる。

　本書の第1章では、ソーシャルワークの典型的な対象者と考えられる高齢者、身体障害者を例にとって利用者を1人の統合された人間として捉える視点を提供した。そこで示した例に見られるように、ソーシャルワークの対象者を理解し、援助する場合に必要とされる心理学の知識は、カウンセリングや心理療法だけではないことがわかると思う。たとえば、この例にある認知症の高齢者の場合、妄想が最も重要な問題として浮上しているので、妄想を持つ人へのカウンセリングの技法を適用すればよいと考えるかもしれない。しかし、カウンセリングの技法を用いる場合、妄想がどの

ような仕組みで起こっているのか理解していなければ有効な対処はできない。妄想は広くは認知障害とかかわり、認知障害は脳の障害に基づいていることが明白である。

では認知とは何か。それは思考、言語、記憶、知覚などの機能の総合されたものである。これらの障害の結果として人格の変容も問題となるかもしれない。さらに、行動や感情の問題も重要であること、加えて、家族や介護者との問題には社会心理学的観点からの配慮も必要である。また、これらの知識に基づいて具体的に援助を行う場合には、検査、査定の考え方、そして各種の心理療法の技法の理解も求められる。つまり、このような対象者と接する場合には、本書の中で取り扱ってきた基礎的な心理学の各分野についての知識に基づいて、総合的に判断を行わなければ適切な対応は取れなくなるのである。

さらに、専門家としてケースにかかわった場合、説明責任（アカウンタビリティ）が求められる。その際、その説明のもとになった根拠（エビデンス）を示すことができなければ対象者は納得できないものである。医学的、薬学的なアプローチは比較的たやすくそのようなエビデンスを提供できる分野であるが、心理学も科学に準拠したアプローチによるものであるので、同様の論拠を示すことができるのである。

このように、ソーシャルワーカーの業務を遂行する場合には、基礎から臨床に至る心理学のほぼすべての分野についての知識を持ち合わせていなければならないのである。

2. 専門職の理解と連携

A. 専門職とは

プロとは、どういうことだろう？　プロというと私たちは、プロ野球選手、Jリーガー、プロレスラーなどのスポーツ選手をすぐに思い浮かべることができる。そのため、特別才能を持った選ばれた人たちだけが、プロであると思い込んでいるところがある。しかし、ある人が何らかの仕事を継続して行っていて、その仕事で飯を食べているとしたら、つまりその仕事を生業としているのであれば、その人はその仕事のプロなのである。

したがって、福祉の分野で働いて生活しているとすれば、その人は福祉

のプロなのである。まして、福祉にかかわる専門的な資格を有して働いている専門職は、それこそプロ中のプロということになる。

　プロ野球選手が、ファンから大事な場面でヒットを期待されているときに凡打や三振をしたり、そのシーズンの成績が振るわなかったりすると、「辞めちまえ」と罵声を浴びせられたり、実際にそのシーズン限りで他球団に放出されたり、引退させられたりする。一般の仕事ではすぐに首になることはない。しかし、プロである限りその仕事の対象者から、仕事上のヒットやホームランを期待されているときに、凡打や三振のような仕事しかできない人は、対象者から「辞めちまえ」といわれてもしかたないのかもしれない。

　一方で、どんなに優れたプロ野球選手でも、いくつかのポジションを同時に担うことはできない。たとえば、1人の選手がピッチャーとサードを同時に兼ねたりすることはない。ピッチャーは投球に専念し、サードに飛んだ打球はサードに任せる。ここにプロの条件としての、自分の守備範囲や役割の明確化、そして他の専門職との連携の必要性が見て取れる。

　福祉の仕事でも、1人の専門職がそのすべてを担うことは不可能であり、他の専門職との連携や協働は欠かせない（荒田，2005）。そのとき、自分の専門性の守備範囲を知っていることが大切であり、「この範囲については、プロとして責任を持って対応できる」ということが、十分に明確化されていることが必要である。そして、その範囲を超えた課題や対応については、しかるべき専門職に任せることができなければならない。

　もちろん、それぞれの専門職の守備範囲は、微妙に重なり合うところもある。さらに、専門職の守備範囲は個人の就業経験や学習によって、また各専門職の背景となる学問や理論の発達によって、時代とともに少しずつ変化し拡大することもある。このようなことを理解しながら、常にケース処遇に必要な連携すべき他の専門職の守備範囲や役割をよく知っておくことも、専門職には求められるのである。

　福祉の分野で働いている専門職を挙げてみると、社会福祉士、精神保健福祉士、作業療法士、理学療法士、医師、看護師、助産師、保健師、介護支援員、介護福祉士、ホームヘルパー、管理栄養士、栄養士、生活指導員、児童指導員、児童自立支援専門員、保育士、スーパーヴァイザー、職能判定員、心理判定員、児童心理司、児童福祉司、母子相談員、女性相談員、社会福祉主事、査察指導員、ケースワーカー、身体障害者福祉司、知的障害者福祉司、家庭相談員、臨床心理士、職業カウンセラーなどの他に、事務職や各機関の長もおり、いかに多様な専門職が福祉にかかわっているかがわかる。

また、ケースによっては、警察職員、弁護士、小・中・高等学校教員、家庭裁判所の調査官、歯科医師などとの連携が必要な場合もある。

B. 連携とコーディネート

　これまで述べてきたように、ケースに対してよりよい処遇を行うためには、さまざまな専門職が連携し、お互いに協働してかかわることが大切である。しかし、この連携や協働については、それぞれの専門職が「1つのケースに対して、みんなが同じようにかかわること」であると思われていることがある。

　この背景には、「福祉に携わる人には優しさと、思いやりと、誠意と、その人らしさを持って対象者にかかわることが求められる」というような、福祉の必要条件のみが強調され過ぎてきた流れがあるように思われる。このような、「優しさと、思いやりと、誠意と、人となり」に基づいた考え方を、ここでは「ロマンティック・イデオロギー」と呼ぶことにする。

　福祉だけではなく、医療や教育などの対人援助の仕事では、このロマンティック・イデオロギーが、絶対に必要な条件であることに間違いはない。「優しさも、思いやりも、誠意も」ないような援助など、とても福祉的とはいえないものになってしまうだろう。

　だからといって、福祉の仕事がロマンティック・イデオロギーだけで、十分に成り立つ訳ではない。ロマンティック・イデオロギーは、あくまでも必要条件であり、十分条件ではないのである。この福祉の仕事の十分条件となるものが、福祉の専門性である。

　さて、必要条件であるロマンティック・イデオロギーだけに流されてしまうと、専門職間の連携についても、その必要条件的態度の部分だけが強調されてしまう。このため、先に述べたように「みんなが同じようにケースにかかわりましょう」ということが、専門職間の連携なのだということになってしまうのだろう。

　ケースに対して、他の専門職も同じようなかかわりをするのであれば、なにも連携や協働する必要性はない。それこそ、1つの専門職だけがかかわればよいはずである。専門職とは、それぞれが独自の理論的立場や、その理論に基づく援助方法を持っているからこそ専門職なのであり、おのずとケースの見立てもかかわり方も異なるのである。

　したがって、1つのケースに対し専門職が連携をするという場合は、必ず各々の見方や援助方法の違いがあるということを理解しておく必要がある。このため、専門職が連携し協働する場合には、ケース全体を把握し、

それぞれの専門職の専門性の違いを見極めながら、そのケースの福祉向上という目的に向けて、専門職間の意見や方法論の違いを調整していく、優れた専門性を持つコーディネーターが必要となるのである。このコーディネートの機能を福祉分野で果たす専門職として、今後ますます社会福祉士の役割が増すと考えられる。

医師や看護師など医学に基礎を置く専門職や、心理学に基づく援助を行う心理の専門職などは、どちらかというと、個人の病理や精神面といった個人内システムに関して非常に専門的である。しかし、人は1人で生きているのではなく、家族や社会という社会システムの中で生活している。この生活者としてケースを把握する視点は、家庭相談員や生活指導員などの専門的分野となる。また、その生活を支える就労については、職業カウンセラーや生活保護のケースワーカーなど社会福祉士の得意分野である。

生活者としてケースを考えるとき、この個人内システムと社会システムとが密接に絡み合って、その生活が営まれているということが重要な視点となる。このため、個人内システムと社会システムのそれぞれに、深くかかわり援助する専門職とともに、それらをつなぐ専門職が必要になるのである。つまり、人と人の関係だけではなく、人と物、あるいは人と制度との関係性にも気を配ることがコーディネーターには求められ、この関係性についての専門職が、社会福祉士ということになるのである。

C. 施設職員の人間関係

ここまで、ケース処遇における専門職間の連携について考えてきた。そこでは、それぞれ異なる理論や方法論を持つ専門職が、1つのケースに連携してかかわることの必要性と課題を示し、コーディネーターとして社会福祉士が機能することの重要性を指摘した。

このような視点は、さまざまな専門職が同一の職場で働いている福祉施設にも必要である。それは、施設利用者に対する援助としての連携においてはもとより、職場内の職員間の人間関係のあり方にも影響を与えるからである。施設内で働く他の職員との関係を、ロマンティック・イデオロギーの側面だけから見てしまうと、そこに明らかになる意見の違いを、職員個人のパーソナリティの問題として捉えてしまう危険性が生じる。

このことを、事例を通して考えてみよう。

（事例）　孝子さん（仮名）は、腎臓機能障害のため週に3日の人工透析が必要な方で、さらに下肢機能障害もあり自立歩行がままならないため、

身体障害者療護施設に入所されている 50 歳代の女性である。腎臓機能障害のために、医師からは 1 日の塩分の摂取量が厳しく制限されている。施設の栄養士は、その医師の指示を忠実に守り塩分を控えた献立を考え、調理師は栄養士の立てた献立通りに孝子さん用の食事を作っていた。

　ある日、面会に来た娘さんがこっそりと差し入れた漬物を、孝子さんが隠れて食べていたことから、孝子さんを担当している介護福祉士の中村さん（仮名）がそれを注意した。すると孝子さんが、「施設の職員の方々には、本当によくしてもらっていて感謝している。でも、私は週に 3 日も透析に通わなければならないし、自分で歩くこともできず、楽しみといったら食事だけなのに、それが味気なくて、この歳だし、もうどうなってもいいと思っている」と話したという。

　中村さんは、「孝子さんには塩分制限が必要なこと。それを守るように医師からも強く指示されていること」を根気強く伝えたが、孝子さんは「もう死んでもいいから、美味しいものが食べたい。あなたたちには、私の気持ちはわからない」と言われてしまう。

　中村さんは、じっくりと孝子さんの話を聞いているうちに、「それほどまでに、孝子さんがつらい気持ちになっているのなら、医師の指示を少しくらい破っても、塩気の効いたおいしい料理を食べさせてあげたい」という気持ちが起きて、他の職員にそのことを話してみた。

　看護師からは「そんなことをして、孝子さんにもしものことがあったらどうするの？　お医者さんの指示は絶対なのよ」と一蹴されてしまった。栄養士からも「ダメダメ、そんなことできないよ」と返事をされ、調理師は「私は、栄養士さんの献立通りに調理するだけだから」との答えが返ってきた。このとき、中村さんには、「この施設の職員は、冷たい人ばかりだ」という気持ちが起きたという。そして、その後は職場の中の人間関係が、何となくうまくいかないように感じ始めたという。その間にも、孝子さんが何回か隠れて漬物などを食べていることが、他の介護福祉士から報告される。そのために、中村さんは施設長から呼ばれ、「孝子さんが隠れて漬物を食べないように、担当者の中村さんがきちんと指導するように」と注意されてしまう。

　そこで、非常勤で施設に来ていた臨床心理士に、孝子さんのことと他職種の冷たいと思われる対応について相談してみることにした。臨床心理士は、中村さんの話をじっくりと聞いてはくれたが、特にどうしたらいいのかという具体的な助言はしてくれなかった。看護師や栄養士のようにすぐに否定することはなく、じっくりと話を聞いてもらえたことで、中村さんは少し気持ちが楽になったものの、孝子さんへの対応については何ら解決

身体障害者療護施設
身体障害者手帳 1 ～ 2 級に該当し、常時介護を必要とする、おおむね年齢 18 歳～ 65 歳までの方が入所される施設。

には至らなかったと感じたという。

　思い余った中村さんが、社会福祉士の生活指導員（療護施設における、ソーシャルワーカー）にこの問題を持ち込んだところ、「それでは処遇会議で、孝子さんのことを施設全体の問題として扱いましょう」ということになった。看護師、栄養士、それに調理師の意見は前と変わらず、処遇会議に参加していた理学療法士は、「食事の問題は、自分の職務外のことだから」という態度を会議の終わりまで貫いていた。

　他の介護福祉士の中には、中村さんに賛成の意見を述べてくれる人もいたが、最後に施設長が「施設内で、入所者が亡くなるというようなトラブルは、絶対に起こさないように」とまとめてしまった。そのため、孝子さんへの対応は、これまで通りの食事のメニューを継続することと、介護福祉士が孝子さんの隠れ食いを未然に防ぐという対応を行っていくことになった。このため、中村さんの中には、さらなる他職種への不信感が生じてしまった。

　この事例から学ばなければならないことは、中村さんなどの介護福祉士は優しく、看護師や施設長といった他職種が冷たいということではない。ロマンティック・イデオロギーだけで孝子さんへの援助を考えると、そのような見方になってしまう危険性がある。看護師や栄養士が、医師の指示にあくまでも従おうとしたことも、調理師が栄養士の立てた献立に従って調理していることも、臨床心理士が具体的な助言をしなかったことも、施設長が施設の管理責任を常に考えていることも、そのすべてが専門職としてのそれぞれの専門性、つまり専門職として責任からの対応なのである。

　ところが、ロマンティック・イデオロギーに流されると、この十分条件である専門性の違いに思いが至らず、専門性と個人のパーソナリティとを混同してしまうことになる。その結果、個人に対して「冷たい」とか、「意地悪だ」という見方になってしまい、そこに人間関係のトラブルが起きやすくなってしまうのである。

　福祉の十分条件である専門性の観点から、それぞれの専門性を認め、そこには当然考え方や対応の相違があるのだとわかっていれば、個人と専門性との混同は起きない。処遇会議で意見対立があり、激しく言い争ったとしても、それは専門職間の専門性の違いからなのであって、「あの人が、嫌いだから」とか、「あの人は、冷たい人だから」といった私憤にならずに済む。

　しかし、ロマンティック・イデオロギーに支配された福祉の考え方が、実際にはまだまだ福祉現場で幅を利かせていることもあって、この専門職

の意見の相違と、個人のパーソナリティが混同されやすい。そこに施設職員間の軋轢が生まれ、職員の人間関係までもがうまくいかなくなり、福祉職員が精神的に追い詰められてしまうことも多い。

　福祉の利用者に対して、よりよい処遇を行うためには、福祉職員の精神的安定が何よりも求められる。そのためにも、他職種の専門性と個人のパーソナリティを、常に分けて考えられる能力を持つことが、福祉にかかわる専門職にはますます求められるのだと考えられる。

　さて、孝子さんのケースがその後どうなったかについて、みていくことにしよう。処遇会議でも不十分さを感じた中村さんは、社会福祉士の生活指導員に再び相談した。

　そこで、生活指導員は関係職員だけを招集して、再度、孝子さんへの対応を考える会議を用意した。生活指導員はこの会議で、①自分の専門性を強調し、意見を言うときにはそれを前面に出すこと、②この会議で話されたことはこの会議の中でのこととして、日常の生活に持ち込まないこと、③会議後に、シェアし合える時間を持つこと、というルールを提案し参加者全員の同意を取っている。

　このルールに基づいて、発言する人は「看護婦の立場からは……」とか、「介護福祉士の視点からは……」と言ってから話し始めるという、具体的な方法（ルール）が参加者に示された。このような話し合いの中で、それぞれの専門職が、感情的にならずに忌憚のない意見を述べることができるようになり、それは個人の意見ではなく、それぞれの専門性からの発言であるということが参加した人たちにも十分に理解された。

　さらに、ソーシャルワーカーである生活指導員のリードにより、孝子さんに対するそれまで考えつかなかった具体的な解決策が、この会議ではいくつか出てくるようになった。その中の１つに、孝子さんの１日の塩分摂取総量がおよそ１グラムだとすると、「朝食に 0.3 グラム、昼食に 0.3 グラム、夕食に 0.4 グラムの合計１グラム」という献立をそれまで栄養士は作っていた。それを、「朝食 0.1 グラム、昼食に 0.1 グラム、そして夕食に残りの 0.8 グラム全部を使う献立」に変えるという提案が、栄養士からなされる。そこで、このような対応がよいのか、看護師が医師に確認してみようということになった。

　早速、看護師が医師に相談したところ医師からゴーサインが出たので、その献立で調理を行うことになった。すると、孝子さんから「朝と昼は、今まで以上に味気ないけど、朝と昼は薬だと思って食べています。でも、夕食がおいしくて、おいしくて、ありがとうございました」と、中村さんに感謝が述べられ、さらに孝子さんの隠れ食いもなくなり、中村さんもホ

ッとしたと話している。

　ここに、社会福祉士の優れたコーディネーターとしての役割が見て取れる。このように、人と人の関係だけではなく、そこに介在する物（食事など）との関係も視野に入れながら、意見の異なる専門職間の調整を行っていくことが、社会福祉士としての重要な職務であると理解されたであろう。

3. 家族支援の視点と方法

　さて、社会福祉士の大切な職務に、クライアント本人への援助だけではなく、クライアントを取り巻く社会システムへの援助がある。特に、家族はクライアントにとって最も身近で、お互いに強く影響し合っているため、家族システムへの支援はクライアントの福祉向上のために非常に重要となる。

　たとえば、入院していた統合失調症のクライアントが、病状が安定して退院した場合、家族の対応いかんによって再発や病状の悪化が抑えられたり、反対に病状がすぐに悪化したりして再入院となってしまうことがあるという。また、働きざかりの家族の1人が疾病や事故のために受傷し障害を有することになると、家族全体が経済的にも精神的にもダメージを受けてしまい、そこから派生した副次的な問題を生じてしまうことがある。

　社会福祉士は家族に働きかけ、このような家族の課題を、家族がそれぞれのやり方で解決し解消していくための支援を行う。そのことによって、副次的に生じる新たな問題の予防にもつながると考えられる。

　家族への社会福祉士の支援として、家族療法の考え方や手法が参考になる。家族療法では、家族をシステムとみなす。システムは、単に個々の成員の集合ではなく、そのシステム独自の動きがある。その動きの1つは、システムに何らかの問題が起きると、システムは元に戻ろうとする動きをみせる。これを、システムの一次的変化という。もう1つの動きは、新たなシステムへと変化しようとする動きであり、これをシステムの二次的変化という。

　日常的には、一次的変化によって家族システムは安定し、家族を維持していくことができる。ところが、家族システムに大きな課題が持ち上がると、一次的変化だけでは対応しきれなくなる。たとえば、それまで元気だ

家族システム
家族は家族成員の単なる集合体ではなく、それ自体が独自の機能と構造を持ち、常に変化するシステムであるとの考え方。

家族療法
➡ p.184 参照

った祖母が、認知症を発症したり、寝たきりになったりしたときには、それまでの対応の仕方で元の状態に戻そうとする一次的変化だけでは、安定は保てずにより問題が深刻になってしまうことがある。そこで、認知症や寝たきりの高齢者を介護しながら、家族の生活を安定維持していくために、それまでとは異なった家族システムへと変わる二次的変化が必要となる。

しかし、システムは一次的変化を起こしやすいため、家族だけで対応しようとすると、どうしても一次的変化に囚われてしまい、さらに問題をこじれさせる悪循環に陥ってしまう。このような、一次的変化に囚われ悪循環に陥ってしまった家族の解決努力を、家族療法では偽解決と呼んでいる。家族は、問題に対して何もしていないのではなく、解決しようとしてさまざまな努力を行うが、結果的にそれが問題を維持し継続してしまうとの考え方である。

偽解決
問題を解決しようとしてシステムが取った行動が、反対に問題を維持し、継続させてしまうような悪循環を形成することをいう。

子どもが不登校状態を示した場合、親は説得したり、無理やり学校に連れて行こうとしたりするなど、「毎日、子どもが登校している」という元の状態へと戻そうという、一次的変化によって対応しようとする。この対応でうまく行けば、それはそれで問題解決である。しかし、親が何とか登校させようとすればするほど、子どもが反対に登校を強く拒否するようになったとしたら、一次的変化による対応は逆効果である。

ところが、親はその逆効果の対応に固執してしまう。つまり、一次的変化に囚われた偽解決を繰り返し、子どもはますます不登校を継続してしまうことになる。これは、家族が悪いということではなく、そのシステム内にいると偽解決がみえなくなってしまうためである。そこで、そのシステムにとっては第三者である援助者が、システムに介入することによって、偽解決を繰り返して悪循環に陥っているシステムに、二次的変化が起きるように援助することが必要になるのである。

この場合、どんなに悪循環にはまり込み、偽解決を繰り返しているようにみえるシステムでも、そこには必ず二次的変化も生じているとの前提が大切になる。そして、システム内の成員が、その二次的変化に気づいていないだけであり、「悪循環から抜けだしているとき」が必ずあると考える。家族も気づいていない、悪循環に陥らないで済んだときや、そのときの状況を例外と家族療法ではいう。

例外

したがって、家族システムへの具体的援助としては、家族の気づいていない例外を、援助者が丁寧に聞き出していくことになる。そこで出された例外を、家族とともに援助者が紡いでいくことが援助となる。この例外を聞き出し、それを膨らませていく方法に、ソリューション・フォーカス

ソリューション・フォーカスト・アプローチ
➡ p.182 参照

ナラティブ・アプローチ
➡ p.184「ナラティブ・
セラピー」参照

ト・アプローチなどがある。さらに、近年はナラティブ・アプローチが家族療法の分野でもさかんになってきている。ナラティブ・アプローチでは、例外よりもより積極的に問題に対処している状態を、ユニークな結果と呼び、それを援助に活かしていく。

また、事実は変えずにその意味内容を変えることによって、二次的変化に気づき、さらにそれが生じやすくする援助として、MRIアプローチからのリフレーミング技法やパラドックス（症状処方）などがある。

リフレーミング

パラドックス（症状処方）

リフレーミングでは、ケンカばかりしている息子たちのことを、「毎日、些細なことですぐにケンカするので困っています」という母親に、ケンカをしているという事実は変えずに、「元気のよい息子さんたちですね」と援助者が返す。この援助者の返しが、「ケンカ＝悪いこと」という母親の考え方に影響を与え、「そうですね。元気のよいことだけが、取り柄みたいな子どもたちなので」などと、「ケンカ＝元気がよい」という新たな話が展開されやすくなる。これは、リフレーミング技法の中でも、形容詞の置き換えによるものである。

「小学生のお母さんの一番の悩みが兄弟ゲンカらしいですよ。小学生にとって兄弟ゲンカは仕事みたいなものですね」と援助者が返したとすると、「うちの子どもたちだけではないのだ」という、一般化によるリフレーミングになる。また、「ひとりっ子が増えて、兄弟ゲンカしたくてもできない子が多いのに、お宅のお子さんは幸せですね。子どものときに、兄弟ゲンカをたくさんした子どものほうが、大人になってから人との関係がうまく行くそうですね」と言えば、兄弟ゲンカによりプラスの意味づけを与えることになる。

さらに、「仕事なのですからお母さんも協力して、もっとたくさん兄弟ゲンカをさせてみてください」と援助者が勧めると、パラドックス（症状処方）という援助になり、そこにもシステムの二次的変化が生じる可能性が出てくる。そして、そこに真の解決への動きや問題への積極的な取り組み、さらに副次的な問題発生への予防などが、家族の新たな機能として動き出すのである。

4. 福祉臨床と臨床心理学

　本書の立場は、福祉臨床における対人援助の必要条件であるロマンティック・イデオロギーを大切にしながらも、それだけに流されず、十分条件である福祉の専門性に寄与する心理学の知識や援助法を、読者にわかりやすく伝えることであった。中でも、臨床心理学は対人援助という点で、福祉臨床と非常に似ている部分があることがおわかりいただけたと思う。このため、カウンセリングや家族療法などの臨床心理学の知見や援助方法が、福祉臨床にも応用可能であることも理解されたと思う。

　しかし、個別性を重視する臨床心理学も、ともするとロマンティック・イデオロギーに流されてしまいかねない。そのため臨床心理学には、人格心理学、認知心理学、発達心理学、社会心理学や学習心理学といった基礎的な心理学によって、そのエビデンスが保証されていることもこの本から汲み取っていただきたい。

　さらに、臨床心理学は精神医学などの他の科学や学問と密接に関連しあい、それらの知見や理論も取り入れながら発展してきている。そこで大切なことは、他の科学との関連を重視しながらも、そこに臨床心理学としての独自性を常に求めていることである。

　このことは、福祉臨床についても同様にいえることであろう。福祉の専門性は、何も心理学に負うだけではない。人の生活に軸足を置き、個人内システムと社会システムの両方に目を向け、人と人との関係だけではなく、人と物や人と制度のかかわりをも対象とする福祉臨床においては、法学、社会学、医学、経済学などさまざまな科学や学問からの知見を取り入れていくことが絶対に必要なことである。しかし、それらを取り入れながらも、そこに他の科学や学問とは異なる福祉臨床の独自性を確立していくことが、今後ますます求められているのである。

　そして、独自性を持った福祉臨床の発展によって、今後はソーシャルワークの実践の中から、他の科学や学問への知見や援助法の提供がなされることにもなる。これまで見てきたように、特に臨床心理学と福祉臨床とは非常に関連性が高い分野であることから、新たな視点や方法論の相互提供がさらに進むものと考えられるのである。

①ソーシャルワークに心理学の知識や技法がどのように役に立っているか
　考えてみよう。

②福祉臨床に携わる専門職のそれぞれの役割について考えてみよう。

③身近な家族問題を思い浮かべ、家族支援の視点からその解決策について
　考えてみよう。

④福祉臨床の今後の課題について、臨床心理学や他の科学や学問との関連
　から考えてみよう。

■ 理解を深めるための参考文献

● 北島英治・副田あけみ・高橋重宏・渡部律子編『ソーシャルワーク実践の基礎理論（改訂版）』社会福祉基礎シリーズ2，有斐閣，2010.
　ソーシャルワークにおける相談や支援について、具体的な事例を示しながら解説している。ソーシャルワークの歴史や理論に加えて、ソーシャルワークの構造やソーシャルワーカーの役割、さらにソーシャルワークを支えるコミュニケーション理論についても説明がなされている。

● 園山繁樹・内田一成編『福祉臨床心理学』講座臨床心理学4，コレール社，2002.
　ソーシャルワークの実践に必要な臨床心理学的アプローチについて概説している。子どもから高齢者までの障害や虐待などの福祉的な課題について、福祉行政も踏まえた上で事例をまじえながら臨床心理学的な支援を説明している。

● 平木典子・中釜洋子『家族の心理―家族の理解を深めるために』サイエンス社，2006.
　時代や社会とともに変化する家族の定義や機能を、家族心理学の研究成果に基づきながら、他の集団とは異なる「家族」という独特な小集団について概説している。

引用文献

（章ごとに著者の姓のアルファベット順に配列した）

第1章

● Burns, A., Iaccoby, R.& Levy, R. (1990). Psychiatric phenomena in Alzheimer's disease. *British Journal of Psychiatry*.
● Coon, D. & Mitterer, J. O. (2011). *Psychology: A Journey*. 4th ed., Wadsworth Pub.
● ミラー，エドガー＆モリス，ロビン　佐藤眞一（訳）（2001）．痴呆の心理学入門　中央法規出版
● ミラー，ジョージ A.　戸田壹子・新田倫義（訳）（1967）．心理学の認識　白揚社
● 長嶋紀一他（編）（2003）．福祉キーワードシリーズ　痴呆ケア　中央法規出版
● 南雲直二（2002）．社会受容　荘道社
● 野口裕二（2002）．物語としてのケア　医学書院
● スミス，E. E.　内田一成（監訳）（2005）．ヒルガードの心理学　ブレーン出版
● Teri, L. Borson, S. Kiyak, H.A.&Yamagishi, M. (1989). Behavioural disturbance, cognitive dysfunction, and functional skill. *Journal of the American Geriatrics Society*.

第2章

● Gabbard, Glen.O. (2000). A neurobiologically informed perspective on psychotherapy. *British Journal of Psychiatry*, **177**, pp.117–122.
● American Psychiatric Association (2013). *Diagnostic and Statistical Manual of Mental Disorders* (DSM-5). American Psychiatric Publishing.（日本精神神経学会（監修）高橋三郎・大野裕ほか（訳）（2014）DSM-5―精神疾患の分類と診断の手引　医学書院）

第3章

● Alex, L.C. (1995). *A primer on adlerian psychology: Behavior management techniques for young children*. Humanics Publishing Group.（アレックス，L.C.　岡野守也（訳）（2004）．アドラー心理学への招待　金子書房）
● Allport, G.W. (1961). *Pattern and growth in personality*. Holt, Rinehart & Winston.（オルポート，G.W. 今田恵（監訳）（1968）．人格心理学（上・下）　誠信書房）
● Assagioli, R. (1965). *Psychosynthesis: A manual of priciples and techniques*. Psychosynthesis Research Foundation.（アサジョーリ，R. 国谷晴朗・平松園枝（訳）（1997）．サイコシンセシス―統合的な人間観と実践のマニュアル　誠信書房）
● 遠藤由美（2005）．自己のパーソナリティ認知　中島義明・繁桝算男・箱田裕司（編）新・心理学の基礎知識　有斐閣ブックス p.201
● Gendolin, E. T. (1978, 1981). *Focusing*. 2nd ed., Bantam Books.（ジェンドリン，E. T. 村山正治・都留春夫・村瀬孝雄（訳）（1982）．フォーカシング　福村出版）
● 袴田優子・田ヶ谷浩（2011）．不安・抑うつにおける認知バイアス―認知バイアス調整アプローチの誕生　日本生物学的精神医学会誌，**22**（**4**），pp.277–295.
● 平松園枝（2011）．サイコシンセシスとは何か―自己実現とつながりの心理学　トランスビュー
● 堀毛裕子（1997）．健康関連行動のモデル　島井哲志（編）現代心理学シリーズ15　健康心理学　培風館 pp.71-86
● 堀田和成（1997-2002）．クリシュナ―バガヴァット・ギーター　法輪出版　全4巻.
● 加藤孝義（2001）．パーソナリティ心理学―自分を知る・他者を知る　新曜社
● 河井隼雄（1967）．ユング心理学入門　培風館
● Kobasa, S. C. (1982). The Hardy Personality: Toward a Social Psychology of Stress and Health. In G. S. Sanders & J. Suls (Eds.), *Social Psychology of Health and Illness*. Lawrence Erlbaum Associates.
● Korthagen, F., Kessels, J., Koster, B., Lagerwerf, B., & Wubbels, T. (2001). Linking Practice and Theory. Lawrence Erlbaum Associates.（コルトハーゲン，F.（編）武田信子（監訳）（2012）．教師教育学―理論と実践をつなぐリアリスティック・アプローチ　学文社）

- 教師教育学研究会編（2014）．教員のためのリフレクション・ワークブック　教員研修・教員養成テキスト Ver.3
- Lewin, K.（1935）．*A dynamic theory of personality*．McGraw-Hill.（レヴィン，K. 相良守次・小川隆（訳）（1957）．パーソナリティの力学説　岩波書店）
- 前田重治（1985）．図説・臨床精神分析学　誠信書房
- Markus, H. R. & Kitayama, S.（1991）. Culture and the Self: Implication for cognition, emotion, and motivation, *Psychological Review*, **98**, pp.224–253.
- Maslow, A. H.（1962）．*Toward a psychology of being*．D.Van Nostrand Co.（マズロー，A. H. 上田吉一（訳）（1964）．完全なる人間―魂のめざすもの　誠信書房）
- Maslow, A. H.（1970）．*Motivation and personality*．2nd ed. Harper & Row.（マズロー，A. H. 小口忠彦（訳）（1987）．人間性の心理学―モチベーションとパーソナリティ　改訂新版　産業能率大学出版部）
- Mead, M.（1935）．*Sex and Temperament in Three Primitive Societies*．W. Morrow.
- 西平直喜（2000）．成熟した人格　詫摩武俊・鈴木乙史・清水弘司・松井豊（編）シリーズ・人間と性格 1　性格の理論　ブレーン出版　pp.301–314
- 大渕憲一（1993）．人を傷つける心―攻撃性の社会心理学　サイエンス社
- 小塩真司（2012）．レジリエンスの理論と測定　近藤卓（編）PTG 心的外傷後成長―トラウマを超えて　金子書房 pp.183–191.
- Rodin, J. & Langer, E.J.（1977）. Long-term effects of a control-relevant intervention with the institutionalized aged. *Journal of Personality and Social Psychology*, **35(12)**, pp.897–902.
- Rogers, C. R.（1951）．*A theory of personality and behavior. In Client-centered Therapy*．Houghton Mifflin.（ロジャーズ C. R. 伊藤博（編訳）（1967）．パーソナリティと行動についての一理論　ロジャーズ全集 8　パーソナリティ理論　岩崎学術出版）
- Rothacker, E.（1938）．*Die Schichten der Persönlichkeit*．Bouvier.（ロータッカー，E. 北村晴朗（監訳）（1995）．人格の成層論　法政大学出版局）
- 茂野賢治（2017）．教員養成段階における教師教育の展望―コルトハーヘンの「コア・リフレクション」に焦点を当てて　立命館教職教育研究，**4**，pp.51–59.
- 清水弘司（1998）．ライブラリ心の世界を学ぶ 3　はじめてふれる性格心理学　サイエンス社
- Spencer, L.M., & Spencer, S.M.（1993）．*Competence at Work*．Willy.（スペンサー，L.M.・スペンサー，S.M. 梅津祐良・成田攻・横山哲夫（訳）（2001）．コンピテンシー・マネジメントの展開―導入・構築・活用　生産性出版）
- Stauffer, E. R.（1987）．*Unconditional love and forgiveness*．Triangle Publishers.（スタウファー，E. R. 国谷誠朗・平松園枝（共訳）（1990）．サイコシンセシス叢書 2　無条件の愛とゆるし　誠信書房）
- 鈴木乙史（2003）．性格の適応的変化　詫摩武俊・瀧本孝雄・鈴木乙史・松井豊　性格心理学への招待（改訂版）―自分を知り他者を理解するために　サイエンス社　pp.217–233.
- 瀧本孝雄（2000）．性格のタイプ―自己と他者を知るための 11 のタイプ論　サイエンス社
- 丹野義彦（2003）．性格の心理―ビッグファイブと臨床からみたパーソナリティ　サイエンス社
- 丹野義彦（2012）．基礎心理学と臨床心理学の協調―妄想的観念の認知行動モデルを例に　*Technical Report on Attention and Cognition*，**20**，pp.1–2.
- 戸田まり・サトウタツヤ・伊藤美奈子（2005）．グラフィック性格心理学　サイエンス社
- 辻平治郎・藤島寛・辻斉・夏野良司・向山泰代・山田尚子・森田義宏・秦一士（1997）．パーソナリティの特性論と 5 因子モデル―特性の概念，構造，および測定　心理学評論，**40**，pp.239–259.
- 山根はるみ（1994）．ユング心理学入門―現代人の心の安息を求めて　ごま書房

第4章

- 遠藤利彦（2005）．アタッチメントの個人差とそれを規定する諸要因（第 3 章）　数井みゆき・遠藤利彦（編）　アタッチメント　ミネルヴァ書房　pp.49–79.
- 藤村邦博・大久保純一郎・箱井英寿（編）（2000）．青年期以降の発達心理学―自分らしく生き、老いるために　北大路書房
- 郷式徹（2004）．心の理論（6–2）　杉村伸一郎・坂田陽子（編）　実験で学ぶ発達心理学　ナカニシヤ出版　pp.190–199.
- 市川宏伸（2004）．広汎性発達障害の子どもと医療　かもがわ出版
- 市川宏伸（2015）．発達障害とはなんだろう？（第 1 章）　東京都社会福祉協議会（編）　発達障害者支援ハンドブック 2015　pp.6–7.
- 次郎丸睦子・五十嵐一枝（2002）．発達障害の臨床心理学　北大路書房
- 河合優年（2004）．ダイナミック・システムズ・アプローチ（I–9）　子安増生・二宮克美　改訂版発達心理学　新曜社　pp.40–43.
- 小枝達也（2002）．軽度の発達障害について（I）　小枝達也（編）　ADHD, LD, HFPDD, 軽

度 MR 児 保健指導マニュアル　診断と治療社　pp.2-6.

● 宮本信也（2003）．LD のある子どもの理解と対応―学校と家庭に求められること　季刊「子どもと健康」臨時増刊　ADHD・LD・自閉・多動ってなあに？　労働教育センター　pp.40-48.

● 文部科学省（2004）．小・中学校における LD（学習障害）、ADHD（注意欠陥／多動性障害）、高機能自閉症の児童生徒への教育支援体制の整備のためのガイドライン（試案）

● 日本青少年研究所（編）（2006）．高校生の友人関係と生活意識　（財）日本青少年研究所

● 野呂文行（2016）．自閉症・情緒障害の理解（第 9 章）　筑波大学特別支援教育研究センター・前川久男・四日市章（編）　特別支援教育における障害の理解（第 2 版）　教育出版　pp.152-159.

● 小倉加恵子（2015）．その他の脳機能の障害と二次障害（第 1 章）　東京都社会福祉協議会（編）　発達障害者支援ハンドブック 2015　pp.19-20.

● 小椋たみ子（1997）．障害児のことばの発達―初期言語発達と認知発達の関係（第 8 章）　小林晴美・佐々木正人（編）　子どもたちの言語獲得　大修館書店　pp.185-209.

● 岡本依子・菅野幸恵・根ヶ山光一（2003）．胎動に対する語りにみられる妊娠期の主観的な母子関係：胎動日記における胎児の意味づけ　発達心理学研究, **14**（**1**）　pp.64-76.

● 岡本祐子（1995）．人生半ばを越える心理　南博文・やまだようこ（編）　老いることの意味―中年・老年期　講座生涯発達心理学 5　金子書房

● 岡崎慎治（2016）．ADHD の理解（第 11 章第 2 節）　筑波大学特別支援教育研究センター・前川久男・四日市章（編）　特別支援教育における障害の理解（第 2 版）　教育出版　pp.191-197.

● 大芦治（2000）．教育相談・学校精神保健の基礎知識　ナカニシヤ出版

● 坂上裕子（2003）．歩行開始期における母子の共発達：子どもの反抗・自己主張への母親の適応過程の検討　発達心理学研究, **14**（**3**）　pp.257-271

● 桜井茂男（2006）．乳幼児の発達（第 1 章）　桜井茂男（編）　はじめて学ぶ乳幼児の心理　有斐閣　pp.2-17.

● 重松晴美（2005）．青年期における孤独感および内的対象の想起に関する研究―境界例心性を通して　心理臨床学研究, **22**　pp.659-664.

● 塩見邦雄（2001）．スクールカウンセリング―その理論と実践　ナカニシヤ出版

● 田中哲（2015）．LD（学習障害）とは（第 1 章）　東京都社会福祉協議会（編）　発達障害者支援ハンドブック 2015　pp.16-17.

● 東京都老人総合研究所編（1998）．サクセスフルエイジング　ワールドプランニング　pp.205-207.

● 上野一彦・緒方明子・柘植雅義・松村茂治（編）（2005）．特別支援教育基本用語 100 ―解説とここが知りたい・聞きたい Q&A　明治図書

第5章

● Abramson, L.Y., Seligman, M.E.P., & Teasdale, D.（1978）．"Learned helplessness in humans: Critique and reformulation" *Journal of Abnormal Psychology*, **87**, pp.49-74.

● 相川充（1999）．社会的スキル　中島義明・安藤清志・子安増生・坂野雄二・繁桝算男・立花政夫・箱田裕司（編）　心理学辞典　有斐閣　pp.370-371.

● Allport, G.W.（1954）．The historical background of modern social psychology. In G. Lindzey（Ed.），*The handbook of social psychology*. Vol.1. Cambridge, MA: Addison-Wesley. pp.3-56.

● Caplan, G.（1964）．*Principles of preventive psychiatry*. Basic Books.（新福尚武（監訳）（1970）．予防精神医学　朝倉書店）

● Dougherty, A.M.（2000）．*Psychological consultation and collaboration in school and community settings*. 3rd ed. Wadsworth.

● Homans, G.C.（1974）．*Social behavior: Its elementary forms*. New York: Harcourt Brace Jovanovich.（ホマンズ，G.C. 橋本茂（訳）（1978）．社会行動―その基本形態　誠信書房）

● Hovland, C.I. & Weiss, W.（1951）．The influence of source credibility on communication effectiveness. *Public Opinion Quarterly*, **15**, pp.635-650.

● Jourard, S.M.（1971）．*Self-disclosure: An experimental analysis of the transparent self*. New York: Wiley Interscience.

● Leary, M.R.,（1983）．*Understanding social anxiety: Social, personality, and clinical perspective*. Sage.（リアリー，M.R. 生和秀敏（監訳）（1990）．対人不安　北大路書房）

● Mehrabian, A.（1968）．Communication without words, Psychology Today, **2**, pp.52-55.

● Myers, D. G.（2002）．*Social psychology. 7th ed*. Boston, MA: McGraw-Hills.

● Rappaport, J. & Seidman, E（Eds.）（2000）．*Handbook of community psychology*. Kluwer Academic/ Plenum Publishers.

● Rosenberg, M.J., Hovland, C.I., McGuire, W.J., Abelson, R.P. & Brehm, J.W.（1960）*Attitude* organization and change. Yale University Press.

- 坂本真士（2002）. 臨床社会心理学 古畑和孝・岡隆（編）社会心理学小辞典（増補版）有斐閣，pp.339-340.
- 坂本真士・佐藤健二（編）（2004）. はじめての臨床社会心理学 有斐閣
- Samovar, L.A., Porter, R.E. & Jain, N.C.（1981）. *Understanding intercultural communication.*
- Schlenker, B.R., & Leary, M.R.,（1982）. "Social anxiety and self-presentation: A conceptualization and model." *Psychological Bulletin*, **92**, pp.641-669.
- Scileppi, J.A., Teed, E.L., & Torres, R.D.（2000）. *Community psychology: A common sense approach to mental health.* Prentice Hall.（植村勝彦（訳）（2005）. コミュニティ心理学 ミネルヴァ書房）
- Sladeczek, I.E., Heath, N.L., Blidner, A., & Lanaro, L.M.（2003）. Canadian consultation in an international context: A review of the literature. In E.Cole & Siegel, J.A.（Eds.）, *Effective consultation in school psychology*（2nd Ed.,）. Hogrefe & Huber, pp.45-59.
- Smith, E.R., & Mackie, D.M.（2000）. Social psychology. 2nd ed. Philadelphia, PA: Psychology Press.
- 高山　巖（1999）. 臨床心理学 中島義明（編集）心理学辞典 有斐閣，p.892.
- Turner, J.C.（1987）. *A self-categorization theory.*
- 山本和郎（1986）. コミュニティ心理学—地域臨床の理論と実践 東京大学出版会
- 山本和郎（2000）. 危機介入とコンサルテーション ミネルヴァ書房
第6章

- Bloom, A.H.（1981）. *The linguistic shaping of thought: A study in the impact of language on thinking in China and the West.* Hillsdale, HJ: Lawrence Erlbaum Associates.
- 針生悦子（2006）. 言語と思考 針生悦子（編）朝倉心理学講座5 言語心理学 朝倉書店 pp.138-157.
- Heider, E. R.（1972）. Universals in color naming and memory. *Journal of Experimental Psychology*, **93**, pp.10-20.
- 石合純夫（2003）. 高次脳機能障害学 医歯薬出版.
- Kay, P. & Kempton, W.（1984）. What is the Sapir-Whorf hypothesis? *American Anthropologist*, **86**, pp.65-79.
- Roberson, D., Davies, I. R. L., & Davidoff, J.（2000）. Color categories are not universal: Replications and new evidence from a stone-age culture. *Journal of Experimental Psychology: General*, **129**, pp.369-398.
- 笹沼澄子（1993）. 失語症 島薗安雄・保崎秀夫（編）精神科 MOOK 29 神経心理学 金原出版 pp.59-81.
- 高野陽太郎（1995）. 言語と思考 大津由紀雄（編）認知心理学3 言語 東京大学出版会 pp.245-259.
- 竹内愛子（1995）. 失語症 竹内愛子・河内十郎（編）脳卒中後のコミュニケーション障害 共同医書出版社 pp.12-64.
- 竹内愛子（2001）. 失語症の評価とリハビリテーション 医療研修推進財団（監修）言語聴覚士指定講習会テキスト 第2版 医歯薬出版 pp.215-222.
- 浮田潤（2005）. 認知の障害 海保博之（編）朝倉心理学講座2 認知心理学 朝倉書店 pp.160-175.
第7章

- Baddeley, A.（1982）*Your Memory: A Users Guide.* Multimedia Publications.（バッドリー, A. 川幡政道（訳）（1988）. カラー図説 記憶力—そのしくみとはたらき 誠信書房）
- ダマシオ, A.R. 田中三彦（訳）（2005）. 感じる脳 ダイヤモンド社
- Hilts, P.J.（1995）Memory's Ghost: The Nature of Memory and the Strange Tale of Mr. M. Simon & Schuster.（ヒルツ, P.J. 竹内和世（訳）（1997）. 記憶の亡霊—なぜヘンリー・Mの記憶は消えたのか 白揚社）
- 岩村吉晃（1989）. 第2章 体性感覚 田崎京二他（編）新生理科学大系9 感覚の生理学 医学書院 pp.343-351.
- 岩村吉晃（2001）. タッチ 神経心理学コレクション 医学書院
- Kalat, James W.（2011）. *Introduction to psychology.* 9th ed., Wadsworth Cengate Learning.
- 川島隆太（2002）. 高次機能のブレインイメージング 神経心理学コレクション 医学書院
- Kalat, J.W.（2011）. *Introduction to psychology.* 9th ed. Belmont, Wadsworth.
- カッツ, D. 東山篤規・岩切絹代（訳）（2003）. 触覚の世界 新曜社
- Lederman, S.J., & Klatzky, R.B.（1987）. Hand Movements:A Window into Haptic Object

238

Recognition. *Cognitive Psychology*, **19**, pp.342–368.
- Loftus, G.R. and Loftus, E.F.（1976）. *Human Memory:The Processing of Information.* Lawrence Erlbaum Associates.
（ロフタス，G.R.・ロフタス，E.F. 大村彰道（訳）（1980）．人間の記憶―認知心理学入門　東京大学出版会）
- Loomis, J.M., & Lederman, S.J.（1986）. Tactile perception. In K.R.Boff, L.Kaufman, & J.P.ThomasEds.. *Hand book of perception and human performance*, **31**, pp.2–41.
- 松田　均・松岡和生（2004）．触感情報の保持とイメージ想起能力との関連性 日本イメージ心理学会第5回大会発表論文集
- 森本　琢・菱谷晋介（2003）．視―触クロスモダルプライミングの生起メカニズムに関する研究 心理学研究，**74**，pp.452–459.
- 日本聴覚医学会（編）（2004）．聴覚検査の実際　改訂2版　南山堂
- 岡田斉（2011）．「夢」の認知心理学　勁草書房
- 大山正・今井省吾・和気典二（編）（1994）．新編　感覚・知覚心理学ハンドブック　誠心書房
- ラマチャンドラ，V. S.　山下篤子（訳）（2013）．脳のなかの天使　角川書店
- 澤村誠志（2000）．切断者のリハビリテーション　リハビリテーション医学全書18―切断と義肢　第4版　医歯薬出版　pp.520–523.
- 佐々木正人（2001）．アフォーダンスの構想の源―アフォーダンスの構想 東京大学出版 pp.7–45.
- 積山　薫（1997）．身体表象と空間認知 ナカニシヤ出版
- Servos, P., Lederman, S.J., Wilson, D., & Gati, J.（2001）. fMRI-derived cortical maps for haptic shape, texture, and hardness. *Brain Res Cogn Brain Res*, **12**, pp.307–313.
- 都木　徹（1998）．放送における話速変換：話者や音環境の多様性への対応　日本音響学会誌 **54**（7）, pp.533–538.
- 富田　寛（1981）．味覚不全　味覚の科学　佐藤昌康（編）朝倉書店　pp.227–243.
- Tun, P. A., & Wingfield, A.（1997）. Language and communication: Fundamentals of speech communication and language processing in old age, In A. D. Fisk. & W. A. Rogers （Ed.）, *Human Factors and the Older Adults*, Academic Press, INC, pp.125–150.

第8章

- 今田寛（1996）．学習の心理学　培風館
- 今田寛（2000）．学習の心理学　財団法人放送大学教育振興会
- 実森正子・中島定彦（2000）．学習の心理 サイエンス社
- Mednick, S. A., Higgins, J., & Kirschenbaum, J.（1975）. John Wiley & Sons, Inc.（メドニック，S. A.・ヒギンズ，J.・キルシェンバウム，J. 外林大作・島津一夫（編著）（1979）．心理学概論―行動と経験の探究　誠信書房）

第9章

- 藤生英行（1995）．能力と認知の動機づけ　教室の動機づけの理論と実践　新井邦二郎（編著）　金子書房　pp.92–111.
- 濱　治世（2001）．感情と情緒（情動）　濱　治世・鈴木直人・濱　保久（共著）感情心理学への招待　感情・情緒へのアプローチ サイエンス社　pp.1–62.
- Maslow, A. H.（1970）. *Motivation and personality*. 2nd ed. Harper & Row.（マズロー，A. H. 小口忠彦（訳）（1987）．人間性の心理学―モチベーションとパーソナリティ　改訂新版　産業能率大学出版部）
- 大野　裕（2000）．「うつ」を治す　PHP新書
- 坂野雄二（2002）．パニック障害　下山晴彦・丹野義彦（編）講座　臨床心理学3　異常心理学Ⅰ　東京大学出版会　pp.59–80.
- 竹原卓真（2004）．顔の表情と認知　竹原卓真・野村理朗（編）「顔」研究の最前線　北大路書房　pp.61–83.

第10章

- American Psychiatric Association（2013）. *Diagnostic and Statistical Manual of Mental Disorders*（DSM-5）. American Psychiatric Publishing.（日本精神神経学会（監修）高橋三郎・大野裕ほか（訳）（2014）DSM-5―精神疾患の分類と診断の手引　医学書院）
- 上里一郎（監修）（2001）．心理アセスメントハンドブック　第2版　西村書店
- 安香宏・藤田宗和（編著）（1997）．臨床事例から学ぶTAT解釈の実際　新曜社
- 橋本泰夫・大木桃代（編著）（1999）．臨床現場のための心理検査入門　オーエムエス出版
- 堀毛裕子（2003）．面接・観察査定論　岡堂哲雄（編）臨床心理学全書2　臨床心理査定学　誠信書房　pp.141–202.

● 松原達哉（編著）（2002）．心理テスト法入門　第4版―基礎知識と技法習得のために―　日本文化科学社
● 宮元博章（1998）．観察法・プロトコル法　塩見邦雄（編）心理検査ハンドブック　ナカニシヤ出版　pp.109-136.
● 小笠原昭彦（2003）．心理テスト査定論　岡堂哲雄（編）臨床心理学全書2　臨床心理査定学　誠信書房　pp.203-290.
● 岡堂哲雄（1993）．序論―臨床心理査定について　岡堂哲雄（編）心理検査学―臨床心理査定の基本　増補新版　垣内出版　pp.15-26.
● 岡堂哲雄（1994）．心理テスト―人間性の謎への挑戦　講談社．
● 岡堂哲雄（2003）．臨床心理査定総論　岡堂哲雄（編）臨床心理学全書2　臨床心理査定学　誠信書房　pp.1-38.
● 小此木啓吾・馬場禮子（1989）．新版精神力動論―ロールシャッハの解釈と自我心理学の統合　金子書房
● 大貫敬一（1992）．パーソナリティ・アセスメント　大貫敬一・佐々木正宏（編著）心の健康と適応　福村出版　pp.179-198.
● 塩見邦雄（1998）．人を測定するとはどういうことか　塩見邦雄（編）心理検査ハンドブック　ナカニシヤ出版　pp.1-14.
● 鈴木平・山口創・根建金男（2001）．行動論的アセスメント　上里一郎（監）心理アセスメントハンドブック　第2版　西村書店　pp.553-562.
● Wiens, A. N.（1983）．The assessment interview. In Weiner, I.B.（Ed.），*Clinical methods in psychology*. New York: John Willy & Sons, pp.3-57.

第11章

● 馬場謙一（編）（1995）．臨床心理学　弘文堂
● フロイト, A.（1936）外林大作（訳）（1986）．自我と防衛　誠信書房
● 萩原裕子・岡堂哲雄（2004）．ケアハウス入居者の回想と心理的適応に関する研究　家族心理学研究, **18**（2），pp.101-122.
● 濱田秀伯（2005）．精神医学エッセンス　弘文堂
● 弘中正美（2003）．第1章　遊戯療法　田嶌誠一（編）臨床心理学全書9　臨床心理面接技法2　誠信書房　pp.1-54.
● 本間萌（2013）．地域におけるグループの活用の可能性―宮古市における回想法ボランティアグループの活動を例として　ソーシャルワーク研究, **39**（**2**），pp.145-149.
● 市江雅芳（2006）．音楽と人間との新しい関わり―音楽療法とその周辺　バイオメカニズム学会誌, Vol.30, No.1, pp.26-30.
● 飯森眞喜雄・町田章一（編）（2004）．ダンスセラピー　岩崎学術出版社
● 井上和臣（1997）．心のつぶやきがあなたを変える―認知療法自習マニュアル　星和書店
● 井上直子・小谷英文・杉山恵理子・西村馨・西川昌宏（1994）集団精神療法の定義　集団精神療法10, pp.156-161.
● 井上直子（1999）精神分析的集団精神療法　野島一彦（編）グループ・アプローチ　現代のエスプリ385　至文堂　pp.14-22.
● ユング　1989　林道義訳　心理療法論　みすず書房
● 河合隼雄（1967）．ユング心理学入門　培風館
● 越川房子（1991）心理治療の方法　根建金男（編著）心理学セミナー―日常に生かせる10章　鷹書房　pp.162-169.
● 前田重治・小川捷之（編）（1981）．精神分析を学ぶ　有斐閣
● 松木邦裕（1996）．対象関係論を学ぶ　岩崎学術出版
● 鍋田恭孝（1993）．心理療法の歴史―心理療法を学ぶ　有斐閣
● 長嶋紀一他（編著）（2003）．福祉キーワードシリーズ　痴呆ケア　中央法規出版
● 成瀬悟策（1992）．動作法　氏原寛・小川捷之・東山紘久・村瀬孝雄・山中康裕（編）心理臨床大辞典　培風館　pp.333-335.
● 日本園芸療法普及協会（2004）．園芸療法の資格と仕事の本　草土出版
● 日本遊戯療法研究会（2000）．遊戯療法の研究　誠信書房．
● 野口裕二（2002）．物語としてのケア　医学書院
● 野村豊子（編）（2006）．高齢者の「生きる場」を求めて　ゆまに書房
● 岡村達也（近刊）．カウンセリングの条件　日本評論社
● 小此木啓吾（編）（1979）．精神分析　フロイト以降―現在のエスプリ148　至文堂
● 大前哲彦（2004）．認定音楽療法士の臨床に関するアンケート調査の報告　日本音楽療法学会ニュース, **7**, pp.12-14.
● Rachman, S.（1996）．The evolution of cognitive behaviour therapy. In Clark, D.M. & Fairburn, C.G.（Eds.），*Science and practice of cognitive behaviour therapy*. London: Oxford University Press. pp.1-26.（ラックマン S. 伊豫雅臣（監訳）（2003）．認知行動療法の科学と

実践　星和書店）
- Rogers, C. R.（1942）. *Counseling and Psychotherapy: Newer Concepts in Practice.* Houghton Mifflin（ロジャーズ，C. R.　末武康弘・保坂亨・諸富祥彦（2005）．カウンセリングと心理療法　岩崎学術出版社）
- Rogers, C. R.（1951）. *Client-Centered Therapy: Its Current Practice, Implications, and Theory.* Houghton Mifflin（ロジャーズ，C. R.　保坂亨・末武康弘・諸富祥彦（2005）．クライアント中心療法　岩崎学術出版社）
- シーガル，H.　岩崎徹也（訳）（1977）．メラニークライン入門　岩崎学術出版
- 斎藤利郎（2004）．ピア・カウンセリング　高齢者ピア・カウンセラー養成の試み　現代書林
- 坂野雄二（1995）．認知行動療法　日本評論社
- 坂野雄二（2002）．認知行動療法　日野原重明・井村裕夫（監）看護のための最新医学講座　第34巻　医療人類学　中山書店
- Shapiro, F.（1995）. *Eye movement and desensitization and reprocessing.: Basic principles, protocols, and procedures.* New York: Guilford Press.（シャピロ F. 市井雅哉（監訳）（2004）EMDR―外傷記憶を処理する心理療法　二瓶社）
- 志村ゆず（編）（2005）．ライフレビューブック　高齢者の語りの本づくり　弘文堂
- スチュアート, I.・ジョインズ, V. 深澤道子（監訳）（1991）TA TODAY―最新交流分析入門　実務教育出版
- 杉田峰康（1999）．交流分析　氏原寛・成田善弘（共編）カウンセリングと精神療法　pp.262 -271.
- 鈴木純一（1999）．集団精神療法の実践　近藤喬一・鈴木純一（編）　集団精神療法ハンドブック　金剛出版　pp.143-160.
- 鈴木伸一・神村栄一（2005）．実践家のための認知行動療法テクニックガイド―行動変容と認知変容のためのキーポイント　北大路書房
- 高橋規子・吉川悟（2001）．ナラティブ・セラピー入門　金剛出版
- 高橋多喜子（2014）．音楽療法　日本老年行動科学会（監修）高齢者のこころとからだ事典　中央法規出版　p.137.
- 高山　厳（1997）．行動療法と認知行動療法　岩本隆茂・大野裕・坂野雄二（共編）　認知行動療法の理論と実際　培風館　pp.21-28.
- 高柳朋子（2005）．アニマルセラピー（動物介在療法）とは何か　公衆衛生，**69**（12），pp.948-952.
- 丹野義彦　2000　効果研究とメタ分析　下山晴彦（編）臨床心理学研究の技法　シリーズ・心理学の技法　福村出版　pp.127-132.
- The American group psychotherapy association（2008）. Clinical practice guidelines for group psychotherapy.（日本集団精神療法学会（監訳）西村馨・藤信子（訳）（2014）．AGPA 集団精神療法実践ガイドライン　創元社）
- 辻川真弓・中村可奈（2004）．園芸療法　コミュニティ・ケア，6（8），pp.72-78.
- 若島孔文・生田倫子（編）（2005）．ブリーフセラピーの登竜門　アルテ
- Yalom, I. D.（2004）. *The Theory and Practice of Group Psychotherapy.* 4th ed., Basic Books.（ヤーロム，I. D. 中久喜雅文・川室優（監訳）（2012）ヤーロム　グループサイコセラピー―理論と実践　西村書店）
- Yalom, I.D. & Leszcz, M.（2005）*The Theory and Practice of Group Psychotherapy*　5th ed. New York, Basic Books.

第12章

- Holmes, T. H., & Rahe, R. H.（1967）. The social readjustment rating scale. *Journal of Psychosomatic Research*, **11**, pp.213-218.
- 石原俊一（2014）．ストレス課題におけるタイプDパーソナリティと心臓血管系反応の関連性　人間科学研究，**35**，pp.1-13.
- 神村栄一・海老原由香・佐藤健二・戸ヶ崎泰子・坂野雄二（1995）．対処法略の三次元モデルの検討と新しい尺度（TAC-24）の作成　教育相談研究，**33**，pp.41-47.
- Kanner, A. D., Coyne, J. C., Scheafer, C., & Lazarus, R. S.（1981）. Comparison of two modes of stress measurement: daily hassles and uplifts versus major life events. *Journal of Behavioral medicine*, **4**, pp.1-39.
- Lazarus, R. S. & Folkman, S.（1984）. *Stress, appraisal, and coping*. New York: Springer.
- Rosenman, R. H., Brand, R. J., Jenkins, C. D., Friedman, M., Straus, R., & Wurm, M.（1975）. Coronary heart disease in the Western Collaborative Group Study: Final follow-up experience of 8 1/2 years. *JAMA*, **223**, pp.872-877.

第13章

- 荒田　寛（2005）．精神障害者援助と関連専門職との連携（改訂第3版）精神保健福祉士養成

セミナー（編）　精神保健福祉援助技術各論　へるす出版

● G.渡部律子・前田ケイ・野村豊子（2000）．シンポジウム　ソーシャルワーク実践とスキル
―専門性の獲得と教授法　ソーシャルワーク研究，**26-2**，相川書房　pp.18-36.

● 小林重雄（監修）園山繁樹・内田一成（編）（2002）．福祉臨床心理学　コレール社

● 児島達美（2006）．家族療法とブリーフセラピー　牧原　浩（監修）・東豊（編集）　家族療法
のヒント　金剛出版

● 畠中宗一（2003）．家族支援論　世界思想社

● 山崎美貴子（2003）．社会福祉と家族―「家族福祉論」研究の現代的課題，社会福祉研究，
88，財団法人鉄道弘済会社会福祉部「社会福祉研究」編集部，pp.34-40.

● ぜんかれん保健福祉研究所（編）（1999）．医療機関における家族支援プログラム　ぜんかれ
ん保健福祉研究所モノグラフ，**23**，全国精神障害者家族会連合会

国家試験対策用語集

● 解説文中の太字は国家試験で出題された箇所です。

IQ（知能指数）

〔intelligence quotient〕

知能検査では各年齢に相当する課題を設定し、対象者が達成できた年齢を精神年齢（MA）と呼ぶ。MA を生活年齢（CA）で割り、それを 100 倍したものを知能指数（IQ）という。知能指数が 100 以下なら劣る、それ以上なら優れていると判断される。

アイコニック・メモリー

〔iconic memory〕

感覚器官から入力された情報は短時間そのまま保存される。これを感覚記憶という。その中でも視覚において保存されるものをアイコニック・メモリーといい、保持時間は約 1 秒程度といわれ、その後、短期記憶へ送られる。

アイデンティティ

〔identity〕

エリクソン（Erikson, E. H.）の人格発達理論における用語である。**同一性といい、確立されていると「自分とは何か」といった問いに答えられる。青年期における心理社会的危機にかかわる**といわれる。その逆はアイデンティティ拡散である。

アタッチメント

〔attachment〕

愛着といい、ボウルビィ（Bowlby, J.）が特定の対象に対する特別な情緒的結びつきについて名づけた言葉。乳幼児期に形成された愛着は、**内的ワーキングモデル**として青年期以降にも存在し続けるといわれている。測定法の 1 つに**ストレンジシチュエーション法**がある。

アドラー

〔Adler, Alfred 1870–1937〕

精神分析学者。個人心理学を創設した。人間が劣等感を補償するために、より強く完全になろうとする「権力への意志」に着目した。意識、目標志向的行動を重視し、無意識についてはあまり重視しなかった。

EMDR

〔Eye Movement Desensitization and Reprocessing〕

シャピロ（Shapiro, F.）により開発された眼球運動による脱感作および再処理法。外傷的なできごとを考えてもらいながら、治療者が患者の眼の前で指を一定の速度で動かし、それを眼で追いかけてもらう方法。PTSD に対する有効な治療である可能性が示唆されている。

一次予防／二次予防

〔primary prevention, secondary prevention〕

一次予防は疾病の発生そのものを予防することであり、二次予防は早期発見・早期治療することにあたる。さらに三次予防もあり、これは疾病から社会復帰するための行為にあたり、リハビリテーションがこれに含まれる。

遺伝か環境か

〔heredity/environment; nature/nurture〕

心理学では発達に関して遺伝によって決まるか（生得説）、環境によって決まるか（環境説）という議論があったが、現在ではその両者とも重要であり、むしろその関係性について輻輳説や相互作用説が重視されてきている。

意味記憶

〔semantic memory〕

事実、概念、言葉の意味などの世界についての知識に関する記憶。それに対してエピソード記憶（episodic memory）は時空間的に定位された自己の経験に関する記憶のことをいう。エピソード記憶が意味記憶化することもある。

ウェクスラー式知能検査

〔Wechsler's intelligence test〕

ウェクスラー（Wechsler, D.）により開発された知能検査。個別検査であり、言語性検査と動作性検査によって構成される。言語性 IQ と動作性 IQ、全体 IQ の 3 種類の知能指数が求められる。成人用は WAIS、児童用は WISC、幼児用は WPPSI である。

内田＝クレペリン精神作業検査

〔Uchida-Kraepelin Performance test〕

クレペリン（Kraepelin, K.）が創始し、内田勇三郎が発展させた人格検査。一列に並んだ数を連続して加算していく作業を繰り返し、各列における作業量を曲線として表し、その形状により対象者の精神的状態を把握しようとするものである。

SST（社会生活技能訓練）

〔social skills training〕

社会的相互作用の技能を教える方法。主張すること、話を聞く、会話、非言語的スキルなどの社会的行動を直接的あるいはロールプレイ、練習等によって社会により適応できる形に変えていくことを目指す方法である。

エリクソン, E. H.

〔Erikson, Erik Homburger 1902-1994〕

生涯発達の視点から人生を 8 つの時期に分け、各発達段階にはその時期に中心的な発達課題があると論じた。青年期の課題としてアイデンティティの確立、その準備段階としてのモラトリアムの概念で知られている。

エリクソン, M. H.

〔Erickson, Milton Hyland 1901-1980〕

アメリカの催眠療法家。それまでの催眠療法にはあまり使われなかった間接暗示をさまざまに工夫した催眠誘導を実践した。リフレーミングや物語技法などを積極的に用いた戦略的心理療法を展開した。短期療法の祖に位置する。

エンカウンター・グループ

〔encounter group〕

このグループでは 2 日から数週間の間 10 人位の同一メンバーがリーダーとともに自発的に集団を作り、自分たちの意向に沿った目標を設定し、活動方向を選択する。その結果として自分の生々しい気持ちを表現し、他者の真実の気持ちに出会うことで心理的な成長を目指す。

オルポート

〔Allport, Gordon Willard 1897-1967〕

アメリカの心理学者。性格心理学、社会心理学の研究で有名。性格とは個人を特徴づけている行動と思考を決定するところの精神・身体システムであって、その個人の内部に存在する力動的組織であるという彼の定義は有名。

解決志向モデル

〔solution focused model〕

このモデルでは、患者の問題を解決するためには、彼の行動もしくはその解釈のいずれかを変化させるだけで十分であると考える。そのための手段として「奇跡が起きて問題が解決したならどこが違ってくるのか」というミラクル・クエスチョンは有名である。

回想法

〔reminiscence therapy〕

聞き手とともに自分の人生を振り返り、過去の思い出を語ることによって、気持ちの安定を促進させる援助技法のこと。特別養護老人ホームや老人保健施設、病院などの場所で、臨床心理士、作業療法士、介護福祉士などにより実施されている。

解離性障害

〔dissociative disorder〕

一般的には多重人格として知られているが、正確に

は DSM-Ⅳ-TR の基準である**解離性健忘**（自伝的記憶の喪失）、**解離性とん走**（突然姿を消しどこかに行ってしまう）、**解離性同一性障害**（いわゆる多重人格）、**離人症性障害**（自分自身に対する非現実的感覚）、などが当てはまる障害と判断されるものである。虐待によって生じるとの説もあるが、議論も多く確定はできていない。

学習障害（LD）
〔learning disabilities〕
知能に遅れはなく、感覚器官、運動機能、生育環境に障害がないにもかかわらず、**聞く、話す、読む、書く、計算する、推論するなどの能力のうち、特定のものの学習に困難をきたすこと**。その原因として脳機能の障害が関連する可能性が示唆されている。

仮現運動
〔apparent movement〕
実際には動いていないにもかかわらず動きが知覚される現象。2つの光の点を交互に点滅させる時間感覚や持続時間を調整することで生じさせることができる。

家族療法
〔family therapy〕
家族をシステムとして扱う治療法。個人の望ましくない行動は家族のメンバーの影響で生じたと考える立場に立つ。家族のコミュニケーションを改善し、家族の成員間の人間関係を肯定的な方向へ向けていくことを目指す心理療法である。

カルフ
〔Kalff, Dora Maria 1904-1990〕
箱庭療法を確立した心理療法家。ユング（Jung, C. G.）に分析心理学を学び、ローエンフェルト（Lowenfeld, M.）のもとで**遊戯療法**の1つである世界技法を学び、両者を結びつけて箱庭療法を発案した。

記憶
〔memory〕
記憶は過去の経験を覚え（記銘：符号化）、忘れないように蓄え（保持）、思い出して利用する（想起）という3つの過程からなる。保持時間の長さによって1秒以下の感覚記憶、30秒以内の短期記憶、ほぼ消えることのない長期記憶がある。

記憶術
〔mnemonics〕
通常は一度に覚えられない単語や数字などを一度に覚えられるように記憶を補助する方法。記憶する素材を空間的に配置して覚える場所法、手がかりとともに覚えるペグワード法、数字を文字に置き換えて覚える語呂合わせも含まれる。

帰属理論
〔attribution theory〕
帰属とは**自分自身や他人の行動の原因を推論する過程**のこと。帰属理論とはそのような推論の背後にある心理学的な過程を明らかにしようとするもので、最初に提唱したのは**ハイダー**（Heider, F.）であった。**内的帰属、外的帰属**などの概念が知られている。

規範
〔norm〕
社会規範とは、人びとが従わなければならない社会にある無数のルールのことである。社会規範は、行為をコントロールすることによって、社会の秩序をもたらす役割を果たしている。行為に対する拘束力の強さという点で、おおよそ慣習、習律、法の3種類に分けることができる。

キャッテル
〔Cattell, Raymond Bernard 1905-1998〕
人格心理学、計量心理学者。知能についての因子分析を用いた研究から、**知能は新しい場面への適応に必要とされる流動性知能と、過去の学習経験から得られた判断力に関する結晶性知能からなる**という二因子説を提唱した。

ギルフォード
〔Guilford, Joy Paul 1897-1987〕
精神測定法の研究、特に知能の研究を精力的に行った心理学者。因子分析により、与えられた情報の内容、情報処理の心的操作、その結果としての所産か

らなる3次元的知性構造モデルを提唱した。彼の理論を取り入れた**矢田部ギルフォード性格検査（YG性格検査）**がよく知られている。

クライン
〔Klein, Melanie 1882-1960〕
児童精神分析家。子どもの精神分析的治療を始め、**遊戯療法**の創設者の1人となった。対象関係論といわれる学派を形成し、精神分析に大きな影響を与えた。

芸術療法
〔art therapy〕
芸術療法とは、病、トラウマ、障害を持っている人や、自分自身のさらなる発達を求める人たちによって、専門家の支援のもとに、芸術的創作活動を治療的に用いることである。芸術を創作することや芸術作品そのもの、それを創作する過程について検討することを通して、人は自己と他者についての気づきを増進することができ、症状やストレス、トラウマ的な経験と向き合えることができるようになると考えられている。

系列位置効果
〔serial position effect〕
順番に呈示された素材を記銘し、後に再生する課題を行った場合、素材が呈示された位置によって再生率に違いが出る。これを系列位置効果という。系列の冒頭部分と終末部分の再生率が高くなるが前者を初頭効果、後者を新近効果という。

ゲシュタルト心理学
〔gestalt psychology〕
ヴェルトハイマー（Wertheimer, M.）、ケーラー（Köhler, W.）、コフカ（Koffka, K.）、レヴィン（Lewin, K.）によって始められた心理学の一派。要素に分解できない全体の形態性である「ゲシュタルト」が心理学の研究対象であると主張し、知覚、思考、発達、社会心理学の各分野で研究が進められた。

ゲゼル
〔Gesell, Arnold Lucius 1880-1961〕

アメリカの発達心理学者。**双生児統制法**による実験研究を行い、**発達における成熟優位説**を説いたこと、発達診断学の確立とそのための基礎資料を収集したことで有名。この発達診断の各項目はそれ以後の発達検査に多く取り込まれている。

恒常現象
〔constancy phenomenon〕
感覚器官に与えられる刺激が変化しても、刺激のもとになる対象についての、たとえば大きさ、形、速度といった特徴は比較的変わらずに知覚されること。**知覚的恒常性**ともいう。

行動療法
〔behavior therapy〕
行動を建設的な方向に変化させるために学習理論を用いる心理療法。行動変容、嫌悪療法、脱感作、トークン・エコノミーなどの技法がある。個人の心の問題の解決のために、その原因追究よりも問題となっている思考や行動を変えることを目指す。

心の理論
〔theory of mind〕
他者の欲求や信念や意図や感情などの心のありようについて、子どもが現在持っている理解の仕方をいう。主に乳幼児期における自己および他者理解の問題として研究されている。

古典的条件付け／オペラント条件付け
〔classical conditioning/operant conditioning〕
古典的条件付けとは、それまで無関連だった刺激をある反応を起こす刺激と合わせて繰り返し提示することで結び付ける学習のスタイル。**パブロフの研究**が有名。**オペラント条件付けとは強化を伴う反応によって行動に変化を引き起こす学習のスタイル**であり、スキナーによって研究が始められた。

コフート
〔Kohut, Heinz 1913-1981〕
オーストリア出身の精神分析学者。彼は自己が凝集性を維持するためには、自己を映し返す、理想化された、分身のような3種の他者を経験すること（自己対象経験）が必要と主張し、適切に行われた場

合、自己愛が健全に発達すると考える自己心理学を提唱した。

個別式知能検査／集団式知能検査
〔individual intelligence test／group intelligence test〕
ビネー（Binet, A.）が作成した知能検査は図版や道具を使いながら一対一で進める個別式検査であったが、後に集団で実施できる知能検査も開発された。言語を用いるものをＡ式、非言語的な課題に基づくものをＢ式という。

コミュニティ心理学
〔community psychology〕
コミュニティの抱える諸問題を心理学的に解決しようとする、実践活動と研究活動を統合する心理学の一領域。そのための方法論として**予防、危機介入、コンサルテーション**が重視される。

コンサルテーション
〔consultation〕
コンサルテーションとは、カウンセラーなどの専門家が、問題を抱えた人に直接かかわるのではなく、日頃からクライエントの相談・援助に当たっている人、たとえば教師、職場の上司等にかかわり方の指導・援助をすることによって問題の解決を図ること。

サーストン
〔Thurstone, Louis Leon 1887-1955〕
アメリカの心理測定、精神物理学の第一人者。多くの変数の関係の中から共通する因子を抽出する因子分析の研究、一対比較法で得られた大小関係の情報をもとにその刺激を一次元の連続体上に位置づける比較判断の法則で有名。

作動記憶（作業記憶）
〔working memory〕
短期記憶の概念を発展させた記憶理論。入力された情報は、言語的な処理系である**音韻ループ**とイメージ的な処理系である**視空間スケッチパッド**の２系統で中央制御部に統御されながら処理されると考える説。

刺激閾
〔stimulus threshold〕
ある刺激を検出できる強さの最小値を刺激閾という。正常な感覚を生じさせる最大の刺激が**刺激頂**、２つの刺激の差異を検出できる最小の差異は**弁別閾**である。

自己実現
〔self-actualization, self-realization〕
自己を実現すること。**マズロー（Maslow, A. H.）**は生理的、心理的な欲求が満たされた結果として、本来の自己を実現しようとする欲求が現れると考えた。ロジャーズ（Rogers, C. R.）は、人間は、自らのもつ潜在的能力を達成しようとする自己実現の動機を備え持っていると述べた。

自閉症
〔autism〕
広汎性発達障害の１つ。基本的特徴は、対人関係を形成維持することへの困難さを中心とする**社会性の問題**、言語発達の遅れなどの**コミュニケーションの問題**、**こだわり**、の３つにまとめられる。脳の発達上の不全に起因すると考えられているが詳細は不明。

社会的交換理論
〔social exchange theory〕
２人の間で注意、情報、愛情、好意などのようなやりとりをすることを社会的交換という。対人関係をこの視点から検討するものが社会的交換理論である。この理論によれば二者関係では相互のコストに見合った報酬を期待すると考える。

シャクター
〔Schachter, Stanley 1922-1997〕
アメリカ出身の社会心理学者。情動経験は身体の生理学的活性化とその状態の認知的な解釈によって成立するという情動の二要因論を提唱した。肥満者は生理的な空腹感よりも、食べ物の好みなどの外的刺激に反応しやすいという外発反応性も見出した。

囚人のジレンマ
〔prisoner's dilemma〕
自分には利益があるが、一方で他人を傷つけてしまうような事態のもとで共同的な行為を取るか、敵対的行為を取るかの選択をしなければならないような状況のこと。**社会的ジレンマ**の1つである。

集団の凝集性
〔group cohesiveness〕
ある集団全体のまとまりの程度を表し、集団成員をその所属集団にとどまるように働きかけるすべての力のこと。凝集性の高い集団は成員間での相互理解・受容、役割分化、類似する意見や態度などによって特徴づけられることが多い。

シュプランガー
〔Spranger, Eduard 1882-1963〕
ドイツの哲学者、教育学者。心理学においては、**人間を文化、価値の諸領域から捉え、理論的人間、経済的人間、審美的人間、社会的人間、政治的人間、宗教的人間の6つの類型に分類する人格の類型論**を提唱した点で知られている。

情動理論
〔theories of emotion〕
情動に関する理論のこと。生理的な活性化が先に起こり、その結果、情動が認知されるというジェームズ＝ランゲ説、生理的な活性化と認知的な活性化と行動的な反応は同時に起こるというキャノン＝バード説、シャクター＝シンガーの二要因論などが有名。

処理水準説
〔levels of processing theory〕
クレイク（Craik, F. I. M.）とロックハート（Lockhart, R. S.）が提唱した記憶についての情報処理理論の1つ。われわれが記憶を再生できる程度は、その情報に対して深い認知的操作をするほど高まるという考え方。

自律訓練法
〔autogenic training〕
自律訓練法は、1932年にドイツのシュルツ（Schultz, J. H.）によって体系化され、ルーテ（Luthe, W.）によって展開された心理生理的治療法。催眠に誘導された人が報告するような腕や脚に感じる重たさや温かさの感覚を、自己暗示により生じさせセルフコントロールを目指すものである。

人格検査
〔personality test〕
人格を測定、診断する検査法の総称。用意された質問文に本人が回答していく質問紙法、単純な作業を一定時間課し、その作業量の推移に着目する作業法、あいまいな図形や文章を呈示し、口頭や文章で回答を求める投影法がある。

心的外傷
〔trauma〕
外傷体験ともいう。フロイト（Freud, S.）は、過去の強い心理的な傷がその後も精神的障害をもたらすと主張し、これをトラウマと呼んだ。このような**外傷体験によって発症し、激しい恐怖感や無力感などを症状に含むものが心的外傷後ストレス障害（PTSD）である。**

心理劇
〔psychodrama〕
サイコドラマとも呼ばれる。モレノ（Moreno, J. L.）によって創始された**即興劇の手法を用いた集団精神療法**の技法の1つ。参加したメンバーは個々の問題に対する**直面化、内面の洞察、カタルシス**などを得ることができるといわれている。

心理テストの要件
〔requirements for mental tests〕
心理テストに求められる要件としては、テストの信頼性と妥当性がある。信頼性とは、同一個人に同一のテストを繰り返しても一貫して同一の結果が得られる程度であり、妥当性とは、テストが測定を目指したものを実際に測定している程度をいう。

スキナー
〔Skinner, Burrhus Frederic 1904-1990〕
アメリカの心理学者で行動分析学の創始者。スキナ

一箱を用いてオペラント行動研究の基礎を確立した。後には実験で得られた原理を人間のさまざまな行動場面に応用し、応用行動分析を提唱し、徹底的行動主義を主張した。

ステレオタイプ

〔stereotype〕
社会的な集団の成員に対して持つ、**不正確で強固で過度に単純化したイメージ**。特に、自分の属する集団と**無縁もしくは敵対する集団に対して抱く**ことが多い。

ストレスとストレッサー

〔stress/stressor〕
ストレスとは、セリエ（Selye, H.）によれば**身体にもたらされる要求に対する身体の非特異的な反応**であり、ラザルス（Lazarus, R. S.）によれば**ある人にとって脅威であるとみなされ、自分自身の持つ資源では対応しきれないとみなされる状況**をいう。ストレッサーはストレスを引き起こすもの。

ストレスマネジメント

〔stress management〕
ストレスを低減し、対処方略をより改善するために行動的な方略を適用すること。ストレッサーの除去、認知的評価の変容、対処方略の選択、リラクゼーションなどがある。

スピアマン

〔Spearman, Charles Edward 1863–1945〕
イギリスの統計を専門とした心理学者。因子分析の研究とスピアマンの順位相関係数で知られている。また、知能についての研究でも有名であり、知能は一般的因子（g因子）と特殊因子（s因子）からなるとする二因子説を提唱した。

スリーパー効果

〔sleeper effect〕
説得効果が時間の経過とともに増大する現象。

性格特性論／性格類型論

〔personality typology/personality trait theory〕
性格類型論は一定の原理に基づいて典型的な性格を

設定し、それによって多様な性格を分類し、理解を容易にしようとする立場。性格特性論は一貫して出現する行動傾向（特性）を性格の構成単位とみなし、その組み合わせにより個人の性格を理解しようとするもの。

精神遅滞

〔mental retardation〕
ICD-10 によれば「精神の発達停止あるいは発達不全の状態であり、発達期に明らかになる全体的な知的水準に関与する能力、たとえば認知、言語、運動および社会的能力の障害」と定義されている。IQでは 70 以下が該当する。

精神年齢

〔MA: mental age〕
被検査者の知能の発達の程度を知能検査の結果に基づき年齢尺度で表したもの。精神年齢を算出できる知能検査では年齢水準ごとに検査項目が配列されており、被検査者が正答できた検査項目を確認することによって算出することができるようになっている。

精神分析

〔psychoanalysis〕
フロイト（Freud, S.）が提唱したパーソナリティと心理療法についての方法論。無意識にある思考と感情を明らかにし、それらを意識化することが精神的な問題の解決につながると考える。

世代間伝達

〔intergenerational transmission〕
家族において、子どものイメージや子どもへの期待、子どもに対する愛と憎しみの葛藤などを、祖父から親へ、親からその子どもへというように世代から世代へ伝達していくこと。

説得

〔persuasion〕
態度や信念などを、議論や情報伝達などの言語的手段によって意図的に変化させようとする試みのこと。説得の構成要素には事実や論拠の呈示、それに基づく推論、結論の導出、勧告された行動がもたら

す肯定的結果の明示などがある。

セリエ
〔Selye, Hans 1907-1982〕
カナダの内分泌学者。怪我や毒素や環境からのストレスにさらされたときに身体に生じる反応の研究を行い、これらが生体に作用すると等しく副腎皮質の活動が活発になる共通パターン（汎適応症候群）があることを発見し、ストレス学説を打ち立てた。

選択的注意
〔selective attention〕
感覚入力の一部分に意図的に焦点を当てること。脳の中の情報の流れの経路を変更することによって起こっているといわれている。**同時に何人もの人が話していても、他の人を無視して1人の話だけを聞き取ることのできるカクテルパーティ効果もその1つの例。**

ソシオメトリックテスト
〔sociometric test〕
モレノ（Moreno, J. L.）が提案した人間関係の構造を測定するための5つのテストの1つ。対象となる集団の範囲や場面を明記した上で、対象者に親和感・反感を感じさせる成員やその理由を列記させ、それをもとに成員間の関係を示すソシオグラムを作成する方法。

ソーンダイク
〔Thorndike, Edward Lee 1874-1949〕
アメリカの比較行動学者、教育心理学者。犬や猫を対象とし「問題箱」を使った試行錯誤学習の実験を行い、満足を伴った反応は、その事態とより強固に結びついて、その事態で再び生じる可能性を増すという効果の法則を見出したことで有名。

退行
〔regression〕
防衛機制の1つ。葛藤状況に置かれたときに、早期の発達段階に「子どもがえり」すること。

対象関係論
〔object relations theory〕

精神分析理論の一派で、他人への愛着を発達の過程の中で扱う理論。自我は本来対希求的なものであると考え、自我と対象のかかわりを重視するように、古典的な精神分析理論よりは自我機能に力点を置く点で異なる。クライン（Klein, M.）、ウィニコット（Winnicott, D. W.）、マーラー（Mahler, M. S.）などが有名。

対人距離
〔interpersonal distance〕
文化人類学者ホール（Hall, E. T.）によれば人間の間の距離は、密接距離（50 cm まで）、個体距離（0.5 ～ 1.2 m）、社会距離（1.2 m ～ 3.6 m）、公衆距離（3.6 m 以上）に分類でき、対象となる人間との関係性によってどの距離をとるかが決まるといわれている。

対人魅力
〔interpersonal attraction〕
人が他者に対して抱く好意や嫌悪のこと。魅力にかかわる要因には物理的な近さ、身体的魅力、能力、類似性、自己開示などが挙げられている。説明する理論としては強化理論、認知的整合性理論などが知られている。

態度
〔attitude〕
人やものや因習に関して、学習により獲得された否定的もしくは肯定的な反応傾向。特定の対象に対する心的要因である点で、パーソナリティや価値観とは異なる。行動理論を態度に応用した強化理論や信念の研究から端を発した認知論などがある。

タイプ A
〔type A〕
虚血性心疾患の患者には性格面では競争的、野心的、精力的、行動面では機敏、性急で時間切迫感を持ち、身体面では高血圧や高脂血症が多いことが見出され、これがタイプ A 行動パターンと呼ばれる。反対の傾向はタイプ B と呼ばれる。

多段階貯蔵モデル
〔multistage memory model〕

アトキンソン（Atkinson, R. C.）とシフリン（Shiffrin, R. M.）が提唱した記憶のモデル。**記憶を感覚レジスタ、短期貯蔵（短期記憶）、長期貯蔵（長期記憶）に区分し、短期貯蔵内の情報は急速に減衰するが、リハーサルという内的処理を行うことにより、長期貯蔵へ転送できる**と仮定した。

達成動機

〔achievement motivation〕
ある優れた目標を立て、それを高い水準で完遂しようとする動機づけ。マレー（Murray, H. A.）は意味のあることを成就すること、技能やアイデアを修得すること、困難な要求をすばやく成し遂げることなどへの欲求などからなるとしている。

ターマン

〔Terman, Lewis Madison 1877-1956〕
アメリカの認知心理学者。ビネー（Binet, A.）の知能検査をもとに現在標準的に用いられるスタンフォード＝ビネー改訂知能検査を作成したこと、知能優秀児の研究、知能指数の考え方を実用化したことで有名。

チャンク

〔chunk〕
人間の記憶において意味を持つまとまりのこと。たとえば「おおかみ」を覚えるときに1文字ごとに覚えると4チャンク必要になるが、「狼」という動物として覚えると1チャンクですむ。ミラー（Miller, G. A.）は直接記憶の範囲を7±2チャンクであることを見出した。

注意欠陥／多動性障害（AD/HD）

〔attention-deficit hyperactivity disorder〕
課題の持続が難しく1つの活動に集中できず、気が**散りやすい注意の障害**と、じっとしていなければならない状況でも**過度に落ち着きがない多動**を示す障害のこと。

中途障害／先天性障害

〔adventitious handicap/congenital handicap〕
出生時からすでに障害を負っていた場合には**先天性障害**、出生後に障害を負った場合には**中途障害**とい

う。同じ障害であっても、それが先天的である場合と後天的である場合では、心理や行動に与える影響は大きく異なっている。

治療的人格変化の必要十分条件

〔necessary and sufficient conditions of therapeutic personality change〕
ロジャーズ（Rogers, C. R.）は、治療的な人格変化を引き起こすカウンセラーの態度には6つの必要十分条件があると論じた。そのうち中核的なものが**自己一致・純粋性、無条件の積極的関心、共感的理解**の3つである。

陳述的記憶／手続き的記憶

〔declarative memory/procedural knowledge〕
宣言的記憶ともいう。言葉やイメージで表現することのできる事実に関する記憶。一方、一定の認知活動や行動の中に組み込まれていて言葉やイメージで他人に伝えることのできない意識下で働いている記憶を手続き的記憶という。

TAT（主題統覚検査）

〔Thematic Apperception Test〕
投影法の心理検査の1つ。異なった情景や生活状況を示す20枚からなる絵を対象者に提示し、それぞれについて登場人物の欲求、その人物の将来を含めた物語の構成を求め、その内容から対象者の主に欲求の体系を明らかにしようとするもの。

TOT 現象

〔tip-of-the-tongue phenomenon〕
喉まで出かかる現象。思い出せそうでいて、なかなか思い出せない、どうしても思い出せないこと。

適応機制

〔adjustment mechanisms〕
欲求不満や葛藤などに直面した場合に心理的な平衡状態を維持、回復するために無意識のうちにとる心理的手段のこと。防衛機制の建設的・適応的側面を強調して適応機制と呼ぶこともある。

転移

〔transfer〕

学習の領域では、前に学習したことがその後の学習に影響を与えることをいう。精神分析では主として感情転移を転移といい、過去の体験が現在の人間関係の中に反復強迫的に持ち越されることをいう。

動因低減説
〔drive reduction theory〕
動機づけの理論。生体の行動は、満足されない身体的な欲求が内的な状態と平衡を回復できるように動機づけられて行動するという考え方。

投影法
〔projective technique〕
あいまい、もしくは構造化されていない刺激を用いる心理検査法。検査の対象者はその刺激に自分自身の思考や衝動を投影すると考えられるので、その結果を検討することにより、対象者の人格を査定することができると考えられている。

同調
〔conformity〕
集団内の他者の行動もしくは規範に自分から同意もしくは合致するように行動することをいう。

内発的動機づけ／外発的動機づけ
〔intrinsic motivation/extrinsic motivation〕
内発的動機づけとはその行動自身が目的となるような動機づけ、すなわちそれ自体がおもしろいからやりたいということであるのに対して、外発的動機づけとはその行動を行うことによって生じる賞や罰によって動機づけられる状態をいう。

ナラティブ・セラピー
〔narrative therapy〕
社会構成主義の立場に依拠する援助技法の1つ。相談者の悩みに支配された物語（ドミナント・ストーリー）を、自ら未だ語っていなかった物語（オルタナティブ・ストーリー）として語れるようにすることで、悩みを解消することを目指すもの。

認知的動機づけ理論
〔cognitive motivation theory〕
人間の認知機能が行動を発現させる原因となると考える理論。アトキンソン（Atkinson, J. W.）らの期待＝価値理論やバーライン（Berlyne, D. E.）らの内発的動機づけ理論やパワーズ（Powers, W. T.）のコントロール理論などがある。

認知的不協和
〔cognitive dissonance〕
人が相反する態度のどちらかを選択せざるを得ない状況、もしくは自分の態度とは異なった行動を取らざるを得ないときに感じる不快な緊張状態のこと。

認知の均衡理論（バランス理論）
〔balance theory〕
ハイダー（Heider, F.）が提唱した対人関係に関する理論。人間はバランス（均衡）状態を好む傾向があり、不均衡が存在した場合、不快な緊張状態を感じるため、その不均衡を解消し、均衡を追求しようとする力が生じると考える仮説である。

認知療法
〔cognitive therapy〕
物の考えかた、すなわち認知を変えること、もしくはそのプロセスを変えることによって心の問題を解決していこうと考える心理療法のこと。主にうつ病への有効な治療法として研究されてきたが、パニック障害や全般性不安障害、身体化障害などへの応用も進んできた。行動療法は行動を変化させることに力点を置くが、認知療法では考え方や認知システムを変化させることを重視する点に違いがある。近年、これらを区別せずに認知行動療法と呼ぶ場合も多い。

バウムテスト
〔tree-drawing test〕
対象者に紙に「実のなる樹木を1本」書くことを求め、その絵を評定することにより人格を査定する投影法検査の1つ。バウムとはドイツ語で木のことである。コッホ（Koch, K.）によって創始された。描画法の心理検査として臨床現場で広く用いられている。

箱庭療法
〔sandplay technique〕

約 60 cm × 70 cm 程度の砂を入れた木製の箱とそれに合う大きさのさまざまなミニチュアを用意し、クライアントにはその砂の上にミニチュアを並べたり、砂で自由にイメージを表現することを求める心理治療技法の1つ。カルフ（Kalf, D. M.）がユング（Jung, C. G.）の理論を用いて発展させた。

長谷川式簡易知能評価スケール（HDS）
〔Hasegawa's dementia rating scale〕
高齢者の知能障害の有無と、その程度をスクリーニングする目的で、長谷川らによって作成されたスケール。11の質問項目からなり、4段階で評価される。高齢者に比較的簡単に答えられるような問題から構成され、通常5〜10分程度で施行することができる。

発達課題
〔developmental task〕
発達段階のそれぞれの時期に適切に発達するために、最も必要となる、修得すべき技能や起こさなければならない人格の変化にかかわる心理社会的課題のこと。

ハビガースト
〔Havighurst, Robert James 1900-1991〕
人間の発達と教育の問題に取り組んだアメリカの教育学者。人間の発達課題を提唱したことで名高い。都市の児童やアメリカインディアンの子ども、あるいは高齢者のエイジングへの適応の問題など、成人教育学の台頭期の代表的な研究者ともいわれる。

パブロフ
〔Pavlov, Ivan Petrovich 1849-1936〕
ロシアの生理学者。食物消化の神経機構の研究により1904年にノーベル生理学医学賞を受けた。唾液分泌の研究中に条件反射の現象を発見した。これは古典的条件付けとも呼ばれ、学習理論の基礎的な概念の形成に役立った。

ハロー効果（光背効果）
〔halo effect〕
後光効果ともいう。ある人に対して人がよい印象もしくは悪い印象を持った場合に、その印象をそれと

は関連性のない性格の側面にまで拡大して判断してしまう傾向のことをいう。

バーンアウトシンドローム（燃え尽き症候群）
〔burnout syndrome〕
労働者が身体的、精神的、感情的に枯渇してしまう状態。心身ともに疲れ果てたという感覚（情緒的消耗感）、人を人と思わなくなる気持ち（非人格化）、仕事のやりがいの低下（個人的達成感の減退）という3要素で測定する方法が提唱されている。

バンデューラ
〔Bandura, Albert 1925-〕
アメリカの心理学者。社会的学習において学習者が実際には行動をせず、強化も与えられない場面であっても、見ているだけで成立する観察学習を提唱し、代理強化の重要性を示した。また、自己効力感が肯定的で健康な生き方を可能にするという考え方も提唱した。

ピアカウンセリング
〔peer counseling〕
職場や学校などで仲間同士で行うカウンセリングのこと。ピアとは「仲間」を意味し、クライアントのより近くにいる人間がカウンセリングを行うことで、気やすく話せる、話が通じやすい等の利点があるが、非専門家が行うことによる限界があることも指摘されている。

ピアジェ
〔Piaget, Jean 1896-1980〕
スイスの児童心理学者。子どもの認知発達の研究から発生的認識論を提唱した。認知発達の4つの段階（感覚運動期、前操作期、具体的操作期、抽象的操作期）や子どもの知能や心性の研究、保存の概念などで有名。

ピグマリオン効果
〔pygmalion effect〕
教師期待効果とも呼ばれる。教室で先生がこの子は伸びるという期待を持って授業に臨んだところ、期待を持たれた子どもの学力が伸びたというローゼンタール（Rosenthal, R.）とヤコブソン（Jacobson,

L.）の研究から示された効果のこと。

ビネー
〔Binet, Alfred 1857-1911〕
フランスの心理学者。ビネー式知能検査の創始者。1905 年にフランスの文部大臣の委嘱を受けて、精神発達遅滞児識別のため、シモン（Simon, T.）と共同でビネー・シモン知能尺度を完成させた。

描画法テスト
〔drawing test〕
心理臨床や教育の場において筆記用具を与え、紙上に表現を求める心理テスト。人格査定を目指す、バウムテスト、人物画投影テスト、知能の査定を目指す人物描画知能テスト、脳機能の査定を目指すベンダーゲシュタルト検査、総合的判断を目指す HTP テストなどがある。

VPI 職業興味検査
〔Vocational Preference Inventory〕
ホランド（Holland, J. L.）によって開発された検査であり、6 つの職業興味領域（現実的、研究的、社会的、慣習的、企業的、芸術的）と 5 種類の個人の特性（自己統制傾向、男性－女性的傾向、地位志向傾向、稀有反応傾向、黙従反応傾向）を測定するものである。

ブーメラン効果
〔boomerang effect〕
唱導方向とは逆への態度変化。送り手の位置に反して、唱導された立場から離れる方向へ受け手が意見や態度を変える現象。

フラッシュバック
〔flash back〕
知覚体験と同様の生々しい体験を想起すること。薬物依存から離脱した後、外傷後ストレス障害（PTSD）などでも見られることがある。

ブルーナー
〔Bruner, Jerome Seymour 1915-〕
アメリカの教育心理学者。裕福な子どもと貧しい子どもでは貨幣の大きさが違って見えることを明らか

にし、知覚と欲求や動機づけの関連性の研究からニュールック心理学を提唱した。その後、思考方略や教育の方法についての研究へ関心を広げた。

フロイト，S.
〔Freud, Sigmund 1856-1939〕
オーストリアの精神科医。精神分析の創始者。ヒステリーの患者の治療に関する研究から、人間には意識の奥底に自らも気づいていない無意識が存在すると主張し、独自の力動精神医学、人格理論、発達理論などを体系化したことで有名。

フロム
〔Fromm, Erich 1900-1980〕
アメリカの精神分析学者。社会学者。新フロイト派の代表者。同一文化に属する大部分の人間に共有された性格構造の核心を「社会的性格」とし、その著書『自由からの逃走』（1941）において、ナチズム、全体主義を批判的に研究した。

文章完成法（SCT）
〔sentence completion test〕
対象者にたとえば「私は子どものころ…」といった未完成の文章を呈示し、その後半を自分が連想することで文章を完成させることを求め、完成された文章を分析することで、対象者の人格を査定することを目指す投影法検査。

分析心理学（ユング心理学）
〔analytical psychology〕
精神分析学者ユング（Jung, C. G.）が提唱した理論体系に基づく心理学のこと。態度の型である内向－外向やフロイトの提唱した無意識をさらに個人的無意識と集合的無意識に分けたこと、心的複合体であるコンプレックスなどが知られている。

ベック
〔Beck, Aaron Temkin 1921-〕
アメリカの精神科医。認知療法の創始者。うつや自殺や不安の測定に広く用いられる数々の尺度を作成したことでも有名。うつ病患者は悲観的な思考（否定的な考え方）をもつことを見出し、こうした認知の歪みを修正する新たな治療的アプローチとしてう

つ病の認知療法を考案した。

ベンダーゲシュタルト検査

〔Bender visual motor Gestalt test〕
ベンダー（Bender, L.）によって開発された9個の図形を模写させる、視覚－表現運度を媒体とした心理検査。描写の正確さ、混乱度などを査定し、発達成熟度や視覚、運動機能の障害、大脳の器質的損傷の診断が可能である。

ベントン視覚記銘検査

〔Benton visual retention test〕
ベントン（Benton, A. L.）によって開発された神経心理学検査。10枚の非言語的な図版を視覚により記銘する課題検査である。後天性の脳損傷者を対象とした視覚的注意や記銘等の評価に用いられる。脳損傷児と心理的情緒障害児の鑑別にも有用だとされる。

防衛機制

〔defense mechanism〕
不安を低減するために用いられる習慣的で概ね無意識的な心理過程のこと。抑圧、退行、反動形成、置き換え、投射、同一化、合理化、昇華などの多くの機制が知られている。

ボウルビィ

〔Bowlby, John 1907-1990〕
イギリスの児童精神医学者。赤ん坊が人見知りをすることは特定の対象に対して特別な感情を抱くようになったからであるからと考え、このような特別の情緒的結びつきをアタッチメント（愛着）と呼び、それを説明する愛着理論を創始した。

マズロー

〔Maslow, Abraham Harold 1908-1970〕
アメリカの心理学者。現代の人間性心理学の発展の鍵となった人物。動機や欲求に力点を置き、生理的欲求、安全欲求、所属と愛情欲求、自尊欲求、自己実現欲求を階層的に捉える人格理論を提唱したことで有名。

マーラー

〔Mahler, Margaret Scheonberger 1897-1985〕
ハンガリーの医師、精神分析家、児童心理学者。乳幼児観察により、乳幼児が母親から心理的に自立していく過程をモデルにした分離個体化理論を提唱した。境界性パーソナリティ障害などの理論構築に大きな影響を与えた。

ミネソタ多面人格テスト（MMPI）

〔Minnesota Multiphasic Personality Inventory〕
550項目から構成される質問紙法による性格検査。心気症、うつ、パラノイア、ヒステリー、社会的向性等10種の主要な人格特性に加え、回答者の検査に対する態度を測定する尺度も含まれている。

ミラクル・クエスチョン

〔miracle question〕
解決志向の短期療法で用いられる質問技法の1つ。「もし明日の朝、奇跡が起こってあなたを悩ませている問題が解決しているとします。しかし、あなたはずっと眠っていたので奇跡が起こったことはわかりません。そこで、翌朝目覚めたとき、あなたは最初にどんなことからそれに気付きますか。」といった内容を質問する方法。

無意識

〔unconsciousness〕
本人は自覚していないが、個人の行動を左右したり、思考や感情に影響を与えたりするような心的過程。哲学や心理学で古くから問題とされてきたが、現在では精神分析学の中核的概念として捉えられることが多い。

メタ認知

〔metacognition〕
自分自身の認知過程に関する知識あるいは信念のこと。メタとは「高次な」あるいは「超」をあらわす接頭辞であるので、認知を記述したものを対象として記述するものがメタ認知である。

モラトリアム

〔moratorium〕

本来は経済学用語であり債務の支払いを猶予することの意味である。しかし、心理学においては、エリクソン（Erikson, E. H.）が、青年期は社会的な責任や義務がある程度猶予されていることから、**心理社会的モラトリアム**と呼んだことで有名になった。

森田療法
〔Morita therapy〕
森田正馬が考案した精神療法の一技法。その中心となる考え方は「あるがまま」であり、絶対臥褥、作業、日常生活などの体験を通して、神経症による不安を克服できるように訓練する治療法。

問題焦点対処／情動焦点対処
〔problem-focused coping/emotion-focused coping〕
ストレスを低減することを目的とした認知的・行動的努力を**コーピング**（対処）という。ラザルス（Lazarus, R. S.）とフォークマン（Folkman, S.）はコーピングを**外部環境や自分自身の内部の問題を解決するために用いる問題焦点型コーピング**と、**情動的な苦痛を低減させるための情動焦点型コーピング**に分類した。

役割葛藤
〔role conflict〕
人の社会的行動とそのパターンを役割として捉えると、この役割を構成する諸要素間に矛盾・対立がある結果として行為者に心理的緊張が生じる状態をいう。働く主婦なら仕事と家事と育児、中間管理職なら上からの要求と下からの要求といった事態である。

矢田部ギルフォード性格検査（YG 性格検査）
〔Yatabe-Guilford personality inventory〕
ギルフォード（Guilford, J. P.）の性格理論に基づき、矢田部達郎によって作られた**質問紙法性格検査**。12 の下位尺度にそれぞれ 10 問の質問項目からなる。手軽に実施できるため広く用いられているが、近年問題点が指摘されるようになってきた。

遊戯療法
〔play therapy〕
主として子どもを対象とした、**遊びを表現手段とし**て用いる心理療法のこと。精神分析の流れにあるフロイト（Freud, A.）やクライン（Klein, M.）の児童分析、来談者中心療法の流れにあるアクスライン（Axline, V. M.）の**非指示的遊戯療法**、レヴィ（Revy, D.）の**開放療法**などがある。

ユング
〔Jung, Carl Gustav 1875–1961〕
スイスの精神科医・精神分析家。フロイト（Freud, S.）の弟子であったが後に袂を分かち**分析心理学**を創始した。

欲求階層説
〔need-hierarchy theory〕
マズロー（Maslow, A. H.）によって提唱された説。**人間は自己実現に向かって成長していくもの**であるという前提の下、人間の欲求の基底に**生理的満足**、その上層に**安全と安定、所属と愛情、承認と自尊心**そして最上層に**自己実現**があると考えられた。

力動心理学（力学的心理学）
〔dynamic psychology〕
生体内の動因や動機を重視し、心的現象を原因－結果の連鎖とみなして、これを体系的に解明しようとする立場を取る心理学。フロイト（Freud, S.）の精神分析学はこの心理学の典型の 1 つといわれている。

リーダーシップ
〔leadership〕
集団の目標達成、および集団の維持・強化のために成員によってとられる影響力行使の過程。どのようなリーダーあるいはリーダーシップ行動が最も効果的であるかについての**リーダーシップ特性論**、**リーダーシップスタイル論**、**コンティンジェンシー理論**などが提唱されている。

リハーサル
〔rehearsal〕
短期記憶に蓄えられた情報を長期記憶に転送する場合には、その情報を意図的もしくは無意図的に何度も反復することが必要とされる。この繰り返し反復することを**リハーサル**という。リハーサルには単純な反復の**維持リハーサル**と、意味的処理を伴う**精緻**

化リハーサルがある。

リビドー
〔libido〕
精神分析学で用いられる概念で、性欲動を意味する精神エネルギーのこと。フロイト（Freud, S.）は、心的な活動にはその源になるエネルギーが必要であると考え、それを性欲動に求めた。ユング（Jung, C. G.）もリビドーという用語を用いるが、彼の場合、性的なものではなく一般的なものと考えた。

臨界期
〔critical period〕
個体の一生の中である経験の効果が他の時期にみられないほど大きく、永続的で非可逆的である時期のこと。本来は発生学で、ある器官の発生は特定の時期を逸すると後には正常に形成されないことを意味する言葉であった。

レヴィン
〔Lewin, Kurt 1890-1947〕
ドイツ、アメリカで活躍した心理学者。ヴェルトハイマー（Wertheimer, M.）やケーラー（Köler, W.）らとともにゲシュタルト心理学を創始した。彼は生活空間という概念を用い、緊張、コンフリクトなどの概念について実験的に検討し、行動の理解を目指したトポロジー心理学を提唱した。

レム睡眠
〔REM sleep〕
急速な眼球運動を伴う睡眠。入眠後、概ね90分周期で訪れる状態。それ以外の睡眠はノンレム睡眠という。脳は活性化するが骨格筋が脱力することから逆説睡眠と呼ばれることもある。この時期には鮮明な夢が生起する可能性が高いが、この睡眠が夢の発生の唯一の原因となるわけではない。

ローエンフェルト
〔Lowenfeld, Margaret 1890-1973〕
イギリスで活躍した児童心理学者、心理療法家。第一次世界大戦で外傷体験を持った子どもの心理治療を模索するうちに、子どもにとっては言語を媒介とするよりは非言語的な遊びを用いることが重要であ

ることに気づき、世界技法、モザイクテストなどを考案した。カルフ（Kalf, D. M.）は世界技法から箱庭療法を着想した。

ロジャーズ
〔Rogers, Carl Ransom 1902-1987〕
アメリカの心理学者。来談者中心療法の創始者。心理療法の文脈でカウンセリングという言葉を用いたこと、面接内容の記録・逐語化や、心理相談の対象者を患者ではなくクライエント（来談者）と称したのも彼が最初である。人間には自己実現する力が自然に備わっており、カウンセリングの使命は、この成長と可能性の実現を促す環境をつくることにあると考えた。

ロールシャッハテスト
〔Rorschach test〕
ロールシャッハ（Rorschach, H.）によって考案された投影法人格検査。左右対称の無彩色、赤と黒、複数の色からなるインクのしみでできた図版を1枚ずつ対象者に提示し、それぞれのカードが何に見えたか、その理由について口頭で説明するように求め、その説明の結果を分析することでパーソナリティの構造を捉えようとするもの。

ワトソン
〔Watson, John Broadus 1878-1958〕
アメリカの心理学者。アメリカで初めて動物心理学で博士の学位を取得し、その後、子どもや大人の学習についての研究を進めた。従来の意識心理学に反対し、心理学の研究対象は客観的に観察可能な行動であるべきであると主張し、精神分析と並ぶ現代の心理学の源である行動主義を提唱した。

執筆者（続き）

		執筆分担
中村玲子 （なかむら れいこ）	帝京平成大学健康メディカル学部　講師	第11章1節E、2節コラム
新妻加奈子 （にいづま かなこ）	臨床心理士	第2章3節
萩原裕子 （はぎわら ゆうこ）	文教大学人間科学部　非常勤講師	第11章2節A、C-D
松田　均 （まつだ ひとし）	岩手医科大学いわてこどもケアセンター　主任作業療法士	第7章1節A[1](2)・[2](2)・コラム
馬渕麻由子 （まぶち まゆこ）	東京農工大学　准教授	第2章1節
水浪田鶴 （みずなみ たづ）	筑波大学人間系みんなの使いやすさラボ　研究員	第7章1節A[1](1)・[2](1)
皆川州正 （みなかわ しゅうせい）	東北福祉大学総合福祉学部　教授	第3章
宮崎拓弥 （みやざき たくや）	北海道教育大学教育学部旭川校　准教授	第9章
森脇愛子 （もりわき あいこ）	帝京大学文学部　専任講師	第5章1-2節
谷島弘仁 （やじま ひろひと）	文教大学人間科学部　教授	第4章1節B、第5章3節
山田恵美子 （やまだ えみこ）	東京工業大学学生支援センター　特任准教授	第10章1-2節
山田幸恵 （やまだ さちえ）	東海大学文学部　准教授	第10章3節、第11章1節C、2節E

心理学理論と心理的支援 ［第3版］―心理学
【社会福祉士シリーズ 2】

2008（平成20）年11月30日　初　版1刷発行
2014（平成26）年1月30日　第2版1刷発行
2018（平成30）年1月30日　第3版1刷発行

編 者　岡田　斉
発行者　鯉渕友南
発行所　株式会社　弘文堂　　101-0062　東京都千代田区神田駿河台1の7
　　　　　　　　　　　　　　TEL 03（3294）4801　振替 00120-6-53909
　　　　　　　　　　　　　　http://www.koubundou.co.jp
装 丁　水木喜美男
印 刷　三美印刷
製 本　井上製本所

ISBN978-4-335-61185-8

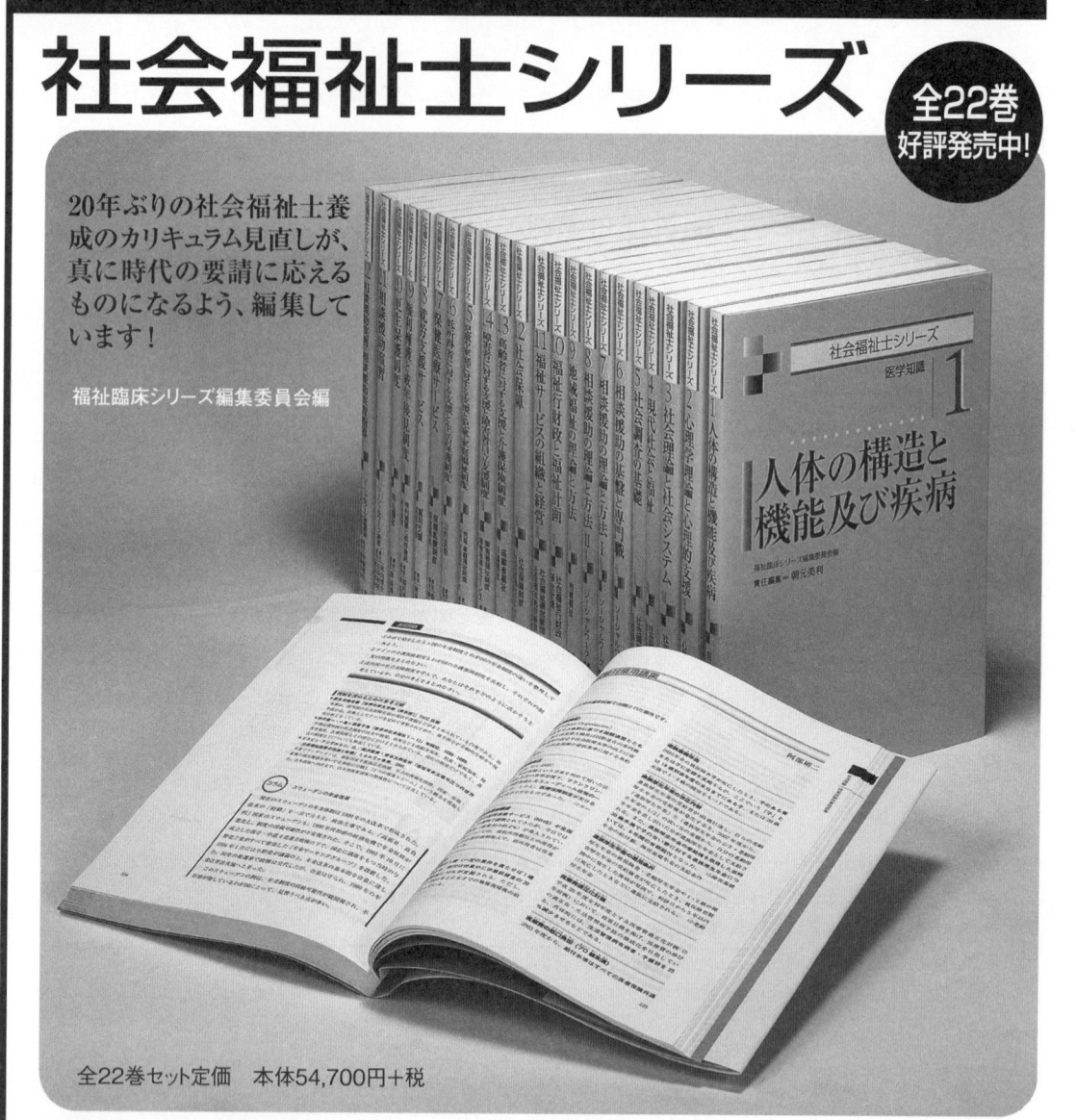

国家試験科目全巻に「国家試験対策用語集」を収録。

福祉臨床シリーズ編集委員会編

● = 2018年1〜2月　改訂

精神保健福祉士シリーズの特徴

I 新カリキュラムに準拠しながら、ソーシャルワークの観点が貫かれていること

本シリーズは、新しい精神保健福祉士の養成カリキュラムに準拠し、できるだけ精神保健福祉士の養成機関で使いやすい編集を行っています。

また、それだけではなく、精神科ソーシャルワークの視点から、臨床現場の仕事のおもしろさや大変さ、今後の課題などを盛り込み、現場の精神保健福祉士や関連職種の方、当事者や家族の方にも役に立つシリーズになるよう工夫しています。

II 各学問領域の背景を明確化すること

新しい精神保健福祉士の養成カリキュラムは、旧カリキュラムが精神医学や精神保健学など、主に学問体系の分類に基づいて科目が構成されていたのに対して、精神科リハビリテーション学が相談援助の展開に位置づけられるなど、主に知識や技術の体系によって分類されています。

精神科ソーシャルワークの領域は多くの学問分野が相互に乗り入れる領域のため、複数の学問領域から実践技術を取り入れています。

しかし、それぞれの学問分野には、独自の価値や理念が存在しています。

精神科ソーシャルワーカーは、一方でソーシャルワーク独自の技術と他分野から取り入れた技術とを峻別しながら、一方で他分野の技術をソーシャルワークの価値と理念のもとに統合していく必要があります。

したがって、本シリーズでは種々の理論や援助技術の学問背景をできるだけ明確にしながら紹介していきます。

編集者一同

新しい教育カリキュラムに添ってどう教えるか

実践的な問題提起の書 ～社会福祉を好きになる学生がおおぜい生まれるために～

社会福祉士養成教育方法論

川廷宗之 編

定価（本体4200円＋税）
B5判　約300頁

今回の社会福祉士法の改正が大幅であるために平成21年4月からどのように教育を行うか、社会福祉士養成教育の現場で混迷状態が生じる可能性があります。

本書は、新カリキュラムに添いつつ従来の社会福祉士養成教育を乗り越える「新しい枠組み」を提示する、革新的な社会福祉士養成教育法の書です。新しい社会福祉士の養成課程に示されている内容は、従前に比べて一層実務的かつ専門的な項目が並べられており、このままではさらに過度の詰込み型教育が行われ、社会福祉を好きになれない学生を大量に生み出す危険性があります。目の前にいる学生の実力とメンタリティを考慮し、「授業を情報伝達の場ではなく、学生の学習支援の場としてとらえる」という考え方から、「各回の授業計画」や「指導案」という表現法で、学習支援の方法を詳しく具体的に提示、教員必携の教育指南書としても役立ちます。

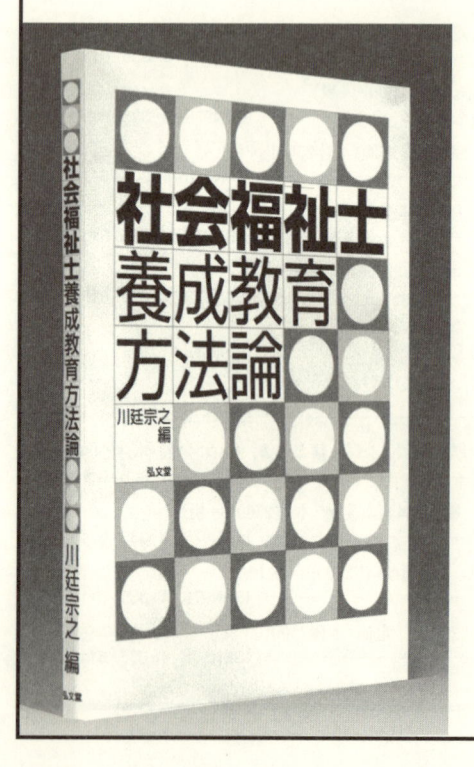

【本書の構成】

第1章　「社会福祉士養成教育」の課題
　　　　川廷宗之

第2章　社会福祉士養成教育における基礎教育のあり方
　　　　柿本誠・鈴木敏彦・他

第3章　人・社会・生活と福祉の理解に関する知識と方法
　　　　杉山克己・志水幸・岡田斉・他

第4章　総合的かつ包括的な相談援助の理念と方法に関する
　　　　知識と技術
　　　　武田加代子・他

第5章　地域福祉の基盤整備と開発に関する知識と技術
　　　　高橋信行・坪井真・他

第6章　サービスに関する知識
　　　　笛木俊一・杉山克己・鎮目真人・桐原宏行・他

第7章　実習・演習
　　　　宮嶋淳・川廷宗之・他

第8章　社会福祉士としての巣立ちのための教育のあり方
　　　　志水幸・川廷宗之・他

付　録　シラバスの内容と想定される教育内容の例・他